张天文临床针灸经验集

张天文 主编

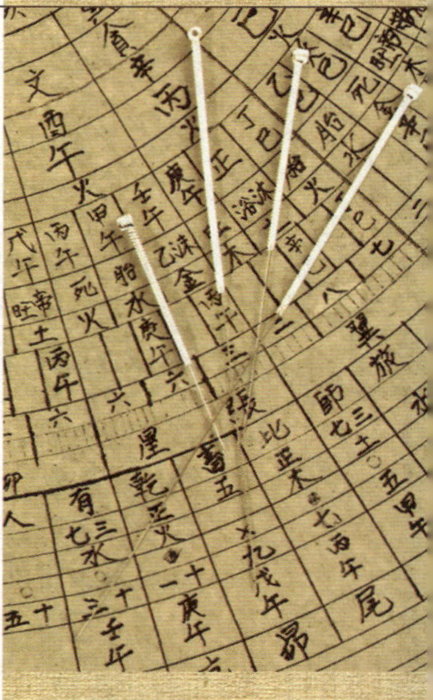

中国中医药出版社
·北 京·

图书在版编目（CIP）数据

针髓：张天文临床针灸经验集 / 张天文主编 .—北京：中国中医药出版社，2018.9
ISBN 978-7-5132-5113-6

Ⅰ . ①针…　Ⅱ . ①张…　Ⅲ . ①针灸疗法—临床应用—经验—中国—现代
Ⅳ . ① R246

中国版本图书馆 CIP 数据核字（2018）第 161024 号

中国中医药出版社出版
北京市朝阳区北三环东路 28 号易亨大厦 16 层
邮政编码　100013
传真　010-64405750
保定市中画美凯印刷有限公司印刷
各地新华书店经销

开本 710×1000　1/16　印张 20.75　彩插 0.5　字数 315 千字
2018 年 9 月第 1 版　　2018 年 9 月第 1 次印刷
书号　ISBN 978 – 7 – 5132 –5113–6

定价　78.00 元
网址　www.cptcm.com

社 长 热 线　010–64405720
购 书 热 线　010–89535836
维 权 打 假　010–64405753

微信服务号　zgzyycbs
微商城网址　https://kdt.im/LIdUGr
官 方 微 博　http://e.weibo.com/cptcm
天猫旗舰店网址　https://zgzyycbs.tmall.com

如有印装质量问题请与本社出版部联系（010-64405510）

《针髓——张天文临床针灸经验集》

编委会

主　编　张天文

副主编　刘　波　程少民　景方建

编　委　廉治军　徐　楠　王　洁

　　　　刘　阳　王　俊　董晓瑜

内容提要

本书为名老中医张天文主任医师的临床针灸经验，包括针灸医论、临证心得、张天文针灸医案、张天文弟子心得与医案四个方面内容。系统介绍了张天文老中医的针灸学术思想、临床经验、典型医案。

本书内容贴近针灸临床，论理详尽，适合中医及中西医结合医师作为学习参考。

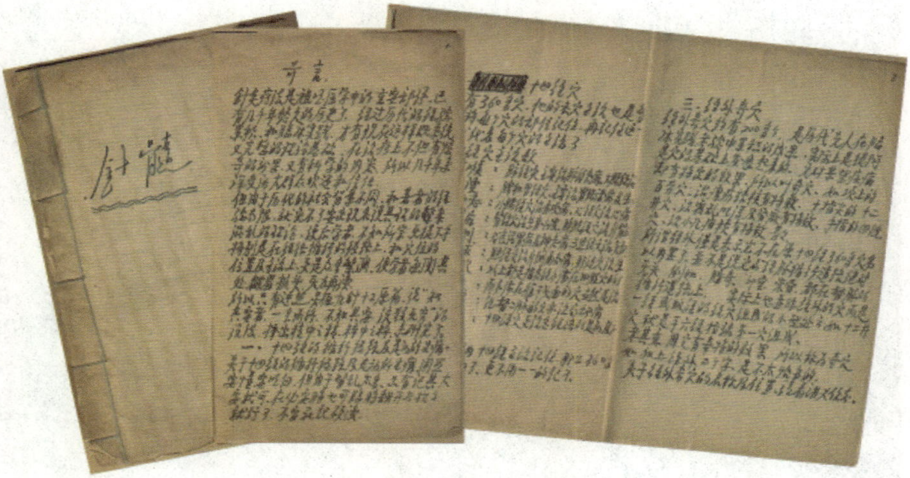

先父张登国先生手稿《针髓》

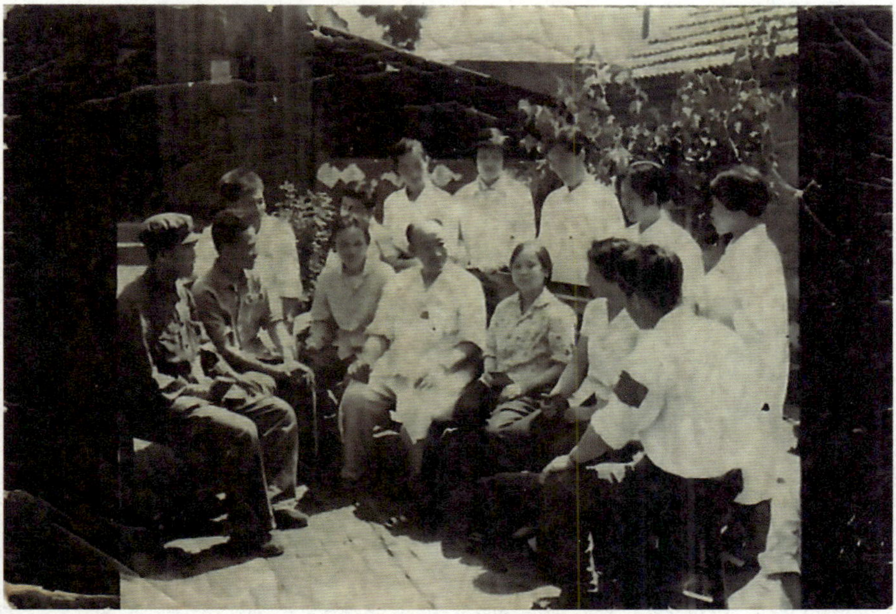

先父张登国先生（前排左四）为学员讲课

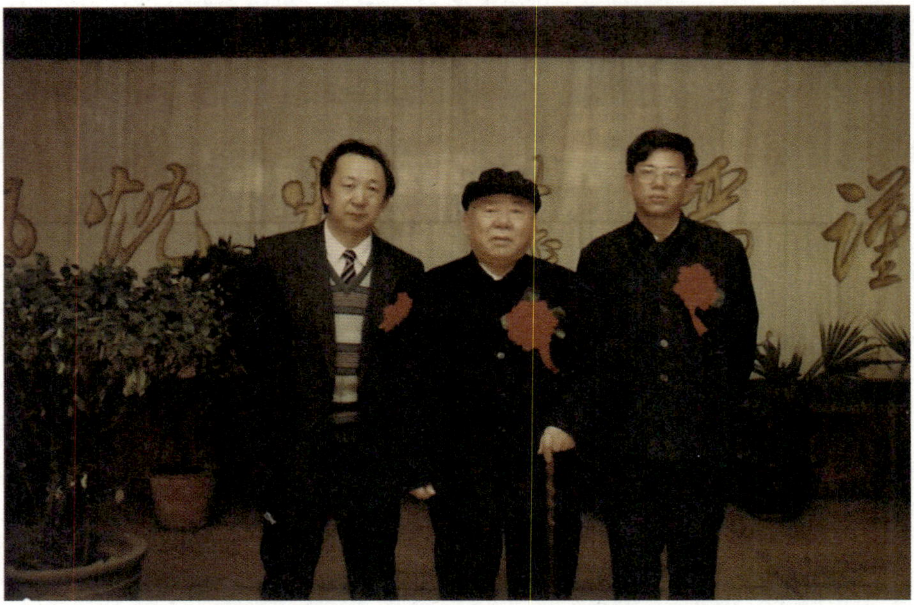

张天文与恩师谷铭山（左二）合影

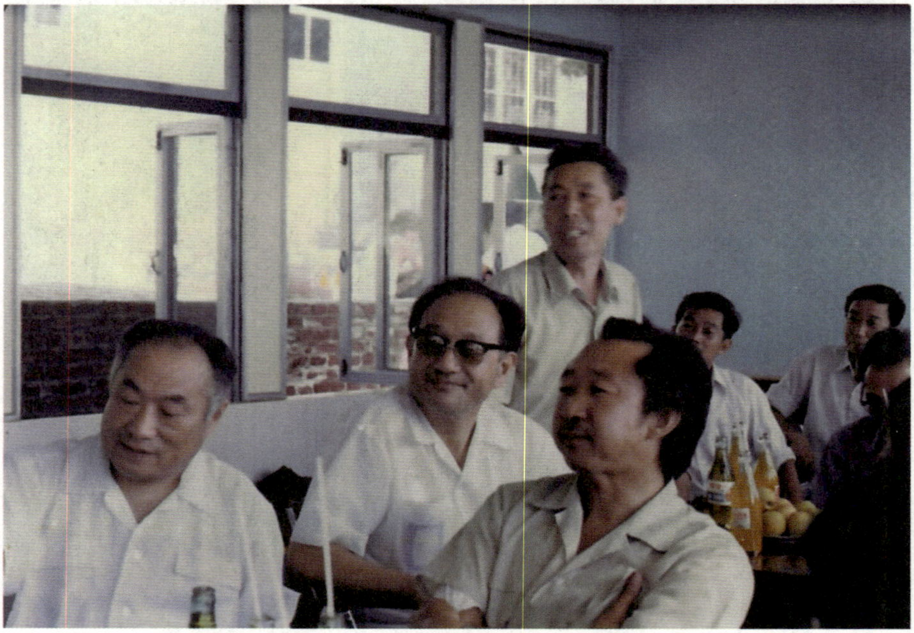

张天文与名医李寿山（左二）合影

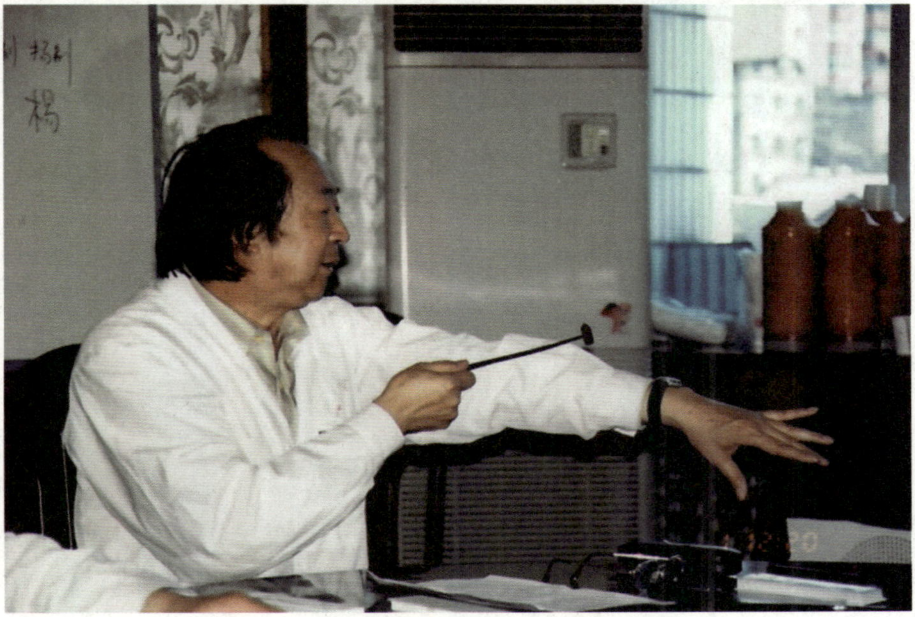

张天文给日本学者讲授梅花针应用

前　言

先父之遗作《针髓》写于1963年，共计6000余字，是诸遗作中字数最少、精华程度最高的一部。所以称“针髓”者，乃针灸之精髓也。何以为精髓？针术、针技、配穴经验之精华也。针灸医术，至精至巧，非精心研习，千锤百炼于临床则莫得其术，如能悟其精妙，得其真谛，常能彰显绝妙。“拯救之法，妙用者针。”昔扁鹊曾砺针砥石以取外三阳五会，救虢太子“尸厥”；华佗针膈俞以治曹操“头风”，皆千古佳案。先父曾一针隐白，治愈一例住院将做剖腹探查之“急腹症”患者，使其免受开腹之苦。余曾一针悬钟，治愈肩痛只能上举，不敢下垂有5天之久的病人。此针之髓乃针技选穴与经验也。

忆往昔，先父之教，常萦绕于耳。夫医之为道，民命所系，其责不为不重，其术应精益求精。今言“针髓”之要义乃源于《灵枢·九针十二原》，言：“知其要者，一言而终，不知其要，流散无穷。”精中取精，粹中取粹，是针髓之核心。每每品味其中奥妙，常会于精髓中找到灵感，别出新意。只有究其理，悟其道，方能技精术深。

曾国医之途坎坷不平，尤针灸之术，历经三衰，险遭消亡。一衰于清，咸丰年间以其有失体统、袒胸露背之名，禁行针灸之术，若非民间流传，则针术失矣。二衰于建国之初，消灭中医之策，陷中医于低谷，幸有中医政策以复救，使国医枯木逢春，百花齐放，逐渐繁盛。然天有不测风云，“文革”浩劫，使之再陷低谷，此期国医之数大减，针灸人才所剩无几，此三衰也。幸有拨乱反正及时扭转危机，历经30年，针灸医学也进入了快速复兴之路。然而乏人、乏术则非一朝一夕可解。历经“三衰”震荡，针灸之术长期在一般性疼痛中作为替代治法，在较低水平徘徊。

其实针灸讲究的是技巧与技法，讲究的是在中医理论指导下，辨证与选穴的结合，经验与选穴的结合，不是简单的“扎针”或“一扎了之”。它不是西方理解的仅仅是一个“物理疗法”，而是把针扎到一个具有灵性的穴位中，在术者的捻动下，激发穴周经气，通过术者的感受，同时病人也在感受一种异样的感觉，或传导，或酸胀，或舒适或温热或凉爽……把二者的感受合而为一，医患间在这一瞬成为一个整体，你的自信与病人的信任也构成了一体。通常我们把此称为“得气”“治神”“守神”，是医者施针之首要。然而真正如此者并不多，故深入研究发掘传统针灸理论，在理法方穴全面发展的基础上，努力提高掌握针灸之技术，就是所说的“术”是当务之急。这是目前相当部分医院，尤其是基层医院的最大短板。只有发挥针灸治疗优势，扩大病种，提高疗效，针灸学的临床价值才能提升。

吾从医50余载，结合先父经验，以及在基层临床所见，吾以为针灸是讲理论的，尤其是传统的针灸理论。这是医者之根，若没有了根，便成了无本之木。但尤应讲究的是实践中的实效，实效是理论之源泉。支撑疗效的是：①针法与针技；②选穴与配穴；③经验与变通。这就是我与弟子们编写本书的核心，故取名《针髓》。中医是以实践为主的医学，其理论来源于实践，非来自实体。故实效乃中医之本。当今中医之著，受西方思潮或西医之影响，其编者动辄宏篇巨著，洋洋数百万、千万之言，夸夸其谈，空洞少物，与实践脱节。再看《医林改错》《傅青主女科》《医学心悟》《理虚元鉴》《医学衷中参西录》等古籍，字数不多，却与临床紧密相连，其方其法，用之有效。空谈误国，实干兴邦，同样空谈误医，实效兴医。吾非医界巨人，乃名不见经传之基层布衣，虽不能力挽狂澜，却有精卫填海之愿，增砖添瓦之心。

本书以临床实效为主线，以病案实例为基础，重点讲述个人应用之针法、技法，结合临证取穴，经验选穴。书中收集了吾近20年治疗内、外、妇、儿、皮肤、五官等多科疾病共计57种，涉及病案67例，其中以神经内科为主的中医脑病医案占大多数，用中西医两说分析病因病机，确定诊断治法，较深入地讲述临床经验与心得。希冀借此提高医者对针术的重视，呼吁同仁要理法方穴术全面发展，以扩大病种，提高实效。这才是硬道理，才是发展的动力，才是引领世界的根本。

参与本书的编撰者均为临床一线医师，整日忙于应诊，于诊务之余，秉烛达旦，去冬今春，历经数月，书稿始成。时间仓促，谬误之处，还请同仁指正。

冀其能对临床医师有所帮助，有所借鉴，有所启发，吾感幸甚。

张天文

2018 年 3 月于大连

目录
contents

针灸医论

临证心得

针灸医论

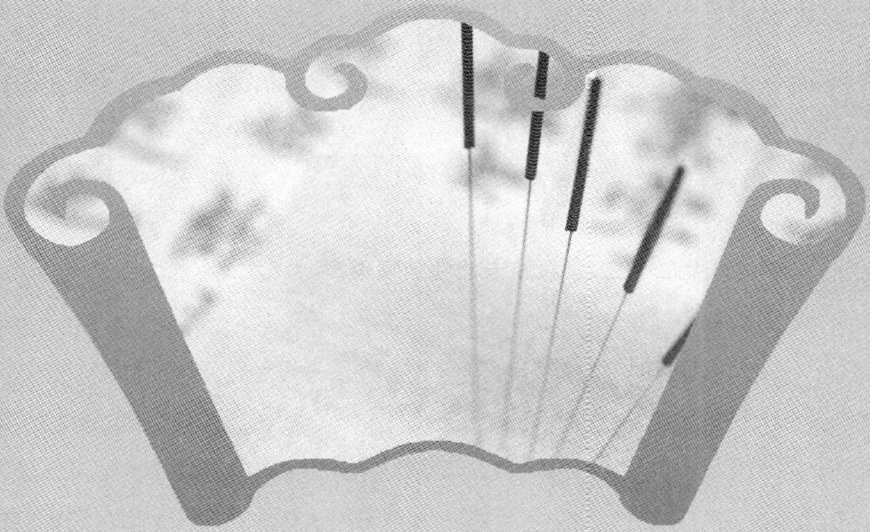

一、经络漫谈

经络学说是中医重要理论之一，是指导中医尤其是针灸医学的核心，历经2500余年，逐渐成熟，固化成现之学说。它同气一元论、阴阳五行说、藏象说共同铸就了中医理论的擎天之柱。在这四要之中，经络学说显得尤为神奇，也最为神秘，虽历经两千余年仍不肯显露庐山全貌，引起后世不断纷争，尤其当中西医并存之时，更愈演愈烈，直至20世纪80年代末到90年代初达到峰值。其因是“经络研究”纳入国家“九五”规划之中，被列为国家基础和应用基础研究十二个重大项目之一，对其质疑之声尘嚣日上。反对者往往用“西方思维”，露出一双媚眼挥舞着所谓现代科学之大棒，扫向国医之粹，说“运用像电学显微镜这样的先进仪器能观察到分子的形态，尚不能发现这样网状系统的实质……要寻找一个古代科学史上无根无据的记述是徒劳的”。当然其中也有人一边承认中医针灸治疗确有疗效，对现代医学有所启迪，一边又拒不承认“经络学说”，认为经络是在无结构的基础上构建起来，何来循经诊断与治疗规律？既然无结构，何来无结构的功能？这些人认为经络可能是想象中的产物，结论是“经络毫无科学基础，经络毫无科学价值……”

事实果真如此吗？在这些“学者”的身上我们闻不到中国文化之味道。那么什么是中医学？祖宗医学源何而成？中医学是在中国传统文化的摇篮里诞生，受两河文化的熏陶，造就了与西医学根本不相同的文化类型，即一种内向求稳，循序渐进且从多元而归一统的特征，强调人与自然的关系。西方则不然，它以巴比伦文明为基础，以其游牧性质，强调人与神的关系，信奉宗教。宗教是他们的精神动力与支柱，有急骤扩张性。西方医德和医学的热忱，大多源于对上帝的信仰。中国医学之使命不外乎三条，上以疗君亲之疾，下以救贫贱之厄，中以保身长，全以养其生，具有很强的实用性。

西方科学的宇宙论、认识论和道德论，是分门别类加以研究的，重视的是发现物质的本质。在中国则将这一切并为一谈，“近取诸身，远取诸物”，以人的生命过程及其运动方式与自然规律进行类比，形成天人合一观，构建了博大精深的理论体系。

上面谈过中医的实用性，故有人把中医学称为“实践医学”，尽管有些偏颇，但有其合理的部分，中医理论的发展和临床医学的进步是分不开的。其理论大部分是对实践经验的概括，或者是治疗学上的理论。人们常常根据个人之经验去诠释经文，从而赋予经文有血有肉的实际意义。

两种不同文化背景、两种不同思维方法产生的医学能不碰撞出火花吗？西医学讲的是解剖学、生理学，是实体医学，是以解剖学为结构的实体医学，没有了实体，就没有了结构，没有了结构就没有了功能，没有了功能就是虚无的。经络就是在这一荒谬的论调下被否定了。《易·系辞》讲“形而上者谓之道，形而下者谓之器”。中医之道者，强调的是运动过程与形态变化。需要理性与直觉，需要一种系统的方法。常用取类比象描述事物的本质。什么是“器”？“器”是盛受之物，强调的是物质结构与功能。“器”需要借助物理、化学等科学手段，用一种还原的方法，用具体的概念明确物质的本质，就是我所说的实体医学。比如，心就是一个射血器官，如同泵一样是动力源泉。中医除了讲心之“形”主血脉，重要的是讲心之“象”，它是君主之官，神明出焉，是“生之本，神之变”。其理论阐述的是人们对肉体生命的感受，身体的每个器官都是有灵性的，每个组织、每个细胞，它们都不只是一种功能，而是造化的精品，是富有诗意的生命器官。就这一点来说，中医所言之“藏器”是不是比西医所言之“脏器”，更符合造化之意志？

中医讲“望而知之谓之神”，什么是“神”？所谓“神”就是用你的灵感与悟性，用心去看、去观察，往往一个细微表现会提示一个重要线索，为认识疾病、诊断疾病的钥匙，它蕴含着某种生命的真理。在中医看来，躯体不是毫无意义，不能被当作行尸走肉。它富于智慧，而且是一个与外界不断进行信息交换的、开放的博大系统。

中医治疗原则是纠偏，纠正失去平衡的阴与阳，因为“阴平阳秘，精神乃治”。用现代的话讲是修复自身抗病能力，从而抵御外邪的侵犯。人生活在天地间，在短暂的八九十年间，一直跟天斗，跟地斗，跟肆虐人间的细菌病毒以及各种有害物质斗。靠什么斗？靠每天服用抗菌、抗病毒等药物？答案是否定的。我认为靠的是人体自身的抵御能力、杀菌能力、抗病能力。就如同感染性疾病就不能仅靠抗生素、抗病毒药物等来救赎人类，变异的病菌、病毒会让人力不从心，药物泛滥的结果甚至会给人类带来灾难。

凡此总总，虽很简要，却不难看出中西医学之差异。经络系统也是这样，它是在我国传统文化背景下，经过前人两千余年的医学实践，不断探索总结创建起来的，不是凭空臆想的。

经络最初不叫经络，而称之为“脉”，或写成“衇”。《说文解字》解释“衇”为血理分衺行体者，通俗简要的解释就是“血脉”，血的管道，如同地之水流。《管子·水地》说：“水者地之血气，如经脉之流通者也。”《灵枢·经脉》讲：“人始生，脉道以通，血气乃行。”关于“脉”最早见于马王堆汉墓出土的《足臂十一脉灸经》和《阴阳十一脉灸经》，由此奠定了经脉管道系统，直至《黄帝内经》，经络说已经形成，由此替代管状结构的脉，形成了网状结构的经络说。以后各朝各代都在这一框架下不断发展填充，均无突破性飞跃。直至元代滑寿（滑伯仁）著《十四经发挥》在经络理论及其应用方面，才有了划时代的影响。其最突出的学术贡献是正式提出十四经模式，他认为任督二脉各有经穴，与其他六经有别，故把任督二脉与十二经并论合说，同时他也是把经络腧穴和临床紧密相连的楷模。

其实自《内经》以降，经络理论一直沿着中医学固有的理论框架和学术轨迹发展，直到西学东渐，经络学术的发展方向出现了分化和变异，对经络本质的研究出现了裂变质疑与否定。这种裂变变异与否定，其核心来自西医学与中医学的差异，前面已有所述。在对经络的认识上，西医学始终以解剖实体为据，凡无解剖实体之物，均以为无中生有，乃至今日之研究仍在此范围内纠结，纠缠不休。那么在解剖视野之外，还存不存在其他结构？根据“形而上为道，形而下为器”之说，答案应该是肯定的。把经络结构仅仅理解为解剖结构，不是中医之说。经络学说从来未把经络解释为单一的解剖结构，它不是在解剖人体时单一发现的，而是以临床实践为基础，对反复出现的经络感传，不断重复与认知下总结出来的结果。有写实的成分，但更多的是写意的。其实解剖形态也是由生命功能来维持的，生命功能一旦结束，人的解剖形态也随着腐化，溶解，最后烟消云散，还存在五脏六腑吗？

说了一大堆，那么我笔下之经络又是什么呢？首先回过头来，看看古人对经络实质的认识，先从脉说起。关于脉的含义与由来，前面已有简述，直观地讲，不论在生活实践或是在医疗实践中，能用肉眼看到的、触摸到的，符合脉的形象的，当然是血管，尤其是动静脉血管，表层的、肌层的，更深一些内脏器官的，几乎随处可见，流通于管道脉中的是红色的血液。经络的定义是“气血运行的通路”，包括现代观念的血管及血管系统。从这一点看它具有写实性，具有解剖的实体，是可以看到摸到的主要经络基础之一。除了血管之外，尚有较粗大的神经与淋巴管等最有可能被发现，但它们不是流通气血的通道。因为神经是实心的，可是却有明显的感知感传，有异样的窜行感，像脉一样，具有线路性、流行感，故认为和气行有关。当然古人不可能知道，血管流通的血液中有气，故有“营行脉中，卫行脉外”之说。卫气之运行同样具有循环性。综上我认为对经络的理解以及古人认识经络的实质，其实很明确也很简单，那就是一是血管，二是神经，不应该看成一个高深莫测的问题。比如一道数学题，本来很简单，有的人就偏偏把它看成是十分复杂的题，结果不但解不出，而且还浪费很多时间，这样的例子在我们的生活实践中应该说是不少见的。

关于气行之道，虽不像血行之道那么清楚，但根据经络所行之气是卫气，卫气行于脉外之说，我认为有两个含义：一是行于血脉之外，即“卫行脉外”；二是运行于身体之外，即表层。皮肤应该是重要的路径，这种气行是一种感觉传导途径，是在刺激下和在气功态下激发的内气运行，是对神经传导的原始认识。古人的认知能力和科技能力限于条件，都是十分有限的，不能把过高的认知能力强加于古人。随着时间的推移、社会的发展和科技的进步，经络学说也渐渐由简单的对脉的认知、单纯管道的认识变成网络状复杂且多层次的系统。

当然这里有不解之处，需要后人去开发。每个时代有每个时代的特点，时至今日，值此中西医学汇通，东西两学并存的时代，也应在研究经络实质方面有新的高度和深度。我不容忍西学的否定，但却主张西为中用，取长补短，摒除负效应，引进正能量。

作为现代人，我认为经络学说是在实践中形成的。作为临床人，当然第一要务应在前人"经络学说"指导下，深入临床实践研究，以治疗效果为要素，开创新方法，开辟新领域。抛开西方思维的局限性，或用"内向认知"（见备注）或叫"直悟思维"结合实践研究之经验，用经络学说，统领西医之神经说、血管说、淋巴说……形成具有多层次、立体、纵横交错的网络系统。

《灵枢·海论》讲："夫十二经脉者，内属于脏腑，外络于肢节。"《灵枢·经脉》讲："经脉者，所以能决死生，处百病，调虚实。"从目前研究现状分析，经络无论是在形态上还是在功能上，都与神经系统和血管系统之部分相符，尤其是神经系统，当然与淋巴、内分泌、肌肉、皮肤等结构也有密切联系。不论是在20余种假说中，还是在三派两流中，经络与解剖结构多有相关，却不与任何一个解剖器官系统单独重合，也不是有关系统功能的相加。因此我推理，在人身之器，实体结构之外，用"形而上"的观点去寻找气，寻找气机流布的物质性内涵是可行的途径之一。唐容川在《中西汇通医经精义》提出"经络气化论"，我以为很有创新。他讲："经脉者，脏腑气化之路径也，故既明气化，又须知经脉行止之地……经脉所过，亦以阐气化之迹而已矣。西医剖割人而视之，图出形象，自谓精矣，然不能分出经络穴道，是以虽精反粗……言气化者，则其内之路道为犹重也。"并指出"经脉以行气血，则不得单指血管言也"，而是脏腑气化的路径。此论虽近百年，然其立意新，接近现代思维，不愧中西医汇通之先驱。不忘初心，以中为本，乃我之楷模。

事实上，经络除了具有写实性外，前面讲过了，更多的是写意性。经络其实是生命活动的现象，就像感情一样，无法定量定性，离开了生命活动，经络之魂也就不存在了。所谓“经络现象”只是生命（气）传递的一个无形网络。

以上只言片语，既不能详尽经络之说，又难概言其精要，只表达一位临床医生的心得与心声。我希望经络之说能在当今世界有所作为，有所突破，日益精进。

备注：中医理论体系的形成除了部分形态解剖内容外，更重要的认识来源是古代医家及哲学家的身体力行的内证实践活动。西医所依赖的是感官的直接接触，借助了感官的向外延伸，是在“看得见的领域中认识人体生命”。中国古代先贤更注重的是“视而不见，听而不闻”或“看不见，听不见”的感官感觉，古人称之为“内视返听”“内景返照”，又叫“独见”“独闻”，就是所谓的“明心”“独悟”“神会”。在这种“不以形先”的方式下，“近取诸身”才能详细考察精气神、经络、藏象，才能形成气化论、经络论、天人观。这种独特的认知方式叫“内向认知”或“直悟思维”。李时珍讲“内景隧道，唯返观者能照察之”即是此意。

二、中医理论在针灸临床中的应用

针灸学是中医学的重要组成部分，针灸是中医治疗疾病的重要手段。针灸医生从接诊患者，运用四诊手段收集相关病情资料开始，到通过辨证分析，同时结合季节、地域及病人个体情况确定治疗原则及方法，设立针灸处方，选取相应腧穴，施以具体针灸补泻手法，无不在中医理论的指导下进行。

从现存的文献来看，经络学说的产生要早于中医的基础理论。在湖南长沙马王堆出土的西汉帛书《足臂十一脉灸经》《阴阳十一脉灸经》已对十一条经脉的循行路线、病候表现及灸法治疗进行了记载。《内经》以阴阳、五行、脏腑（藏象）、经络、气血津液等为主要内容，从总体上论述了人体的生理病理及疾病的诊治原则和方法，为中医学奠定了理论基础。《内经》对经络学说较帛书有了更详细的论述，不仅对十二经脉的循行走向、络属脏腑及其所主病证有明确记载，而且对奇经八脉、十二经别、十五别络、十二经筋、十二皮部的走向、分布、功能亦有详细描述，同时也记载了一些病候的治疗取穴和针灸方法。《内经》总结了秦汉以前对经络的认识，并使之系统化、理论化，创立了经络理论。

东汉医圣张仲景著《伤寒杂病论》，提出了“观其脉证，知犯何逆，随证治之”，创立了辨证论治的诊治理论，使中医学的基础理论与临床实践紧密结合起来。此书虽然针药并用，但尤其注重药物的辨证论治，成为后世理、法、方、药的指导原则。后世在此基础上逐渐总结、发展创立脏腑辨证、经络辨证、气血津液辨证、病因辨证、八纲辨证、六经辨证、三焦辨证、卫气营血辨证等体系。

《素问·移精变气论》中说：“毒药治其内，针石治其外。”说明针灸与中药内服是两种不同的治疗方法。针灸是以腧穴为作用点，以经络为传导通路，通过补虚泻实的不同方法来调节脏腑经络气血，达到平衡阴阳的目的。其应用与取效的基础和关键是经络学说的相关理论。虽然在针灸疗法的应用过程中也要遵循辨证论治的原则，但辨证的侧重点与中医内科并不一样。

目前在针灸临床中主要使用中医内科辨证体系，重视脏腑辨证和八纲辨证，忽略了经络辨证，这不仅淡化了针灸理论的独特性，同时也影响针灸辨证治疗的准确性。指导针灸临床的理论核心是经络学说，因此，经络辨证应当是主要辨证方法。国内很多医家已经认识到这个问题，提出把握针灸理论核心和治疗特色，构筑契合针灸临床实际的辨证论治体系，提高针灸临床疗效。重新认识和学习总结经络学说应该放到首要位置，为创立独立的针灸辨证论治体系和方法打下基础。

（一）确立经络辨证的主体地位

经络辨证主要是以《内经》和《难经》所记载的十二经脉和奇经八脉

的循行（包括经络的交接、交叉、交会）及病症为依据，根据病症出现的部位，结合经脉循行络属和相关脏腑联系，通过辨位归经、辨症归经进而辨证归经，最后落实到辨证取穴，辨证施术，达到调经脉、和气血、平阴阳的目的。

经络辨证的内容具体包括十二经脉辨证、奇经八脉辨证和经别、经筋、皮部辨证三个方面。

1. 十二经脉辨证　即以十二经脉循行路线和病候为依据，根据症状、体征，有针对性地对经脉循行部位和穴位进行诊查，包括皮肤改变、穴位压痛、穴下条索等变化，以辨别疾因、病性及其部位属于何经、何腑、何脏，从而依经选穴。

2. 奇经八脉辨证　主要依据奇经八脉的生理功能、循行路线和病候进行辨证。阴阳跻脉左右成对，起于足踝下。阴跻脉起于内踝下照海穴处，沿内踝后直上下肢内侧，经前阴，沿腹、胸过缺盆，出行于人迎穴之前，经鼻旁，到目内眦。阳跻脉起于外踝下申脉穴处，沿外踝后上行，经腹部，沿胸部后外侧，经肩部、颈外侧，上挟口角，到达目内眦，阴阳跻脉会合。《灵枢·大惑论》说：“卫气不得入于阴，常留于阳。留于阳则阳气满，阳气满则阳跻盛；不得入于阴，则阴气虚，故目不瞑矣……阴气盛，则阴跻满，不得入于阳，则阳气虚，故目闭也。”这说明失眠和多寐均由跻脉受损所致。根据虚实情况补泻照海、申脉穴，调整阴阳，则可治疗失眠和多寐。

3. 经别、经筋、皮部辨证　经别、经筋和皮部不仅弥补了十二经脉循行的不足，也扩大了十二经脉的主治范围。经别、经筋、皮部辨证是经络辨证中对经脉辨证的补充。如临床常见的面瘫和肩凝症等多从经筋理论进行针灸治疗。有医家发现白癜风患者皮损所在部位分布于阳经的多于阴经，其中以足少阳胆经、足阳明胃经、足太阳膀胱经居多，并提出白癜风发病可能与上述脏腑经络有关。腕踝针法是在腕部或踝部特定部位针刺以治疗全身疾病的一种方法，它也是在经络学说中皮部理论的启示下逐步形成和发展起来的。

在确立经络辨证主体地位的同时，应该学习和兼顾其他辨证方法。八纲辨证是对中医辨证论治方法的总结，是中医各种辨证的总纲；经络络属于脏腑，脏腑通过经络相互联系，脏腑辨证与经络辨证互为一体，在经络辨证的同时遵循八纲辨证的原则，配合和补充脏腑辨证，形成中医辨证的整体观，确立治疗方案。

（二）确定针灸特殊的治疗原则和方法

《灵枢·经脉》说："盛则泻之，虚则补之，热则疾之，寒则留之，陷下则灸之，不盛不虚，以经取之。"《灵枢·九针十二原》说："虚则实之，满则泄之，宛陈则除之，邪胜则虚之。"这些都是指导针灸临床如何确立治疗原则。"盛则泻之""满则泄之""邪胜则虚之"指治疗实证的原则是用泻法或刺血法，适用于治疗邪气盛而正气未衰的病证；"虚则补之""虚则实之"指治疗虚证的原则是用补法，适用于治疗慢性虚弱性病证；"热则疾之"指出热性病证的治疗原则是浅刺疾出或点刺出血，《灵枢·九针十二原》指出"刺诸热者，如以手探汤"，形象地描述了针刺手法的轻巧快速；"寒则留之"指出了寒性病证的治疗原则是深刺且久留针；"宛陈则除之"指瘀血阻滞引起的病证，采用清除瘀血的刺血疗法；"陷下则灸之"亦属于虚则补之的范畴，指阳虚证宜用灸法；"不盛不虚，以经取之"是指虚实表现不甚明显或虚实兼而有之，治疗应按本经循行取穴，常用原穴和五输穴治疗，当针下得气后，行均匀的提插捻转手法，使本经气血调和，脏腑功能恢复正常。

针灸与中药的治疗原则不尽相同。针灸主要根据病证寒热虚实的不同，采用不同针刺手法或治疗手段，用以调整脏腑经络气血的运行，从而达到纠正人体寒、热、虚、实的病理状态，使之恢复正常；而中药则是根据病证寒热虚实的不同，采用与病证性质相反的药物治疗，直接达到治疗疾病的目的。

（三）主穴配穴，处方取穴；治神守气，补虚泻实

在针灸治疗原则指导下，依据选穴原则和配穴方法，选取主穴、配穴，形成针灸处方。主穴如同中药方剂"君、臣、佐、使"配伍原则中的

君药，对主病起主要治疗作用。三阴交穴为肝、脾、肾三经交会穴，能够调理肝、脾、肾，为调经之要穴，一直被用作月经病治疗中的主穴；翳风穴相当于茎乳孔的体表投影点，其深层走行面神经干，有的医家结合现代医学的研究成果，以翳风穴为主穴，在此进行温针灸治疗面瘫。腧穴与中药不同，有其独特的主治特点和规律，包括“经脉所在，主治所在”的近治作用、“经脉所过，主治所及”的远治作用和特殊治疗作用（如穴位的双向调节作用和特异性的治疗作用）。这也就决定了腧穴的选穴、配穴原则，临床包括局部选穴、邻近选穴、远端选穴、辨证选穴和随证选穴等，据此形成针灸处方。

《灵枢·官能》说：“用针之要，无忘其神……徐语而安静，手巧而心审谛者，可使行针艾。”《灵枢·终始》说：“大惊大恐，必定其气乃刺之。”这些都在告诫后世，在针灸临床实践中，医者要专其神，患者要安其神，治神要贯穿于针灸治病的全过程。《灵枢·刺节真邪》说：“用针之类，在于调气。”病者机体对针灸的各种反应，就是基于气的运动，而气的运动又同针灸疗效密不可分。医者守神定气，精心选穴针刺，静观针下气的动态变化，并且采取候气、得气、守气、引气、行气、调气等不同的针灸操作技术，对气的运动加以调控，根据“盛则泻之，虚则补之……陷下则灸之，不盛不虚以经取之”和“宛陈则除之”的原则，结合腧穴的特点，施以不同的补泻手法，达到扶助正气、祛除病邪的补虚泻实目的。

中医理论在指导针灸临床的过程中也在不断发展完善。孙思邈在总结《内经》中“以手疾按之，快然，乃刺之”“以痛为输，燔针劫刺”等记载的基础上，通过临床实践，提出“阿是穴”的概念。历代中医文献中记载了大量的经外奇穴，经外奇穴有独特的治疗作用，用经络理论又难以准确解释。这些都被纳入经络腧穴的理论体系之中，并运用于临床实践，这与中国文化之“和”的特点相一致。针灸已经传入西方，走向世界，以局部的轴突反射、背根反射、同节段和跨节段的神经调节以及中枢神经系统的调节效应等神经生理学理论为指导的“西方针灸”在逐步形成。中国的针灸同道应该古为今用、洋为中用，学习传统中医理论精髓，借鉴现代医学成就，不断提高针灸临床疗效。

三、用辨证法则与整体观念指导针灸临床

指导中医临床核心理论之一，就是从整体出发辨证论治，讲究理法方药。针灸亦如此，讲的是理法方穴术，它以外治内，用辨证之法选穴、配穴，组穴成方。

（一）选穴成方，先别阴阳

《素问·阴阳应象大论》说："善诊者，察色按脉，先别阴阳。"《素问·至真要大论》也强调："谨守阴阳所在而调之，以平为期。"阴阳学说始终贯穿于中医理论体系之中。从病因病机、经络脏腑、辨证论治乃至选穴组方，无不包涵在阴阳对立统一的规律中。《灵枢·根结》说："用针之要，在于知调阴阳……合形与气，使神内藏。"阐明了针灸具有调和阴阳之作用。若维系的相对平衡被打破，就会出现"阴胜则阳病，阳胜则阴病，阳胜则热，阴胜则寒"的病理变化。针灸治病就是纠正阴阳失衡，调整其偏胜、偏衰，达到"阴平阳秘"，恢复正常生理功能。比如病人患高血压眩晕，脉证合参，属肝肾阴虚，肝阳上亢之证，选穴则应滋肝肾、平亢阳。主取足少阴肾经原穴太溪、足厥阴肝经原穴太冲，滋水涵木，平肝潜阳。太溪滋肾水而用补，太冲平肝阳而用泻。其他作为辅穴，随证处之。

【病案举例】

孙某，男，62岁，退休工人。

既往高血压病史，近日经常头痛、头晕、脑胀，项强板滞，心烦易怒，夜寐欠安，大便秘，2～3天1行。舌质红，舌中苔薄黄，脉沉弦有力，血压180/100mmHg。四诊相参，证属肝肾阴虚，肝阳上亢。拟滋阴降火，平肝潜阳之法。嘱规律服用降压药物。

主穴选太冲，平肝潜阳用泻法；选太溪，滋水涵木用补法。

配穴取风池、太阳、印堂，得气为度。备取三阴交与太溪交替使用。意在滋阴降火。

上法连用5天，头痛、头晕、头胀等症缓解，血压130/80mmHg。隔日再做5次，诸证悉退。

按：此案乃肝阳上亢为主证，阳病治阴，从阴引阳，滋阴潜阳，乃本案之主线。证法合拍，用法得当，故能奏效。

（二）方药有君臣，针穴分主辅

疾病是复杂的，不能用简单的1~2个症状来判断或治疗。中医治病不是单纯的对症治疗，而是辨证治疗。用矛盾论观点分析，所谓疾病，就是人体正气与邪气斗争所产生的矛盾现象。在发展过程中，往往是一大群矛盾构成一个矛盾综合体，治疗则要在这一大群矛盾中找出主要矛盾，找出主证，辨清主次。比如临床遇见心脾两虚之失眠，应补益心脾，养血安神，投用代表方剂归脾汤加减。方中人参、黄芪、白术补脾益气当为君；茯神、当归、远志、龙眼肉、枣仁补血养血，安神定志为臣；少量木香，借其辛香之味，行气醒脾，甘草调和诸药，共为佐使。本方君臣佐使，主药辅药，相须相使。归脾汤心脾同治，气血双补，重在补脾补气，脾旺则化源充足，气旺则血自生，此归脾之意也。

针灸临床选穴配穴理亦如此，辨证清晰，主辅分明。

【病案举例】

王某，女，36岁，职员。

近2个月经常失眠，入睡困难，早醒不寐，神疲乏力，头昏头晕，心悸心慌，少食纳呆，大便溏薄，面色萎黄，月经量偏多，舌淡苔薄白，脉象沉细无力。既往胆囊炎、肝囊肿、肾结石病史。四诊相参，证属心脾两虚不寐之证。其他既往之疾，处于平稳。辨其主证，应为心脾两虚，故拟健脾以滋化源，养血以安神定志。因不愿服用汤药，故以针灸为主，辅投人参归脾丸。

主穴取足三里、三阴交，用补法，意在补脾健胃，滋阴降火；内关、神门，亦用补法，养血安神。

辅穴取四神聪、太阳、安眠穴，平补平泻，佐助主穴，催眠定志。

嘱其饮食有节，起居有常，适当运动，通畅气血，睡前入静，放松身心。

针灸当天安然入睡，次日心情愉悦，气调神安。后虽有小复，然渐渐神定，寤寐两安。

（三）整体调控，修复局部

中医治病不是从修复病变局部入手，而是通过纠正局部与全身的失调关系，用整体的视角辨识疾病，去调整失衡的病理状态。强调“治人”，以人为本，从不针对孤立的“物”和单纯的病。中医重视人的抗病能力以及疾病发生发展过程中的自身修复，讲究的是“形神合一”。针灸临床讲的是“守神”“治神”。人是一个有机整体，脏腑、经络、各组织器官在生理上互相联系，病理上也会相互影响。人体某一局部机能失常，可以影响全身的机能。同样全身机能失常，也会表现在局部。因此治疗疾病，应掌握局部与整体的关系，这样才会避免“头痛医头，脚痛治脚”带来的局限性、单一性和片面性。

针灸临床也是如此，它不是单纯的一种物理刺激，而是通过穴位的组合，激发调控机体的自身修复能力。针灸临床有关“上病下取，下病上取”“阴病治阳，阳病治阴”“从阴引阳，从阳引阴”“以左治右，以右治左”以及前后配穴（包括俞募法）、原络配穴、五输穴子母补泻、子午流注等针法都是建立在整体观和辨证论治思维的基础上，才能有效指导针灸临床。下面仅以几例病案予以说明。

1. 上病取下，远近结合

【病案举例】

刘某，男，33岁，公务员。

右偏头痛3年多。近因工作压力大、上火而经常头痛。其痛发胀，一般先起于右眶上，渐向后侧发展，直至风池穴附近。痛甚时恶心，伴目赤面红，心烦易怒。大便2～3天1次，干结难下。市某医院诊为“偏头痛”，平素常自服去痛片。来诊时舌质偏红苔薄黄，脉象沉弦，血压

150/90mmHg。四诊相参，证属肝火头痛，治宜清肝泻火，通络止痛。采用“上病取下”，远道近道相结合之法。

主取远端太冲、合谷，用泻法，捻转提插幅度要大要快，目的是清肝泻火，通络止痛；近取邻穴为辅，针患侧阳白、头维、太阳、率谷、风池、攒竹等穴，用平补平泻法，以清头明目，缓解其痛。

针后轻松，头痛缓解。隔日再针，连续5天未发。半月中只有一次轻微胀痛，很快缓解，未再用止痛药。前后共计治疗8次，3个月内未再发生头痛。

2. 下病取上，远近相配

【病案举例】

宫某，女，18岁，学生。

遗尿10余年。虽曾治疗，但无显效且未坚持。以为小恙可不治而愈，直至今年高考，方觉事大，若入大学集体宿舍发生遗尿岂不尴尬，故急求治之。今由其母陪同来诊，当时病人面色黄白，形体偏胖，易汗寐安，经常遗尿不禁，饮食尚佳，大便稀溏，舌淡体胖，脉象沉细。四诊相参证属脾肾两虚，固摄失约，上不制下。治宜补脾益气，升阳缩泉。

主取督脉、足太阳、手足少阳、足厥阴经之交会穴百会，上取为君，意在升阳举陷，下制膀胱。用头针法，平补平泻，留针1小时。

近取气海（或关元）加远取足三里、三阴交、太溪、合谷等穴，以补脾益气，助膀胱气化而约束尿液。均用补法，留针30分钟，每日1次。并嘱其每晚灸气海或关元、三阴交30分钟，以穴周红润为度。共8次基本痊愈，隔日再针又治疗5次，以资巩固。

3. 以左治右，以右治左

【病案举例】

孙某，女，54岁，公务员。

右面部肌肉痉挛近2年。发病原因不明，右面肌痉挛起初偶发，多在下眼睑周围。近年加重，面部抽动向下延伸，连及口角，发时口角向右歪斜，右眼闭合痉挛不开，发作越来越频，难受不已。去市某医院注射肉毒素效果不显，故请求针灸治疗。来诊时病人面色萎黄，形体瘦弱，心烦，易汗，夜寐欠安，胸闷心悸，纳谷减少，大便秘结，脉象沉弦，血压160/90mmHg。四诊相参，证属肝肾不足，气阴两虚，风阻面络之证。治宜补养肝肾，息风通络。

近取患侧太阳、四白、迎香、地仓、颧髎、下关、风池，得气为度；远取患侧合谷、足三里、三阴交、太冲，用平补平泻法。针刺1周，非但无效，反而加重。分析后认为病人用针时精神紧张，面部拘紧，加之针刺平补平泻之法刺激强度略重，引起患侧面肌兴奋，故改用以右治左加患侧轻补独针之法。具体如下：①右面患侧独针颧髎一穴，轻快直刺，针深1.2寸左右，针向风池，留针1小时，不再行针；②邻取完骨、肩井，平补平泻；③左面健侧用对应法取四白、迎香、颧髎、太阳、下关，平补平泻；④远取太冲、足三里；⑤右侧后溪直刺1寸得气为度。针刺3次症减，6次基本痊愈。隔日再针，又治疗6次证未再发。

有关以左治右之理与上类同，故不赘述，其他关于特定穴配穴之法，可参考专业教材相关内容。

综上，在针灸临床中用好辨证法则，从整体出发，别阴阳，分主次，取穴配穴有法度，方能提高疗效。

四、肾命学说与针灸临床

（一）肾命学说的形成与发展

肾命说中的“命门”最早见于《难经》，《难经·三十六难》指出：“肾两者，非皆肾也，其左者为肾，右者为命门，命门者，诸精神之所舍，原气之所系也，故男子以藏精，女子以系胞。”另外在《难经·八难》提出：“十二经脉者，皆系于生气之原，所谓生气之原者，谓十二经之根本也，谓肾间动气也，此五脏六腑之本，十二经脉之根，呼吸之门，三焦之原。”《难经》中关于“命门”和“肾间动气”有“神精之所舍”“原气之所系”“命门者……其气与肾通”“五脏六腑之本，十二经脉之根，呼吸之门，三焦之原”等论述，实际上已为后世的肾命学说在命门的位置、功能及在人体中的重要功用都做了原则性论述，奠定了最基本的理论基础。

从金元时期开始，各医家逐渐从以往对“肾命”理论进行论述转向对肾命相关病证的立法、处方、用药进行研究。从滋阴派先驱朱丹溪制定补血填精、滋阴降火的治疗法度，到薛己提出八味丸补肾中阳气，六味丸补肾命之阴的说法；从孙一奎提出“命门乃两肾中动气，非水非火，乃造化之枢纽、阴阳之根蒂”到张景岳自创补肾阴肾阳的左归饮（丸）和右归饮（丸），肾命学说成为中医内科指导临床虚损病证治疗的重要理论。

（二）医家孙一奎对肾命学说的贡献

孙一奎在其所著《医旨绪余》中阐发肾、命门、动气时说：“夫二五之精，妙合而凝，男女未判，而先生此二肾，如豆子果实，而中间所生之根蒂，内含一点真气，以为生生不息之机，命日动气，出土时两瓣分开，之初，从无而有。此原气者，即太极之本体也。名动气者，盖又曰原气，察于有生极之用所以行也。两肾，静物也，静则化，亦阴之静也……动则生，亦阳之动也，此太极之体所以立也。”由此可见，《铜人图》绘命门穴在两肾俞中间是合理的，两肾藏精而皆属于阴，命门为发于两肾的阳气，肾与命门的关系是不可分割的。指出命门不离于肾，两肾是产生原气的根本，原气亦是动气，原气为体，动气为用，“肾间动气”是阴阳二气交感的状态，真正符合“阳在阴之内，不在阴之对”。同时构建了人的生成模式：精→原气→肾间动气（阴阳二气的和合状态）→五脏六腑。

历代医家和当代中医学者对命门实质及命门与肾的关系一直争论不休，如“左肾右命门”说，还有“命门是肾上腺”的观点，其实大可不必。“命门”与“肾间动气”是古代医家从人体生命现象和自身体验得来的，是对人体生命功能的归纳与总结，是某一组器官功能的代名词，不必追究其属现代解剖学何脏、何腑、何器官、何组织。正如中医学之“心包”决非现代医学之“心包”一样。中医临床辨证论治的各个阶段也是从生命现象的变化观察中来，从调整改善生命现象的结果中来，并不涉及实质脏腑。

（三）肾间动气是“一源三歧”之源

奇经八脉是指督脉、任脉、冲脉、带脉、阴跻脉、阳跻脉、阴维脉、阳维脉八条不同于十二正经的经脉的总称，具有调节十二经脉气血的重要功能。奇经之中又以督、任、冲三条经脉尤其重要。督脉又称“阳脉之海”，与六阳经有联系，具有调节全身阳经经气的作用；任脉被称为“阴脉之海”，与六阴经有联系，具有调节全身诸阴经经气的作用；冲脉与阳脉之海的督脉、阴脉之海的任脉、先天之本的足少阴肾经、后天之本的足阳明胃经等有联系，故有“十二经之海”“血海”之称，具有涵蓄十二经气血的作用。据《内经》记载和历代医家论述，尤其是明代李时珍的《奇经八脉考》的阐释，现在一般认为督、任、冲三条经脉共同起源于“胞中”，同出会阴后循行路线各不相同。其中督脉行于腰背正中，上至于头；任脉行于腹胸正中，上抵额部；冲脉从气街部起与足少阴经相并，夹脐上行，散入胸中，上达咽喉，环绕口唇。将督、任、冲的这种循行线路的特点称为“一源三歧”，这一概念对于以经络学说为基础的针灸临床工作具有非常重要的理论与实践意义。但此“胞中”之“胞”非“女子胞”之“胞”，此“胞”应是指以女子胞为标志的解剖部位，即小腹部。因古代医家大多是对人体生命活动现象进行描述，并非通过解剖发现经脉的循行和联系。此处也与历代气功家、养生家所描述的“丹田”所在相符合。《难经·六十六难》说：“脐下肾间动气者，人之性命也，十二经之根本也。”“一源”当源于此。反过来说，冲、督、任三脉是人身重要的奇经，分别为“十二经脉之海”“阴脉之海”和“阳脉之海”，有总领一身经脉气血阴阳的重要作用，此“源”若不起于脐下肾间动气——“性命的根本”，督、任、冲三脉又何以拥有这样的物质基础去发挥其重要的作用？难道小腹之处还另有一重要起源？

（四）肾命学说在针灸临床中的应用

针灸临床工作以经络学说理论为重要指导，最终要落实到具体穴位上实施针或灸、补或泻，达到治疗目的。关元、气海、神阙、命门四穴不论从腧穴名称的意义还是所处的具体位置都与命门、元气（原气）、肾间动气紧密相关。肾命学说指导的针灸临床实践常常用到这些穴位，尤其是关元穴。

1. 肾中元气不足　肾的主要功能是藏精，主生长、发育与生殖。若肾精不足，元气不充，在婴幼儿时期可影响其生长发育；在青年时期“天癸”受其影响不能按时而至，阻碍性腺的发育成熟；在壮年时期则可出现早衰、性机能减退、阳痿等表现。临床常以关元、命门等为主穴来治疗上述病症。如儿童发育迟缓之五迟、五软以及小儿遗尿等；成人体衰年老之阳痿、老年性尿频等；也有如属元气耗损、气血瘀滞引发的中风、胸痹等中老年常见病症。

2. 督脉病症　督脉起于小腹内胞宫，下出会阴部，向后沿脊柱上行，经项后部至风府穴，进入脑内。督脉主司生殖，为“阳脉之海”。督脉阳气虚衰，推动温煦固摄作用减弱，则脊背畏寒，腰膝酸软，精冷薄清，遗精，阳事不举，女子小腹坠胀冷痛，宫寒不孕。临床都可通过艾灸关元、命门穴进行治疗。督脉络肾，交巅，入络脑，夜寐不宁，脑转耳鸣，眩晕健忘等也可通过针刺或艾灸关元穴治疗。现代医学中外伤导致的脊髓损伤、脊髓炎、腰间盘突出症等皆属于督脉受损，许多医家采用以艾灸关元、神阙、命门等穴为主进行治疗，并取得良好效果。

3. 冲任脉病症　任主胞胎，《太平圣惠方·卷一》载：“夫任者妊也，此是人之生养之本。”任脉起于胞中，与女子月经来潮及妊养、生殖功能有关；女子以血为本，冲为血海，有促进生殖的功能，与妇女月经关系密切。《素问·上古天真论》云：“女子……二七而天癸至，任脉通，太冲脉盛，月事以时下，故有子……七七任脉虚，太冲脉衰少……故形坏而无子也。”说明只有当冲、任脉气血旺盛时，其血才能下注胞中，或泻出成为月经，或妊娠以养胚胎。若冲、任脉气血不足或通行不利，则发生月经不调、绝经或不孕。同时也说明任脉与冲脉既然同源，则在生理功能上相互协调，发病时相互影响。冲、任二脉在妇科经、带、胎、产诸疾中有着几乎相同的病机，故调理冲、任为治妇科病之要务。关元、气海、神阙为任脉的腧穴，与元气（原气）、肾间动气紧密相关，是临床治疗妇科病的重要穴位。

（五）病案举例

森谷某，男，67 岁，日本人。

主诉：双下肢麻木无力 1 个月。患者于 1 个月前出现发热，头痛身痛，自以为“感冒”未就诊。次日出现双下肢无力麻木，由家人送市某院，经住院检查脑脊液“白细胞轻度增高”，脊髓 MRI 示“胸髓 T1W1 信号稍低，T2W1 信号稍高”，确诊为“急性脊髓炎”。住院期间采用大剂量激素甲泼尼龙冲击疗法，静注免疫球蛋白、抗生素、营养神经剂等。4 周后病情好转出院。然患者双下肢痿软麻木，为求中医治疗于我院门诊就诊。

来诊症见：双下肢麻木无力，腰膝酸软，腹部胀满，夜尿频数，大便尚可。舌淡苔白，脉沉细。

神经系统检查：双下肢肌力 4 级，双膝、跟腱反射减弱，肌张力低，双侧巴氏征阴性，脐水平以下深浅感觉减退，皮肤干燥脱屑。

诊断：急性脊髓炎（痿证）。

证型：脾肾两虚。

治法：健脾益肾，通经活络。

针灸取穴：百会、中脘、气海、关元、天枢、足三里、丰隆穴、三阴交、太溪、太冲、血海、胸腰段夹脊。

针法：气海、关元穴行针刺补法，并使针感向阴部放散，温针灸关元穴。因患者不能长久俯卧位，胸腰段夹脊穴以点刺为主，不留针。每穴刺入后捻转 5～10 下出针，按压针孔。其余穴位行平补平泻手法。留针 30 分钟，每周治疗 5 次。

治疗 2 周后，夜尿次数减少至 3～4 次。1 个月后，肚脐以下感觉逐渐恢复，腰膝酸软症状减轻。3 个月后，肚脐以下感觉恢复正常，双下肢肌力恢复正常，腹部胀满消除，夜尿 1～2 次。

体会：关元为人身元阴元阳交关之处，此穴乃肾间动气之所在。五脏六腑功能活动之动力来源于肾间动气，“阳脉之海”督脉也起源于此。肾间动气充足，则督脉精气旺盛，其所过之脏腑功能正常。《灵枢·寒热病》云：“身有所伤，血出多及中风寒，若有所堕坠，四肢懈惰不收，名曰体惰。取其小腹脐下三结交。三结交者，阳明太阴也，脐下三寸关元也。”指出外伤性脊骨损伤，督脉损伤是实质，同时提出脐下三结交即关元穴是治疗要穴。本例罹患脊髓炎，虽然不是脊骨损伤，但其病位在脊髓，督脉受损，取气海、关元穴，针灸并用，强壮肾间动气，配合胸腰夹脊穴，鼓舞督脉功能康复。

五、针刺技法

学习针灸并应用于临床实践，针刺技法占有相当重要的地位，技法熟练才能从匠提升到师，从抽象到具体，从理论到实践。针灸是实践性很强的技术，很大程度取决于医师的自身修为素养。

对针灸医师来讲，要具备以下条件。

1. 扎实的中医理论基础

首先要运用中医理论对患者进行诊查、辨证，确定病情的虚实，制定针灸方案，明确补泻原则及手法，选用合适的针具。

2. 针灸基本功的训练

针刺选穴时，针刺的深度、角度，调气的手法及针下的手感，都要通过大量的训练，逐渐达到神与针合，针与气合。

3. 保持旺盛的精力，集中精神

针刺治疗时，医师要保持旺盛的精力，才能更好地调气、调神，才能集中精神，感觉针下气脉的沟通，达到守空守有，如待贵人，如临深渊。

以下为常用的针刺技法。

（一）进针法

1. 进针角度、深度、方向　进针时，根据腧穴的部位、解剖结构、补泻要求选择进针手法。在皮肉薄或松弛处的地方用提捏进针法；在头皮选用平刺法；在肌肉丰厚处用直刺或斜刺法；在背俞穴及枕骨区等危险处，严格控制进针深度及角度，保证安全。经络补泻遵顺经为补，逆经为泻的原则。

2. 双手进针法和单手进针法　双手进针法多以左手为押手，右手进针。左手押手既有触穴、找穴作用，也有按之气散而减痛和稳定针体的作用。押手触穴时，在穴位处寻找压痛点、结节点、凹陷点、痉挛点等，进针才能有的放矢。押手还可以在进针后辅助，保证针刺方向及层次，保障安全，减轻疼痛。因此押手很重要，故《难经·七十八难》说“知为针者信其左”，提倡双手进针法。

单手进针法，需要反复练习，练出手上的功夫，做到进针少痛或无痛。对于针灸熟练的医师，单手进针法可取。初学者，不宜单手进针，因单手进针易痛，针刺角度、方向不易控制。

3. 捻转进针法　在针尖触及皮肤的瞬间，持针手指迅速捻转，利用针尖在皮肤的压力和针尖的快速转动，快速透皮，进针到治疗深度。这种方法优点是进针痛感小，单手和双手进针法都可采用。

4. 套管进针法　选好治疗点，使套管竖起，或根据需要倾斜一定角度，固定在治疗点，把针灸针（一般是毫针）放入套管内，露出针柄，一手固定套管，另一手指的指甲或指腹迅速弹针柄，使针灸针快速透皮进针。这种方法优点是疼痛小，针刺方向准确，多用于皮肤松弛处。国外针灸医师多喜用套管进针，有经验的针灸医师多不用此法，会影响针灸师手下的手感。此法适合初学者选择。

5. 机械辅助进针器　一种是在进针器内有弹簧装置，进针前压缩弹簧，放入针灸针后，按压弹簧开关，把针迅速刺入皮下。这种装置比较麻烦，一般很少有人使用。另一种是自动进针盒，每盒可装 100～200 支针，按动开关，自动把针弹射进入皮下。这些机器虽然可省部分人力，但对医师手技提高不利，影响针刺手感，使用的医师比较少。

（二）进针后针法

1. 进针后捻转行针法　在进针到达治疗深度后，用捻转行针法。行针有单向捻转和双向捻转，根据捻转速度有快速捻转和慢速捻转。捻动针柄带动周围组织产生不同的效应，影响人的经络、腧穴的状态，从而达到通经络和解筋结的作用。单向捻转易产生滞针效应，对经筋、筋膜病有良好治疗作用。双向捻转可以促进气血激荡，活血通络。快速单向捻转易滞针，有促通作用，慢速单向捻转有聚气通经作用。双向快速捻转有强化补泻的作用，慢速双向捻转有导气、聚气的作用。临床要根据治疗需要选择捻转法。

2. 进针后提插行针法　提插的方法是让针体在组织内作反复的进退动作，具有推动气血周流，促进经络畅通的作用。在行提插针法时，持针手指不可捏得太紧，也不可太松。太紧、太松均会影响手指对针下的敏感度。另外提插行针法也是一种寻找针刺深度的手法，用提插反复探寻治疗的部位和穴位，以达到最佳深度。

3. 进针后多方向刺法　进针后多方向针刺法相当于传统的苍龟探穴之法，主要用于刺开结滞之处，或寻找最佳针感，一般应用于经筋病、筋膜病。用此法可多针刺开经筋或筋膜上的结节点、挛缩点，对于软组织疼痛较为常用。如治疗乳腺增生，针刺向多个方向打开结节点，使气血畅通，经络畅通，增生结节自消。

4. 进针后滞针法　滞针是针刺入穴后向一个方向捻转，使软组织缠绕在针体上，具有牵拉经筋，牵动经络，使气血暂停于滞针处，再经反复牵拉提插，使气血经络不通之处松解下来，被滞针解开。起针后，滞针处组织会形成一个通的状态，达到松筋、松络的作用。对经筋病的疼痛、经络气血不通的疼痛有明显的治疗效果。

5. 进针后刮针法、弹针法　用指甲对针柄反复刮擦，使振动从针柄传导到针体，对经络产生振动效果，可迅速催气得气。用手指对针柄弹动，使针柄产生颤抖，并把颤抖的振动传导到针下，对催气得气效果明显。一般是在行针时或行针后的最后手法，促进针与气相感应，提高针灸疗效。

（三）出针法

1. 捻转出针法　在出针时，若针体与软组织有缠粘，不宜直接出针，否则会引起疼痛或损伤缠绕针体的软组织。此时需要反复调试捻转，感觉针下无缠滞感时方可出针。在行滞针法后，出针时须逆向捻转，松开缠绕针体的软组织方可出针，以减少疼痛和损伤。

2. 按压出针法　在针刺处直接出针会牵拉软组织，引起疼痛不适，要用押手按压针旁软组织后出针。或针刺补泻有需要，出针后迅速按压针孔，使气不外泻，是为补法；摇大针孔，不按压针孔，是为泻法。

3. 慢速出针法　在针体与周围软组织无缠绕、粘连情况下，可慢慢出针。慢出退针时，人体的气血会充实过来，相当于补法。

4. 快速出针法　针体与周围软组织无缠绕和粘连时，可快速出针。快速出针，若不按压针孔，是为泻法；按压针孔，是为补法。

（四）针刺深浅与方向

1. 针刺深浅　针刺深浅是根据病情、病位远近、补泻需要的具体情况来操作。一般浅刺针对的是病位浅、病位近的疾病，深刺针对的是病位深、病位远的疾病。浅刺多应用于体质弱病人，深刺多应用于体质强的病人。浅刺多在软组织较薄的部位，深刺多在软组织丰厚的部位。浅刺少针多为补法，深刺多针多为泻法，具体又需结合行针的补泻手法。

2. 针刺方向　针刺方向和腧穴的部位有关，如列缺穴、颊车穴多斜刺或平刺，足三里穴、内关穴多直刺或斜刺。针刺方向也和补泻有关，一般顺经刺为补，逆经刺为泻。有的针刺要求针尖指向病灶处，如围刺、刺筋结等。还有的和针法有关，如腕踝针以向心平刺为主，脐针从脐向四周方向刺。

（五）得气与补泻（候气、催气、导气、行气）

得气以持针手指对针刺入人体后的感受为主，针下轻滑感觉多为没有得气，沉紧吸引感是得气。有的得气是以病人感受为主，如治疗男科、妇科病取中极、关元，针感传导到生殖器为得气，没有传导则没有得气。还有的针感以产生神经刺激的触电麻散感为标志，如治疗坐骨神经痛，用针尖刺激坐骨神经产生电麻感传导视为得气。还有的针感是以针下的若有若无的手感为主，病人感觉并不明显。

候气是在得气基础上，通过留针以期取效的方法。也有的是针刺后无得气感，或者不需要得气感，通过留针或者行针手法以期得气的方法。

催气是在得气不满意，或者没有得气的情况下，或者需要针感向某处传导时，通过提插、捻转、搓针、飞针、弹针、刮针等方法促进得气。催气的最终目的是为了取得满意的得气感或传导感。

导气、行气是在得气的基础上，用循法、推法、提牵法、按法、敲击、语言诱导等方法使得气感向某处运行、流动，增强针感传导，促进经络之气流动。

循法：沿经络做抚摩划动，导向病所。

推法：沿经络做推动皮肤肌肉的动作，较循法力度大。

按法：沿经络做由近到远的按压，轻重由医者根据部位及病情来决定。

提牵法：沿经络做提拉牵引，由近及远来做。

敲击法：用指尖沿经络作反复的敲击，促进针感传导。

语言诱导法：在针刺时，嘱病人感觉针感传到某个部位，或嘱病人做呼吸等动作配合。此法患者需配合医生来完成，相当于神到、意到、气到。

（六）得气指征，得气之鉴别，隐性得气

1. 得气　它有两方面含义，一是针刺后，医师持针之手或押手对针感的感触，二是针刺后病人对针刺的感受。得气是取得临床疗效的前提条件，也是衡量针刺是否达到治疗作用的指征。可根据以下得气特点进行鉴别。

（1）痛感　疼痛是针刺最常见的感受，一般针刺尽量做到少痛或无痛。尖锐的疼痛多是刺到血管或者皮肤浅层，不属于针感；钝痛有的是得气针感，特别痛的不属于得气针感；还有一种疼痛是治疗需要，通过疼痛起到醒脑开窍的作用，如针刺人中、十宣、涌泉穴治疗昏迷、休克等病。

（2）酸感　针刺后产生酸重感，多是针刺到筋膜或骨膜层。如头皮针常会产生明显的酸重感，有时会伴有疼痛。一般在肌肉丰厚之处及贴近骨膜时会产生，有的可有针感传导。

（3）麻感　这种麻感不是刺激到神经产生的麻感，而是针刺到肌腱或贴近骨膜时产生的较强的麻感，可有针感传导。

（4）胀感　针刺后产生发胀的感觉，一般多在肌肉层、筋膜层出现，可有针感传导。

（5）触电感　针刺后产生电击或电流流动的感觉，多是刺到神经干。如刺列缺、环跳、委中穴等都会产生这种感觉。这种针感常会损伤神经，严重的会引起无法修复的神经损伤。因此，有目的地去触激这种针感而起到治疗作用是需要注意刺激的度。普通毫针损伤大多 3 个月可恢复，也有的病人产生永久性的损伤，要尽量避免。

（6）热感　热感一般较少遇到，传统的烧山火手法就是为热感针感而设计的，对于虚寒证效果良好。但这种手法需要反复练习才能熟练掌握。

（7）冷感　这种针感也不易做出来，传统的透天凉手法就是为此而设计的，多用于治疗热证病。

（8）沉重感　针刺后，患者自觉有明显的沉重压力感，有的病人会无法耐受，多不传导。一般皮薄筋厚之处易产生此类针感，如百会、膻中。

2. 隐性得气　它一是针下无明显的得气感，或者病人无明显感觉，医生针下有若有若无的得气感。另一种是针刺时无明显针感，针刺后，病人有发热、出汗、面红、呼吸加快或减慢、或有不可抑制的想哭想笑，这种是针刺后经络气化反应，需要保持安静，用语言和手法按摩让这种反应停下来。

（七）补泻手法

临床最常用的补泻手法有提插补泻、捻转补泻、平补平泻，还有其他的补泻手法大多是在以上手法基础上衍变而来的。

1. 提插补泻　作为基本的补泻手法，在《难经·七十六难》载：“当补之时，从卫取气，当泻之时，从营置气。其阳气不足，阴气有余，当先补其阳，而后泻其阴。通卫能行，此其要也。”这段文字的意思是若用补法则先浅刺后深刺，泻法则先深刺后浅刺。这是提插补泻的基本要领。在《灵枢·官能》云：“是故工之用针也，知气之所在，而守其门户，明于调气，补泻所在，徐疾之意，所取之处。泻必用圆，切而转之，其气乃行，疾而徐出，邪气乃出，伸而迎之，遥大其穴，气出乃疾。补必用方，外引其皮，令当其门，左引其枢，右推其肤，微旋而徐推之，必端以正，安以静，坚心无解，欲微以留，气下而疾出之，推其皮，盖其外门，真气乃存。用针之要，无忘其神。”这段文字中，泻法操作是在针近病灶时行捻转，快速插针，缓慢出针，引邪气外出，并摇大针孔。在补法操作时，先以手按抚皮肤，使肌肉放松而舒缓，然后看准穴位，左手按摩腧穴周围以引动经气，右手推循着皮肤，徐徐进针，轻轻地捻转，必须使针身保持端正。同时，术者要平心静气，安神定志，坚持不懈地以候气至。气至后稍微留针，待经气流通就马上出针，揉按皮肤，掩闭针孔，这样使真气留存于内而不外泄。

因此，提插补泻一种是根据先深后浅为泻法，先浅后深为补法；另一种是快入慢出，并摇大针孔为泻法，慢入快出，并按压针孔为补法。在传统针法中比较著名的提插补泻法是“烧山火”“透天凉”“苍龟探穴”等。古人把针刺深度按深浅来定义为天、人、地三个层次，在不同层面行不同的手法达到补泻的目的。

2. 捻转补泻　捻转补泻在古籍中记录较少，《素问·离合真邪论》载：“吸则转针，以得气为故。”《素问·八正神明论》云：“乃复候其方，吸而转针。”但是这个是顺时针还是逆时针捻转为补为泻就成了历代医家争论不休的问题，根据临床观察，我的经验如下。

捻转补法：针越细越好，宜选直径 0.18～0.2mm 的针。透皮进针后，稍慢一些捻转，渐渐感觉阻力增大时可稍停顿。再行针时，感觉针下已经松动，再逐渐推进并捻转，缓慢捻针，至得气，直至达到针刺深度。得气感、捻针阻力感不要太强，捻转速度越慢越好，直至得气。一般针对虚证病人。

捻转泻法：针略粗，宜选直径 0.35～0.5mm 的针。快速透皮，快速捻转产生针感。然后根据治疗深度，进行推进或者提针的操作。一般泻法要在天部和人部操作，地部尽量不要操作捻转泻法。常针对实证病人。

3. 平补平泻　一般来说，针刺后必然有补泻。把平补平泻理解为没有补泻这是不对的，应当是在调整人体阴阳平衡后，产生无明显补泻反应的针法。结合历代医家认识及临床实际情况，该法是补虚或泻实，或者泻实补虚同用。或先补虚扶正，正气充足后，可实施泻法操作；或先泻病邪，然后施以补法。达到既能泻邪，又不伤正气。

（八）针刺治神、守神精要

针刺治神是每个针灸医师的必修课。那么这个“神”是什么？在《黄帝内经》中多处对神的说法不尽相同。《灵枢·本神》云：“故生之来谓之精，两精相博谓之神。”《灵枢·小针解》云：“神者，正气也。”《灵枢·平人绝谷》云：“故神者，水谷之精气也。”从以上可知，“神”是阴阳交互运动的产物，是正气，是水谷精微充养人体后的外在精神表现。因此治神是个比较高的层面，涉及医师的神，患者的神。医师的神要旺盛，才能更好地通过针这个媒介，并用语言沟通，去调整病人阴阳精气的运动、气化、平衡，去调整病人的营卫气血，达到针刺调“神”的目的。

守神精要如下：一是环境要安静；二是医患的沟通，病人的信任，医师的信心；三是针刺选穴方案的精准；四是手法动静补泻合于法度；五是针刺后对气化的控制和影响；六是针刺后病人自我感受到病痛减轻、身心愉悦、五脏安和，精神饱满。

六、三经针法与临床

三经针法是根据营气在经络周流交接规律而来。《灵枢·营气》云：“营气之道，内谷为宝。谷入于胃，乃传之肺，流溢于中，布散于外。精专者，行于经隧，常营无已，终而复始，是谓天地之纪。故气从太阴出注手阳明，上行注足阳明……其支别者，上额，循巅，下项中，循脊，入骶，是督脉也，络阴器，上过毛中，入脐中，上循腹里，入缺盆，下注肺中，复出太阴。此营气之所行也，逆顺之常也。”据此理论，在临床实践中根据病情补泻五输穴，对经络走行区疼痛类疾病和脏腑功能失调都有较好的疗效。

（一）经络循环理论

据《灵枢·营气》所述经络交接次第，经络之间气的循环有特定的路线和顺序，而经络之间循环无端，维系了人体脏腑经络气血平衡，达到阴平阳秘。

我们从脏腑理论可知，肺有宣发肃降，大肠有升清降导，胃有化水谷游溢精气，脾有升清降湿浊，心既有宣煜血脉，也有下降与肾交媾，以水火既济，小肠既有分清，也有降浊，膀胱既有化气升阳，也可通水道，肾既有经三焦布化阳气，也能收藏元阳、元阴，心包既有助心肺宣气血，也能降心火达脾胃，三焦既有助肾布化阳气，也能通利水道，胆既有行少阳之木火，与全身少阳元气有关，也有协同肝起疏泻功用，肝既有助人体阳气升发，也能和胆协同疏泻人体气血。也就是任何脏腑都有双重功能——升、降，而每个脏腑的升降都是一对动态平衡。而和脏腑相连的经络会实时反应人体脏腑升降虚实状态，同时经络及相应的腧穴也是调整脏腑虚实升降的媒介。任何脏腑经络的虚实寒热太过或不及都会导致这个经络循环体系失衡。经络循环图如下（图1－1）。

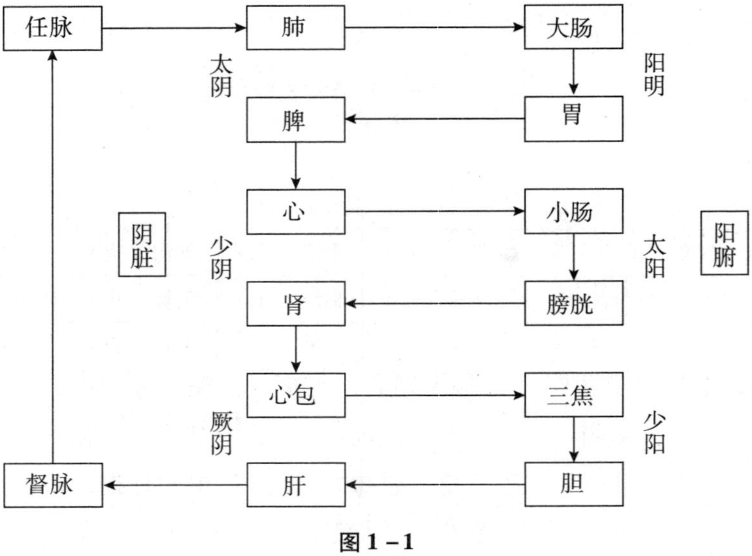

图1－1

（二）五输穴生克制化

十二经的五输穴按五行属性分类（见表1－1），这是古人根据天人合一的思想，结合十二经五行调节机制而划分功用。后世子午流注学派把时间周流与腧穴开启相联系用于临床，但是疗效不稳定，这是一直困惑搞子午流注医家们的问题。我们根据临床观察，认为五输穴必须结合前面所述的经络循环机制及临床辨证来使用，才会有临床疗效。在五行生克中，不是单纯的生与克，最主要的还是升与降，如金主收敛，水主收藏，木主生发，火主升炎，土主运转，也就是金水主降，木火主升，土主运化四行，是四行运行的枢纽。

表1－1　十二经五输穴表

经脉名称	井	荥	输	经	合
手太阴肺经	少商（木）	鱼际（火）	太渊（土）	经渠（金）	尺泽（水）
手阳明大肠经	商阳（金）	二间（水）	三间（木）	阳溪（火）	曲池（土）
足阳明胃经	厉兑（金）	内庭（水）	陷谷（木）	解溪（火）	足三里（土）
足太阴脾经	隐白（木）	大都（火）	太白（土）	商丘（金）	阴陵泉（水）
手少阴心经	少冲（木）	少府（火）	神门（土）	灵道（金）	少海（水）
手太阳小肠经	少泽（金）	前谷（水）	后溪（木）	阳谷（火）	小海（土）
足太阳膀胱经	至阴（金）	足通谷（水）	束骨（木）	昆仑（火）	委中（土）
足少阴肾经	涌泉（木）	然谷（火）	太溪（土）	复溜（金）	阴谷（水）
手厥阴心包经	中冲（木）	劳宫（火）	大陵（土）	间使（金）	曲泽（水）
手少阳三焦经	关冲（金）	液门（水）	中渚（木）	支沟（火）	天井（土）
足少阳胆经	足窍阴（金）	侠溪（水）	临泣（木）	阳辅（火）	阳陵泉（土）
足厥阴肝经	大敦（木）	行间（火）	太冲（土）	中封（金）	曲泉（水）

（三）脏腑经络气血升降出入

由于每个脏腑都有升降属性，脏主升，至极必降，腑主降，降中有升，互为表里脏腑升降是一对相对平衡。从人体所有经络来看，肝胆属木，心小肠属火，脾胃属土，肺大肠属金，肾膀胱属水，三焦心包属相火。故属木之肝胆及属火之心小肠，以升发为主，金属性肺大肠和水属性肾膀胱主收降，脾胃中土枢转。属木火之脏腑必升中有降，属金水之脏腑必降中有升。相反相成，构成人体动态气机周流平衡。

（四）脉诊指导作用

在针灸中还要重视脉诊应用，当诊脉有力并有弦滑之象时，是气火旺盛，或夹杂气滞痰阻，故取穴治疗时，可取金水属性的五输穴，泻有余气火，结合土的属性运化水湿，选择脾胃二经或土属性穴位治疗。若脉细软无力等虚象，则以调补中土脾胃为主，并配合木火属性穴，以启发阳气。或是独处藏奸，则根据脉象所应脏腑进行有目的补泻，或根据独处藏奸之脉象分析脏腑气机之间生克制化根源，寻其病根治疗，或根据脉象对应的脏腑相关夹脊或背俞穴进行治疗。若是针下之后，脉平症减，是为有效，若是脉象不变，症也不减，则需要仔细推敲辨证。

（五）重视任督二脉及俞募穴对脏腑的调整作用

督脉为阳脉之海，任脉为阴脉之海，任督二脉统管人体脏腑阴阳，所以督脉司人体脏腑阳的功能，任脉司人体脏腑阴的功能。每个脏腑需要纳入人体大的阴阳平衡体系中，须以任督二脉为介，在三经针法中，除根据五行旺衰生克关系进行五输穴配伍，还要选任督二脉上的相应腧穴，使得针法最终回归人体大的阴阳体系中。

脏腑的俞募穴，对脏腑的阴阳气血平衡有调整功用。背俞穴属阳，募穴属阴，一个调阳，一个调阴，临床要根据脏腑阴阳虚实的病理状况进行补泻。

（六）三经针法临床应用

下面以失眠病人为例讲解三经针法的具体应用。

1. 确定病位　根据经络和脏腑进行辨证，找出核心问题的经络或脏腑。如失眠病人，根据病证分析，知病人失眠是因肝藏魂功能失司，以致到夜间“魂不守舍”，并因肝魂失守而导致心慌、心悸、如偷别人东西惴惴不安。再根据病人有肝火偏旺，肝阴血相对不足之证，进行治疗时，要根据五行生克，肝火旺，肝血不足，要思考是否肝火旺是因相交接的上一经络——胆经火旺，因胆火旺，传递给肝，还要查和肝相交接的下一经络——肺经，肺不肃降，则无以制经肝火。所以治疗时取胆经木属性穴——足临泣（泻），火属性穴——阳辅（泻），肝经火属性穴——行间（泻），水属性穴——曲泉（补），肺经金属性穴——经渠（补），水属性穴——尺泽（补）。下图为肝火旺、肝血虚之失眠治疗取穴的图示（图1－2）。

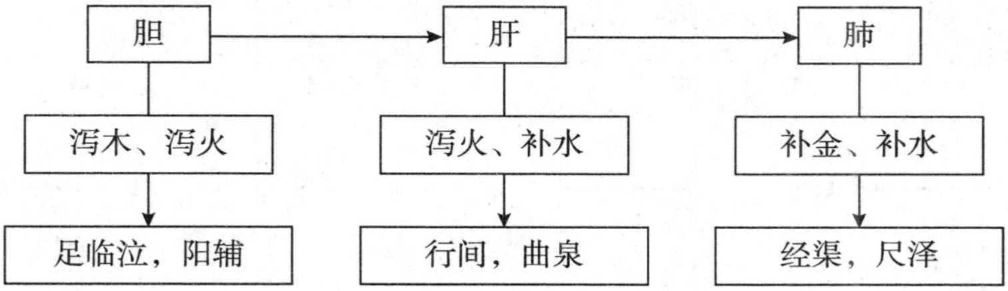

图1－2

2. 根据脉象进一步分析病机　根据病人的脉象相应，左侧寸关尺对应心肝肾，右侧寸关尺对应肺脾命。若右寸脉浮明显，左关浮明显，则提示肺金肃降不及，不能制约肝的升发，需以肃降肺金，同时泻肝木。取肺经的金属性的五输穴——经渠（补法），取肝经木属性穴——大敦（泻法），达到佐金平木。

任、督二脉是人体的阴脉和阳脉之海，因此任督二脉在十二经平衡有重要作用。根据脉象所应是人体全息缩影，寸脉对应任脉的天突穴到鸠尾穴，督脉的大椎穴到至阳穴；关脉对应任脉的鸠尾穴到神阙穴，督脉的至阳穴到十二胸椎棘突下；尺脉对应任脉的神阙穴到会阴穴，督脉对应十二胸椎下到长强穴。据脉象在任、督二脉取穴可增强疗效，如前例右寸浮，左关浮，人体左属阳，右属阴，所以右寸脉浮就到任脉的天突穴到鸠尾穴之间找压痛点、条索或者结节进行针刺治疗；左关脉浮就到督脉的至阳穴到十二胸椎间寻找压痛点、条索或者结节进行针刺治疗。

用俞募穴调整脏腑气机，背俞穴属阳，募穴属阴，故补背俞穴，泻募穴。如前例右寸浮，经辨证要补，故取背部肺俞穴补之；左关浮，经辨证要泻，故取肝之募穴——期门泻之。

3. 根据子午流注法取穴　可根据子午流注时间特点，如前例右寸浮，左关浮，经辨证需要补肺金，泻肝木。所以在肺经之气旺盛时间（寅时）的下一时辰（卯时）取肺俞、经渠穴用补法，即追而济之；在肝经旺盛时间（丑时），取期门、大敦穴用泻法，即迎而夺之。

三经针法示意图如下（图1－3）。

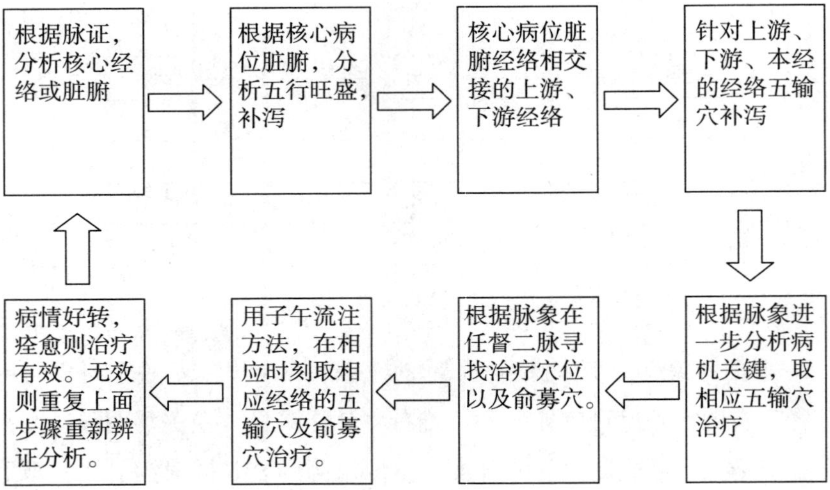

图1－3

七、项针与临床

项针是指针刺风池、风府、完骨、翳风、颈夹脊（第2颈椎至第7颈椎棘突下两侧，后正中线旁开0.5寸）等颈项部穴位。项针具有缓解局部肌肉痉挛，促进血液循环，调节神经兴奋性的作用，对头痛、项痛、头晕、失语、呛咳、失眠、耳鸣、耳聋等病症均有较好的疗效。

项针诸穴皆位于项部，针刺后首先可缓解局部肌肉痉挛，促进肌肉的营养代谢，恢复颈部关节的力学平衡状态；其次风府、完骨、风池、翳风位于小脑和脑干的下部，椎动脉之旁，针刺后可增加椎基底动脉供血，进而改善脑干和小脑的血液供应，从而促进脑功能恢复；另一方面四穴下有丰富的神经，项针能较好地降低颈交感神经的兴奋性，使椎动脉交感神经丛得到良性调整，使痉挛的椎动脉得到缓解，反射性地使血管扩张，促进该区血管网重建，从而改善脑干、前庭和内耳血供。

《素问·脉要精微论》曰："头者，精明之府"，因气血阴阳失调而现病症。颈项部沟通脑与躯干，针刺此部腧穴可通调节气机，活血开窍。项针之风府为督脉穴位，随督脉进入颅内，络脑，联系脑府。《灵枢·海论》曰："脑为髓之海，其腧上在于其盖，下在风府。"风府又名舌本，穴内气血为舌活动自如的根本，具有散风息风、通关开窍之功。风池与风府同为阳维脉交会穴，风池可通过风府间接与脑联系。风池穴为治风要穴，《类经图翼》言风池"治中风不语，牙关紧闭"，为足少阳经与阳维脉之会，位居头项，归属胆经，可条达阳经之气。同时，足少阳经又与循喉咙之后的足厥阴肝经相表里，故针刺风池可以潜阳息风、豁痰利咽、活血化瘀、清头利窍、安神补脑。完骨穴为足少阳、太阳经交会穴，可通过足太阳膀胱经入络脑。此穴能通调阳经之气，使络脉畅通，血气和顺，有祛风、清热、宁神的功效。《针灸甲乙经》记载："风头，耳后痛，烦心，及足不收失履，口㖞僻，头项摇瘈痛，牙车急，完骨主之。"翳风为手少阳三焦经穴位，为手、足少阳之会，足少阳经别联系目系，当外眦部与足少阳经脉会合，而目系与脑相连，故翳风具有聪耳通窍、祛风通络、散内泄热之功。颈夹脊穴位于足太阳膀胱经的经筋部，有温养筋肉、和血行气之功。

诸穴针刺可以开窍醒脑，调经通络。既有近治作用以治颈项、咽喉、舌的病证，其属治标，又有远治作用使五脏六腑之精气上荣于脑，疏通脑部经络，行气活血，其属治本。临床应用非常广泛，现以病例的形式介绍如下。

（一）肌萎缩侧索硬化症案

李某，男，58岁。

初诊日期：2014年4月8日。

主症：言语不清、饮水呛咳、右手萎缩1年余。

病史：1年前不明原因经常饮水呛咳并出现右手力量减弱。开始并未在意，后逐渐说话吐字不清，右手大鱼际肌肉萎缩。到市某医院就诊，经查诊为“肌萎缩侧索硬化症”，经利鲁唑、生长因子等治疗，病情无改善并缓慢进展。后又至各地多家医院治疗皆无果，病情进一步加重，言语含混不清，吞咽困难，经友人介绍来我处求治。

来诊症见：面黄神萎，言语不利，含混不清，吞咽困难，饮水呛咳，手掌肉削，握物无力，口咽干燥，夜寐欠宁。舌红萎缩，苔薄黄少津。

四诊相参，证属肺热叶焦之痿证。治宜滋养肝肾，息风缓急，开窍利咽。

取穴：风池、风府、完骨、颈夹脊、咽中、金津、玉液、廉泉、大椎、曲池、手三里、阳池、通里、合谷。

针法：项针皆针尖向咽喉舌根部刺入，进针后平补平泻。速刺金津、玉液、咽中穴，得气后即出针。其中咽中穴为我之经验穴，位于悬雍垂正后方咽喉壁上，采取雀啄法，点刺几下出现“恶心”感即可（图1-4）。余穴得气后用补法，留针1小时。

针灸治疗每周3次，6个月后吞咽基本正常，饮水呛咳亦减，语言亦觉清楚。

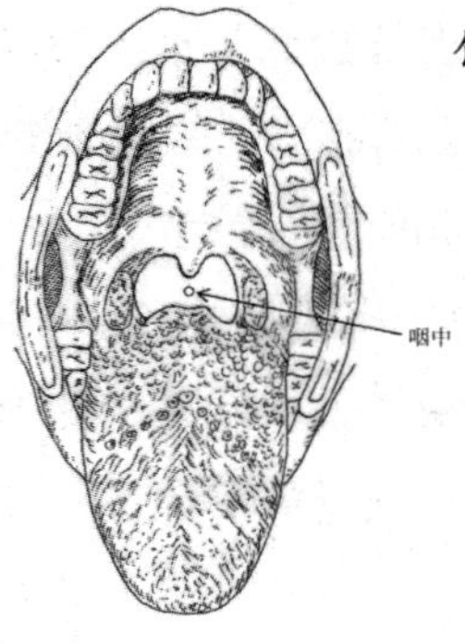

图1-4

（二）颈椎病案

李某，女，56岁。

初诊日期：2014年9月17日。

主症：右颈肩疼痛1年余。

病史：1年前因汗出受风后出现右颈肩臂疼痛，逐渐加重，伴转头受限。在市某院诊断为“颈椎病”，用按摩、拔罐、针灸、理疗等法皆无明显效果，经介绍来门诊求治。

来诊症见：面黄形瘦，右颈肩牵扯痛，转头加重，遇寒痛重，逢热则舒，纳食不香，夜寐不安，二便尚调。舌淡红，苔薄白，脉沉弦。

诊为寒瘀阻脉之痹症。治以温经散寒，活血止痛之法。

取穴：风府、双侧之颈 2、3、4 夹脊，患侧之风池、完骨、肩井、外关。

针法：风池、风府、完骨、病变椎体及上下各一椎体取 3 对夹脊穴以毫针垂直刺入，针尖方向不宜向外或过深，以免伤及椎动脉，快速提插捻转，得气后留针 60 分钟，中间行针 2 次，每次共 1 ~2 分钟。

针灸治疗 1 次后患者疼痛大减，7 次而愈。

（三）梅尼埃病案

李某，男，36 岁。

初诊日期：2016 年 09 月 11 日。

主症：突发头晕目眩 5 天。

病史：近期因工作繁忙，熬夜劳神，于 5 日前清晨起床时突感头晕，天旋地转，身欲倒地，急忙卧床，迅至恶心呕吐，涌吐痰涎。急就诊于大连某医院，行相关检查诊断为“梅尼埃病”，对症治疗后好转。但仍有头晕、恶心，并持续无好转，来门诊求治。

来诊症见：面黄形瘦，头晕头昏，站立不稳，恶心欲吐，倦怠乏力，时有耳鸣，听力下降，恶闻噪声，不欲饮食，夜寐不宁，小便正常，大便溏黏。舌质淡白，苔白微腻，脉象沉弦。

既往有类似眩晕发作史 3 年。

诊为风痰上扰，清窍逆乱之眩晕。治以息风化痰，清脑开窍。

取穴：风池、完骨、翳风、率谷、听宫、听会、下关、太阳、外关。

针法：率谷平刺透角孙，余穴垂直刺入，快速捻转，每针捻转 2 分钟，频率为 200 次/分钟。留针 60 分钟，中间行针 2 次，每次 1 ~2 分钟。

针灸治疗 2 月后诸症皆除，随访 1 年未发。

（四）痉挛性斜颈案

刘某，女，46 岁。

主症：颈项强急，头不自主右偏 3 年余。

初诊日期：2015 年 8 月 6 日。

病史：3 年前诱因不明自觉颈项板滞僵硬，自以为是“颈椎病”未在意，常以按摩、拔火罐等法来缓解。后来渐渐拘紧难受，头颈不自主向右偏斜，起初尚可自控或用手搬动复位，后渐扭转费力，不能回归。去市几家医院，经查均诊为“痉挛性斜颈”，对症治疗未见起效。今闻针灸可治，前来门诊。

来诊症见：颈项拘紧，板滞强直，头颈向右侧偏斜，右斜方肌、胸锁乳突肌凸起按之僵硬，心烦易怒，夜寐欠安，纳呆便秘。舌红少津，脉象沉弦。

诊为肝肾阴虚，筋急风动之痉证。治以滋养肝肾，息风缓急。

取穴与针法：近取右侧风池、完骨、翳风、天柱、肩井、颈 2、3、4 夹脊。夹脊穴用 1 寸针向内斜刺，用补法，得气后轻捻。余穴取 1.5 寸毫针，平补平泻。远取右侧阳陵泉、血海、三阴交、太溪、太冲、曲池、合谷；左侧足三里、丰隆、阳陵泉、太冲。丰隆用泻法，其余用补法，针具同前。

针刺 3 个月，颈项板滞、僵硬程度皆有明显改善。

（五）舌咽神经痛案

王某，女，40 岁。

主症：舌咽部疼痛 1 年余。

病史：1 年前因工作上火而经常后下牙部疼痛，久不缓解，渐至舌根后及咽部俱有痛感，常常阵发，数分乃至数小时方可缓解。近 1 周尤其加重，不敢进食、饮水，稍有不慎刺激局部则疼痛加剧，有如针刺刀割，服用去痛片等无效。曾去市某医院经查诊为“舌咽神经痛”，口服卡马西平片每天 3 次，每次 0.2g，方可缓解其痛，但停用或减量均复发如初。因惧怕药物副作用，闻可用针刺治痛，前来门诊求治。

来诊症见：面黄形偏盛，舌根、咽及耳后阵阵疼痛，发则不能触碰，有如针刺刀割，难以忍受，饮食困难，心烦意乱，夜寐欠安，大便秘，时头痛。舌红苔黄，脉象沉弦。

既往高血压病史。

诊为心肝火旺，热结上焦，络阻不通之喉痹。治以清肝泻火，通络止痛。

取穴：风池、完骨、翳风、风府、廉泉、颊车、下关、金津、玉液、合谷、太冲、丰隆。

针法：风池、完骨、翳风、风府用1.5寸28号毫针针向咽喉，得气后用泻法。廉泉、颊车、下关得气后平补平泻。金津、玉液速刺0.5寸。合谷、太冲、丰隆用泻法。

针刺每周4次，每次1小时。2个月后症状基本缓解，间隔2周再针4个月病见痊愈。停服西药2个月，追访3个月无复发。

项针因其位置的特殊性，可改善脑循环而治疗椎-基底动脉系统供血不足和梗死所产生的延髓麻痹、眩晕、耳鸣、共济失调、痴呆、震颤麻痹等多种疾病，在此就不一一列举。项针可作为主穴，还可配合其他各种针法，运用得当，效果显著。

八、浅刺针法与临床

所谓浅刺法是指针刺入穴内组织轻浅的一类针法，属于《内经》26种刺法中的毛刺、浮刺、半刺、络刺、直针刺、扬刺等范围。临床应用较广，用之得当，效如桴鼓。现将个人用毫针、三棱针、皮内针之浅刺经验，提供给同道参考。

（一）浅刺的工具与方法

浅刺所需工具《内经》记载最早，以九针中的鑱针、鍉针、圆针、毫针为主，锋针、铍针也在浅刺之列，由此可见浅刺法临床应用之广。

临床常用的主要有：

1. 毫针　28～30号，1～1.5寸，呈15°～30°角刺入皮下及肌上层。

2. 三棱针　①快速点刺皮下之浮络，挑刺反应点、反应灶，深度应在1～2分，使之微量出血或见黄白色黏液。②速刺青络或点刺所选腧穴，其深度在3～5分，常与火罐配合，出血0.5～1mL。

3. 梅花针、七星针或专用之皮内针　梅花针、七星针不断叩击穴位、穴区及经线，以出现局部红润或点状出血带为度，常与火罐配合。皮内针多埋于穴内，留针24小时。

（二）临床应用

1. 因证而施　比如疾病初起，病邪袭表，尚未深入，正气未衰，用浅刺法“刺卫出气”。一则激发卫气，抵抗外邪，驱而除之；另外避免“疾浅针深”，损伤正气，引邪入内。《灵枢·小针解》云：“浅浮之病，不欲深刺也，深则邪气从之入。”浅刺法一般多用于外感初期、咽痛（扁桃体肿大）、发热等，少商、耳尖放血常可获效。

对于病久不愈，病程较长，气血运行不利，正气不足，脉络瘀阻者，按“久病必虚，久病必瘀，久病入络”的观点，根据皮部脏腑相关理论，从皮治之，浅刺经络，乃常用之法。临床遇见面肌痉挛就常用颗粒型、揿针型皮内针，选穴埋藏于面部，获效多多。点刺放血治疗痛、麻，沿皮循经或沿神经刺，配合远道取穴，治疗带状疱疹后遗神经痛每每获愈。

【病案举例】

冯某，女，76岁。

病史：3个月前出现右胸肋上部带状疱疹伴疼痛，初期住某医院应用抗病毒、止痛、营养神经、增强免疫等药物加外用炉甘石洗剂等，治疗3周疱疹渐渐消退，然疼痛却越发加重。3个月来用过不少方法，其疼痛不减。2017年3月6日来门诊请求针灸治疗。

来诊症见：面黄形盛，右胸5、6肋间疼痛，连及后背，如锥如刺，阵阵发作，灼热难忍，表情痛苦，夜不能寐，纳呆食少，心中烦闷，大便秘结，患部区域可见黄褐色斑片。舌暗红，苔薄黄腻，脉弦沉。

四诊相参，证属肝经湿热，瘀阻不通。治宜清肝化湿，通络止痛。

取穴与针法：痛区多针阿是穴。沿患处皮损痛区肋间隙，用28号1.5寸毫针，呈15°角刺入，入针约5分，压平针柄，捻插向背肋部。每相隔约2寸左右取穴，连续向同一方向刺，直至后肋脊根。由于病损区域较宽，故在病损肋间上下各1肋与前针平行，错开再针，形成多排（图1-5）。加取远道阳陵泉、外关、太冲等穴，30号1.5寸毫针泻法刺之。留针1小时，期间行针4次。隔3日沿患区加拔火罐1次，取4~5只大号罐，留罐10分钟。上法共计2个月30次，疼痛全消，诸恙悉退。

2. 施针部位必须浅刺　如头针，常用于治疗中风、痴呆等中医脑病，也必须浅刺。

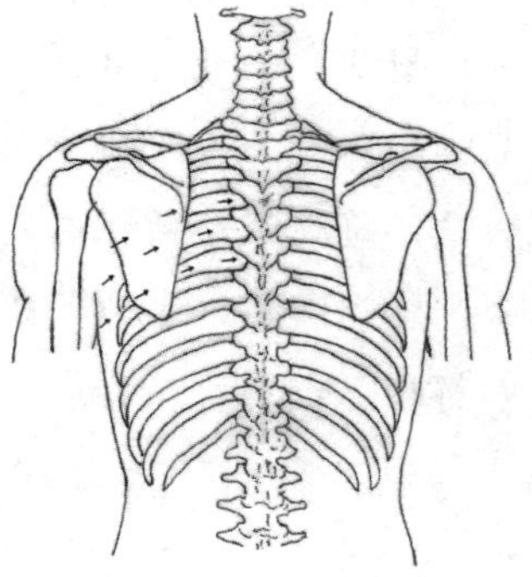

图1-5

【病案举例】

刘某，男，52岁。

病史：左半身不遂3个月。病初经头CT、MRI检查诊断为“右基底节区脑梗死”，住市某医院14天，病情稳定出院。经西医药治疗3个月并康复训练，症有改善，然仍左半身瘫。2017年6月3日来诊，请求针刺治疗。

来诊症见：左半身硬瘫，左侧肢体近端肌力3级，远端2级，患侧下肢肌肉经常“抽筋”痉挛。血压150/100mmHg，时有头痛头昏，项强板滞，大便秘结，舌偏红，脉沉弦。

用头体联合针法1周后，左下肢痉挛筋缩不能着地。改为单纯头针治疗，取穴：百会针向通天；正营针向曲鬓；正营针向囟会；前顶透百会；通天针向督脉；通天针向曲鬓。用头针法，沿皮刺，入帽状腱膜，快速捻转，每分钟200次以上，每穴1分钟。同时请患者自主运动，放松自己。隔日1行，留针1小时，中间行针4次。上法用30次，下肢痉挛解除，肌力至4级，可以独立行走100余米，有轻度足内翻。

3. 特定针法　以皮部理论为指导的针法，如腕踝针、其他皮内针、梅花针、三棱针等均属此类，这里重点介绍的是毫针浅刺法。

【病案举例】

庞某，女，37 岁。

病史：右侧头痛，连及肩部 2 年余。2 年前诱因不明出现右侧头颞顶部及头后部疼痛，牵连肩部疼痛酸胀，经多法治疗效果不佳，经常自服止痛片 2～6 片缓解其苦，伴情绪不宁，心烦焦虑，睡眠不宁。曾做颅 MRA、颅颈 CT 未见明显异常，血常规、风湿、类风湿系列等均正常。市某医院诊为“神经性头痛”，予理疗、针灸、拔罐等短期有效，但仍时常发病。2002 年 5 月 4 日来中医院门诊请求针灸治疗。

取穴：太阳、头维、率谷、百会、风池、肩井、巨骨、合谷、悬钟（患侧）。

针法：平补平泻法，治疗 7 次有效，但仍有发作。后以上法照用，针后加腕踝针上 4 区（手掌向内，在拇指侧的桡骨缘上，图 1－6），用腕踝针法，将胶带粘贴针柄上以固定，用纱布敷于针区，留针 24 小时。连用 3 次，疼痛缓解，休针 3 日，单纯用腕踝针上 4 区 2 次，结果再未发作，诸痛解除。

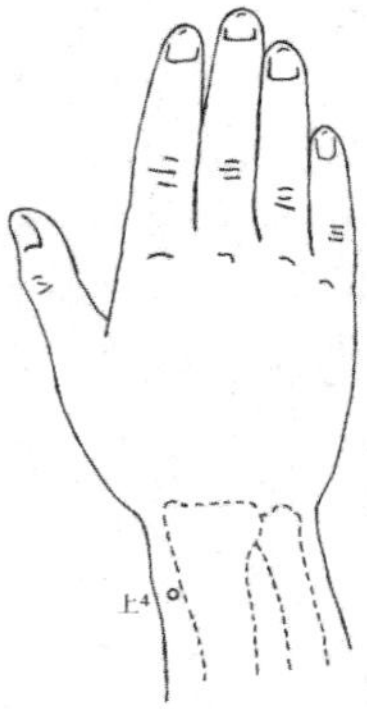

图 1－6

4. 阿是穴多针浅刺法　选 30 号 1.5 寸毫针多枚，呈 15°～20°角快速入皮，捻转插进约 1 寸的肌上层。

（1）股外侧皮神经麻痹（皮痹）

将病区分成均匀之三横段，在每一段中再分均匀三条纵线（呈川字型）。针刺顺序先于病区中心点入针，再于上下左右划区内，各入 1 针，共计 9 针（图 1－7）。进入区域深度后，捻转行针，留针 30 分，针后拔中号火罐 3 只（根据病区大小可以增减），留罐时间 10 分钟。每日 1 次，7 次一个疗程，一般一疗程基本可愈。

【病案举例】

董某，男，47 岁。

病史：右大腿中外侧麻木近 5 个月。5 个月前，一次偶然机会触碰大腿发现右大腿偏外侧麻木，有如掌大，针扎之有木感，其痛不显，边缘清楚。久久不愈，来诊求治。

来诊症见：面黄形偏盛，纳谷、二便正常，舌淡白体胖大，脉象弦滑。既往脂肪肝、高脂血症病史，平素喜饮啤酒，血压150/90mmHg。

四诊相参，乃湿阻皮部为病，诊断为股外侧皮神经麻痹。针法同上，针后拔罐，1 次轻松，3 次麻木感改善，6 次基本痊愈，皮之感觉有如常人。

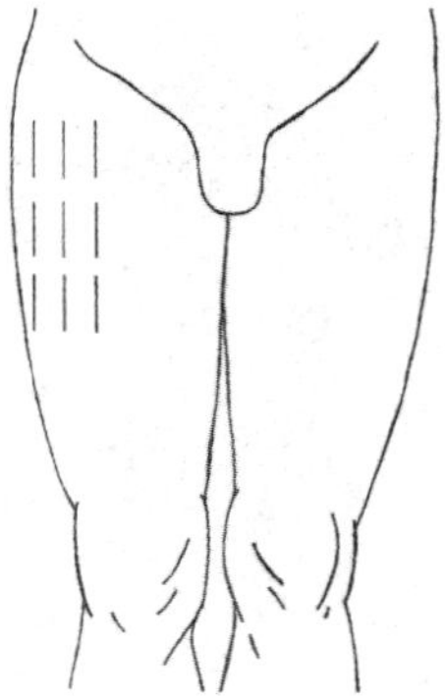

图 1－7

按：既往遇有此疾多用梅花针叩击，叩击出现点状出血后则加拔火罐。此法一则医生费时费力，二则针刺过浅，只有约 1～2 分在皮下，有“针浅疾深”之嫌。且疗程相对较长，疗效相对不著。故我取阿是穴，多针，自由灵活度大，深度在肌之上层，适合病变所涉深度。另外因轻叩法刺激强度不够，改用捻转法，针之感应强，疗效也为之提高。

（2）急、慢性背肌筋膜炎

急、慢性筋膜炎，通常在肩背部，多见于伏案工作时间长，平素活动很少的白领阶层。因一边肌肉松弛，一边筋肉长期固定姿势被牵拉变得僵硬或形成条索状物。当活动不慎，筋肉失衡，牵拉受损或肩背受凉，寒凝湿着，经筋失于疏利时，极易发生以疼痛为主之急、慢性筋膜炎性病变。

根据这一临床特点，我采用阿是穴多针浅刺法治之，效果尚佳。

具体针法：①寻找肩背部僵硬疼痛部位或条索状物，以此为阿是穴。②寻找压痛点或最疼痛的部位，以此为腧。③在病变区域浅刺经穴（一般多取足太阳经背部第一、第二侧线或肩背部手三阳经病变区穴位）。④在选定的穴区顺着肌肉纹理刺之，角度呈 15°～20°，捻转平补平泻法为主。如肩部，顺着冈上肌横刺，一定要进入肌层，可并行多针刺。也可在秉风、肩井、天髎、肩外俞、曲垣横向刺，依临床症状而定（图 1－8）。留针 30 分钟，行针 2～3 次，针后拔火罐。

【病案举例】

张某，女，42 岁。

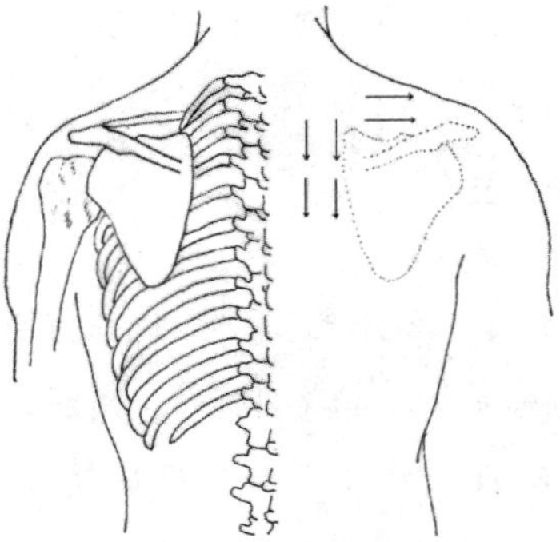

图1－8

病史：反复肩背痛5年余，复发1周。缘于久坐，躬身低头，伏案工作，经常在不知不觉中落枕，或活动不慎、受凉则极易出现肩背痛。经理疗、拔罐、按摩等可得改善，然极易反复，7～10天方能缓解。1周前复发，有颈项活动受限，右侧肩胛内缘及冈上肌群疼痛如裂，不敢活动。按摩、理疗3天效果不显，来门诊请求针灸治疗。

来诊症见：颈项背疼痛，活动受限，右冈上肌右侧僵硬，按压疼剧，右肩胛内缘在臂上举或躬背时痛如撕裂。平素少动，面黄形瘦。

综合所见，诊为“慢性筋膜炎急性发作”，用阿是穴多针浅刺法。

取穴与针法：①右秉风、肩井纵向浅刺。②冈上肌僵结处横刺，并排2针，间距约1寸。③右肩胛内缘足太阳经背部第二侧线、第一侧线压痛点取穴，向下浅刺，各2针，间距约1寸。④压痛点处横向1针。用捻转法，留针30分，中间行针2次，针后拔火罐，留罐10分钟，2次痊愈。嘱其经常活动，强化背伸、背曲均匀活动，保暖，晒太阳，常肩部按摩，半年未发。

5. 三棱针　三棱针以治疗急性病著称。如：夏秋易发生的急性胃肠炎、恶心呕吐、腹痛、发烧，急刺委中、曲泽、尺泽，或前七后八之法［前七：神阙上下左右1寸许各取1点（含水分、阴交）、中脘、上脘、巨阙共7点；后八：胆俞、脾俞、胃俞、三焦俞共8点］往往有立竿见影之效。昏厥、癫痫、急性咽喉肿痛、目赤肿痛，则刺十宣、十二井、人中、少商等，放出少许血液，可醒脑开窍，清火泄热。中风舌强不语，急针金津、玉液出血。高血压急症，耳后降压沟、太阳放血等，都是极有特色而有效之术。

70年代初，我在中医院门诊时，曾去学习民间医生三棱针挑刺治疗牛皮癣、肛门疾患等法。在此启发下，我与同道开创点刺火罐疗法治疗牛皮癣、玫瑰糠疹、带状疱疹等皮肤病先河，其具体操作方法见专题。

现将荨麻疹，痤疮的点刺火罐法以病案举例的形式介绍给同道。

【病案举例一】

张某，女，36岁。

病史：躯干及四肢泛起红色团状样皮疹半年余。近半年来，诱因不明，常于躯干及四肢泛起红色团块状皮疹，略高于皮肤，瘙痒无度。早晚暴露身体时，稍见凉风则皮疹迅起。曾去市某医院皮肤科诊为“荨麻疹”，用抗过敏、营养神经药如氯苯那敏，息斯敏、维生素C等治疗3个月，反反复复，始终未愈，用祛风凉血中药等亦不见好转，今来门诊请求针刺治疗。

来诊症见：面黄白，形体盛，易汗身倦，四肢及躯干散见高于皮肤之红色团块状皮疹，捏之呈蜂窝状，瘙痒难忍，越挠越多，迅成一片，皮肤赤红，心烦意乱，大便秘结。舌淡胖，体偏红，脉象弦滑小数。

四诊相参，乃素体火旺，今汗出当风，风热血结，上泛皮肤而发之瘖瘤证。

取穴与针法：①取大椎、身柱、肩胛冈，点刺拔罐，留罐10分钟，以出血0.5～1mL为佳，隔日1次。②取风池、曲池，毫针直刺1.5寸，用泻法，留针30分，隔日1次。③取耳尖放血，隔日1次。

嘱忌辛辣、鱼腥等物。

用上法3次见效，5次痊愈，巩固2次病未再发。

【病案举例二】

孔某，女，23岁。

病史：面部起痘1年余。面部起痘，大小不一。初起多为分散的小丘疹，周围色红，局部轻痒，偶有疼痛，用手挤压有米粒样白色粉汁，部分顶部有脓点。症状此愈彼起，反复发作。曾去美容院用排毒养颜，清热解毒，活血化瘀之药均不理想，闻针刺拔罐可治，故来门诊求治。

来诊症见：面黄白，形体胖，面颊、前额、口周有较密集丘疹型痤疮，初起较小者如小米粒大，色鲜红，部分有脓点者较大，少许陈旧者留有瘀痕。月经前痤疮明显增多，易怒心烦，大便秘结。舌淡苔薄黄，脉象弦滑。

四诊相参，证属肝郁火旺，湿热阻络，上泛阳明之证。治宜清肝化湿，解毒通脉。

取穴与针法：①取大椎、身柱、灵台、肩胛冈，点刺深度0.5寸，加拔火罐，留罐10分，以出血0.5～10mL为度，若无血则重刺2～3次，隔日1次。②取风池、曲池、丰隆、太冲，毫针直刺，以泻法为主，留针30分，隔日1次。③取耳尖放血，隔日1次。

上法3次明显见效，无新疹出现，7次痘疹基本全消，仍留有瘀痕，月经前后亦未见新发。

6. 梅花针、皮内针　既往梅花针、皮内针多用于治疗病位表浅之皮部病变，如股外侧皮神经麻痹、面部感觉障碍、面肌痉挛、神经衰弱、失眠、斑秃等。由于本法费时费力，目前我多以毫针浅刺取代之，若确需使用，则多将此法传授给病人及家属，从反馈信息看疗效尚佳，患者也很满意。

临床的头针、耳针、眼针、腕踝针、唇针及其他微针全息法多半使用浅刺，或通过皮部与脏腑相关理论或通过全息理论指导临床，来治疗多科疾病，也取得很好的效果。

九、经筋理论与针刀

经筋理论首见于《灵枢·经筋》，对经筋走行及相关经筋病系统归纳，是按经络走行分布对临床相关病症描述，并有相应治法。经筋虽然大体按经络走行，但其从解剖结构来看是宽泛的，相当于现代解剖的筋膜、肌肉、肌腱、神经、血管等构造，是个立体的结构。经筋理论一直是临床治疗疼痛类疾病及脏腑经络经筋病相关性的理论支撑，根据经筋理论对临床病证进行分析并制定治疗方案，根据病情的针刺法也有了具体变化应用，如《灵枢·官针》就有九种针刺法。

针刀最早由朱汉章先生根据临床疾病的解剖情况而设计了针具，随着针刀医学的发展，使用针刀的医师不断探索完善，从理论上中西汇通。结合《灵枢·九针十二原》，针刀应该是针具的一种改革。结合经筋理论及现代解剖认识，发现使用针刀存在一些问题，单纯以解剖应用，从筋膜、肌肉、神经等解剖构造分析认知病情是不够的。中医经筋理论除了解剖构造外，还要与人体整体的脏腑经络经筋相联系，还涉及人体气血的周流调整等内容。

经筋是中医的解剖联络框架，针刀是中西结合的针具，二者的结合点包括以下几个方面。

（一）解剖部位联经筋，经筋联经络脏腑

中医任何治疗都要有整体观念，从局部联络整体，由经筋联系经络与脏腑。因此，临床一定不要把目光放在局部，要通过望局部病所，望整体健康状况，闻病人所述病痛，问病人除病痛处之外其他的相关临床表现，通过触诊（包括叩击、按压等）来获得病情具体情况，通过中医辨证，分析病痛的虚实及与整体经络和脏腑的相关性。从现代解剖分析病痛所在的具体部位，如梨状肌综合征、臀小肌综合征等，把解剖再与神经学联系，如支配梨状肌神经来自骶丛的 S_{1-2} 神经，支配臀小肌的神经来自骶丛的臀上神经。这样就有了 2 种体系的分析方案。

中医：病痛部位→所属经筋→联系经络→联系脏腑→综合分析辨证

西医：病痛部位→所属肌肉→相关肌肉链联系其他相关肌肉和筋膜、韧带等

↓　　　↓

支配肌肉的神经

↓

分析肌肉与神经及相关肌肉链的相关性

↓

推断病痛治疗要点

制定治疗方案时，既有中医特色的调整经筋→经络→脏腑的体系，也有西医的肌肉（神经、筋膜）→神经的诊治体系。这样的针刀诊疗体系对疾病的康复是有裨益的。

（二）筋膜挛缩碍气血，局部松解减张压

筋膜从解剖来看，也属经筋的范畴。人体疾病的产生有内因和外因，

内因是病人脏腑经络虚实以及体质，外因是风寒湿燥火及创伤。筋膜作为一个遍布全身的膜性构造，具有保护、维持、联系、营养等作用，既能外联肢节，又可内联脏腑，筋膜几乎是所有疾病必然相关的解剖构造。筋膜病首要病变就是挛缩，无论是内伤七情还是外感六淫都会导致筋膜挛缩，筋膜挛缩后会导致体液周流障碍，导致微循环障碍，导致人体信息传导障碍等，是影响人体气血升降出入的重要因素。因此对病变处的筋膜减压极为重要，针刀因其针具的特点，可对挛缩筋膜进行松解，解除气血流通障碍，这种方法具有速效性。

但这种用针刀松筋膜减压的方法不能单纯用西医学的解剖来分析。有人用这种方法虽然取得了即时的疗效，但是如果后期出现病情的反复，单纯继续针刀松筋膜显然是不可取的。没有中医的经筋整体思维就会见山是山，见水是水了。如肌筋膜挛缩顽固性腰骶部疼痛，从中医来看，是风寒湿侵袭，导致足太阳膀胱经的经筋病，治疗当以除风寒湿为要务，当取风门、大椎、风池、委中穴针刺、点穴、刺血等，使邪气外泻，方是治病求本，长治久安。这样就形成了两种模式的分析方法。

中医：筋膜挛缩→病性病理因素（风寒湿火燥暑）→祛除病理因素治法

西医：筋膜挛缩→筋膜连续性的力学相关因素→减张减压治疗

（三）皮神经卡压是病因，精准定位除麻痛

经筋是分层次的，皮神经卡压问题是经筋病中不可忽视的内容，严重的需要手术治疗。皮神经卡压会导致异常的麻痛感，甚至会出现感觉及运动功能障碍。皮神经卡压主要因素就是皮神经走行路线的肌肉、韧带、深浅筋膜等因挛缩导致的张力和压力异常，进而压迫皮神经。如旋前圆肌卡压正中神经导致的手臂的麻痛、无力感，就需要精确定位旋前圆肌的解剖及正中神经与旋前圆肌的解剖关系，而不能以中医的经筋走行线去粗略定位。无论是针刀还是针灸，都不能损伤神经，因此经筋的精确定位必须结合解剖学。从治疗效果来讲，针刀具有明显优势，快速解决神经卡压，针灸对于轻症神经卡压效果尚可，重症的则力不从心。

中医：皮神经卡压→经筋定位→毫针通经络，理经筋→大针、粗针通

节开筋→运用中医经筋理论分析脏腑经络关系

西医：皮神经卡压→解剖定位相关卡压神经与周围解剖关系（可借助肌电图等）→针刀松解，解除卡压→必要时手术治疗

在病症较轻时，中医针灸、大针、粗针、针刀可以胜任，严重的仍须手术。

（四）针后刺血拔罐备，手法配合促病愈

经筋病治疗的关键是恢复经筋的正常功能。针刀、针刺等方法对经筋病治疗大多满意。但从经筋来分析，多数在相关病患处的软组织存在代谢障碍、血液循环障碍、体液循环障碍，要快速解决这些问题，除了针法外，须配合刺血拔罐，促进新陈代谢，缩短疗程，提高疗效。

另外，经筋病另一种情况就是筋出槽，相当肌纤维扭转或者肌腱不在正常解剖位置上。用针刀可以解决一定的问题，但不是正法，这类情况最好以手法复位，理筋归槽，若病久则可以在关键点针刀点刺辅助松解。

（五）针具务须避风险，精细解剖保安全

针刀的出现对经筋病的治疗确实提高了临床疗效。由于医师们对病情的认识及针刀技术的良莠不齐，以及盲目扩大针刀适应证，临床也出现了医源性损伤甚至致残。究其根本原因，就是对精细解剖掌握不够，操作不规范。虽然经筋病可以通过针刀、针灸等治疗，但要想保证医疗安全，就要对解剖有详尽地了解。解剖学属基础医学，没有规定一定是西医的范畴，只是人为的划分，中医针灸、针刀医生一定要在解剖上下功夫，才能在临床上尽量减少医源性损伤，避免医疗纠纷。

十、三联运动针法与脑血管病

（一）概述

脑血管病是由各种血管性原因引起的脑部疾病的总称。脑血管病分类

较为繁杂，但从本质而言，主要分为两大类：缺血性脑血管病和出血性脑血管病。前者是由于血管狭窄或闭塞导致脑细胞受损；后者是由于血管破裂出血后血肿及水肿挤压脑组织而引起的一系列临床症状。二者统称为脑卒中，共同特征为局灶性神经功能缺失。脑卒中具有高发病率、高死亡率、高致残率、高复发率和并发症多的特征（四高一多），是世界性重大健康问题。祖国医学将其列入“中风”范畴，是中医四大难症之一。

中医认为，中风病是在人体气血亏虚的基础上，因劳倦内伤、忧思恼怒、嗜食肥甘及烟酒等诱发，以脏腑阴阳失调，气血逆乱，直冲犯脑，致脑脉闭阻或血溢脑脉之外为基本病机。发病多呈急性，发病后病情变化迅速，亦有呈渐进性加重或阶段性加重。病位在脑髓血脉，病性为本虚标实，上盛下虚。病机转化迅速是中风病的主要特点。其病机转化取决于内风、邪热、痰浊、瘀血等病邪与人体正气相争及消长变化的结果。

（二）对缺血性中风发病与治疗的认识

中医称脑梗死为“缺血性中风”，具有定性意义。既往统以“中风”名之，亦有称“类中风”者。唐宋以前多以“内虚邪中”立论，认为中风系外风引起；其后至金元，由于四大家的雄起，内因立论逐渐占据主导地位。现今言中风者，均主内因，并一致认为本病系本虚标实证，概括起来不外风、火、痰、瘀、虚五端。主要病位涉及五脏中之肝、肾、心、脾。这种一病多位之病位论和繁杂的辨证分型，导致治疗上的不协调和不易统一。细推之，中医之病理生理乃至部分解剖学，主要建立在以五脏为中心的脏象学说上。尽管缺血性中风十分明确的定位在脑，但由于上述理论，把脑中风的表现分解到五脏，这种中风周围论，我们以为改为中枢论更为确切。也就是说，把分解到五脏的致病原统移到脑，以脑为中心，由此兼顾五脏。比如《医宗金鉴》就讲：“头为诸阳之首，位居最高，内涵脑髓，脑为神腑，以统全身者也。”明代王惠源在《医学原始》指出：“五官居于身上，为知觉之具。耳目口鼻所导入，最近于脑，必以脑先受其象而觉之，而寄之，而存之也。”通过多年的实践和对人体解剖观察，清代王清任在《医林改错·脑髓说》里明确地指出：“灵机记性在脑也，因饮食生气血，长肌肉，精汁清者，化而为髓，由脊髓上行入脑，名曰脑髓，两耳通脑，所听之声归于脑，两目系如线长于脑，所见之物归于脑，鼻道通于脑，所闻香臭归于脑。”这些说明脑具有主神明即精神、思维和主运动的中枢性生理功能。

我们认为脑既然为“元神之府”“诸阳之会”，五脏六腑之精气和气血精髓等营养物质又都上濡于头，说明其向心（头）性，而且也是生理上的需要。脑是人体最娇嫩的器官，几乎没有能量贮存，它需要连续不断供给濡养，是个能量消耗单位。消耗这些能量是为充分发挥“中枢神”的作用，以及驱动、支配、调节作用。从病理分析《内经》所言“血之与气并走于上”的大厥，以及肾阴不足形成的水不涵木、肝阳上亢，抑或是肝火上冲、风痰上扰、肾精不充、清阳不升等，这些“上”“升”“充”的部位很显然是指脑。综上种种，中风病应定位在脑。这种中风中枢论，也顺应了目前中医脑病学发展的趋势。

近年来中医药在治疗脑梗死方面有了较大进展，主要包括：①辨病辨证分型；②专方、单方、验方；③以针灸为代表的非药物疗法；④中药新剂型，如静脉给药。

尽管诸法各有所长，但也各有所短。如：中医辨证分型大多过于繁杂，无法统一；针灸新穴区开发不足，有的过于保守，不敢越雷池一步，有的则过于激进，反致不能深入；静脉给药患者大多在静态下进行较长时间的治疗，主动效应被抑制，短时间内又很难见效，心理负担加重，对日后康复不利；部分药品价格昂贵，病人经济承受困难；一些药物临床应用时间短，其最后效应及毒副作用尚未可知。

针灸以头针发展最快、疗效较佳，并多集中选用焦氏头穴区，也有开发传统腧穴或其他经验穴位的，但未发现有结合体针取远端阴经腧穴配合患肢运动的方法。

（三）头手足三联运动针法的创新点和理论依据

鉴于上述之利弊，继承传统，发扬新学，在中医理论指导下，结合西学，开发治疗中风新穴区，焕发老穴致以新用，不失为良好之策。以头针为主，取体针之长，再调动患者主动参与性，既适应当前医疗形势的发展，又符合现代新的医学模式，无疑是最佳治疗创新点。

我从实践出发，根据40多年的临床经验，创立“头手足三联运动针法”用于治疗中风病。2000年度“头手足三联运动针法治疗脑梗死”立项为国家中医药管理局中医临床诊疗技术整理与研究项目（合同号：国中医药科2000ZL28），进行了多中心临床研究。结果显示，头手足三联运动针法治疗脑梗死疗效优于普通针法组和药物对照组。

“头手足三联运动针法”是以针刺头穴为主，联合手、足远端诸穴，并在针刺过程中配合患肢主动与被动运动，达到治疗脑梗死的目的。针刺头穴，持续快速大幅度捻转，以充分调动、激发头三阳之经气为主导，使脑络通畅，百脉流顺，脑醒神归，窍开神安。主取百会穴，百会乃督脉主穴，又为手足三阳经及足厥阴经之会。针朝患侧，过足太阳至足少阳，一穴系三经，督统诸阳，醒脑活络，畅流气血，故以为君。二取足少阳、阳维脉之会穴目窗与正营，针朝督脉之神庭、囟会穴，仍过足太阳，催发少阳之气，清头目而息风，故以为臣。再取督脉、太阳经、阳明经之会穴神庭，针朝百会，强化督统诸阳作用，以为佐使。如此则重点调动了头三阳经之经气，激发诸阳以统领全身。另外遵照“上病下取”原则，辅选远端诸穴，如肝经太冲透肾经涌泉，平肝潜阳息风而调血压；针肾经太溪透膀胱经昆仑，从阴引阳，以滋水涵木；刺大肠经原穴合谷透心包经荥穴劳宫，再刺心包经络穴内关透三焦经络穴外关，行气活血，开窍醒神并以此强化阳末之经气，促使瘫肢精细动作之恢复。在此基础上，鼓励患者做患肢的自主运动，调动其主观能动性，更有利于康复。

（四）头手足三联运动针法取穴及操作

1. 取穴

头部：百会透正营，正营透曲鬓，正营透囟会，目窗透神庭（患侧），神庭透百会（图1-9）。

手部：内关透外关，合谷透劳宫（患侧）。

足部：太冲透涌泉，太溪透昆仑（患侧）。

2. 针刺方法

(1) 头部用直径 0.4mm × 50mm 毫针，按上述穴位分段透刺。针体与皮肤呈 15°角，至帽状腱膜下，深约 40mm。针后捻转，频率 200 次/分钟，每根针捻转 2 分钟，同时要求患者做患侧肢体被动运动；对不能自主运动的患者，在强化自主运动意识的基础上让护理员帮助其进行患肢被动运动。每隔 10 分钟重复捻针，60 分钟后，每隔半小时捻头针 1 次，留针 3 小时。

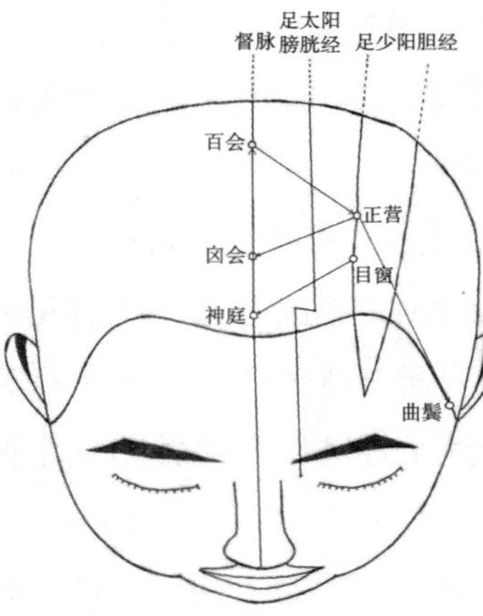

图 1-9

(2) 在头穴针刺 30 分钟后，用直径 0.4mm × 50mm 毫针针刺患侧手足部穴位，得气后再大幅度提插（1.5 ~ 2.5cm）并捻转 3 ~ 5 次（720°以内），稍停数秒再小幅度轻轻捻转（不超过 90°）约 20 秒，然后紧持针柄约 10 秒使针感不散，最后轻缓起针，按捺针孔。

(3) 以上方法每日操作 1 次。

（五）头手足三联运动针法治疗脑梗死的作用机制

我们于 1994 年 10 月至 1998 年 10 月，对头手足三联运动针法治疗急性脑梗死进行了临床与实验研究。观察显示即刻疗效与远期疗效明显，“头手足三联运动针法”能及时有效地控制急性脑梗死病情的发展，对日后康复产生积极影响，改善预后。通过经颅多普勒超声（TCD）检测治疗前后的血液动力学变化，该法能立即改善梗死侧脑血流，而且这种改善对进一步治疗起到了积极作用。在 TCD 检测中证实颈内动脉（ICA）搏动指数（PI）比其平均血流速度（Vm）更能反映远端小血管阻力，提供灌注区情况，这为观测针刺缓解再灌注损伤提供了客观依据。血液流变学研究结果表明，“头手足三联运动针法”可以使中风病人血液浓、黏、凝、聚的病理状态得以纠正，调节血管运动平衡，使血管扩张，脑血流量增加，脑组织的氧含量和脑代谢得到改善。通过对头部特定穴位捻转刺激，调节大脑神经细胞的兴奋性，增强脑血管的调节能力，改善血流动力学状态，对梗死区再灌注起到促进作用；对手足远端进行针刺，改善局部血液神经调节，调整肌张力，并通过神经反射刺激中枢神经细胞功能恢复。

本方案创立了新针法，开辟了新穴（区）位，并积极调动患者的主观能动性，配合患肢主动及被动运动，可以加快中风肢体的功能康复。经过多年临床实践和全面系统科研观察，证实其疗效达到国内外同类临床研究的先进水平。本疗法治疗中风可使致残率降低，大大减轻家庭负担，让许多患者治疗后重返工作岗位，社会效益较大。“头手足三联运动针法”治疗脑梗死具有简便、快捷、高效、安全、实用的特点，可操作性强，符合国情、民情，有进一步开发研究推广应用的价值。

十一、风池穴应用与临床解剖生理学的关系

风池穴最早出现于《灵枢·热病》篇，别名热府，属十二经脉中足少阳胆经之经穴，为手少阳、足少阳、阳维和阳跻脉之会，是临床最常用的穴位之一。《医经理解》中提到：“风池，在脑空后大筋外发际陷中，侠风府傍二寸，风所从入之池也。”此穴既是风邪易侵袭的部位，又是祛风的要穴。

风池穴可疏通经络，治疗本经——胆经疾病及头颞部、颈项、目、耳、脑病；肝胆经互为表里，风池可平肝息风，治肝阳、肝风挟痰、挟湿、挟热上扰引起的头、脑、耳、目病和癫、狂、痫诸症；阳维脉维络诸阳，与督脉、足少阳经、足太阳经关系密切，故风池可祛风解表，治疗风寒、风热引起的感冒以及阳维为病的寒热头痛、项痛、眉棱骨疼、目赤痛、眩晕等症。

风池穴当枕骨之下、头颈交接之处，与风府穴相平，胸锁乳突肌与斜方肌上端之间的凹陷处。风池穴为临床常用穴位，针刺不当又极易导致意外，而且临床医疗事故时有报道，为探索风池穴的安全深度及其治疗机理，人体解剖学家为此做了很多研究。积极总结临床经验，并结合现代临

床解剖学、解剖生理学等方面的研究成果，不仅为临床安全使用、规避风险提供帮助，而且可揭示该穴的作用机制，更好地指导临床实践。

（一）掌握安全深度，规避风险

针刺风池穴引起危险主要涉及脊髓上端、延髓和椎动脉。如果针刺伤及脊髓上端，损伤严重可引起高位截瘫；如果针刺经枕骨大孔后可刺入延髓，延髓是脑干最下方的结构，是脊髓的直接上延部分，延髓内的网状结构有生命中枢，一旦被损伤，可发生心跳、呼吸停止，造成死亡；如果深刺刺伤椎动脉，椎动脉损伤严重时可引起枕下三角处大出血，刺伤椎动脉或脊髓后动脉将引起蛛网膜下腔出血。

在穴位定位准确的基础上，控制针刺方向和针刺的深度对预防危险的发生尤为重要。对于风池穴，临床医生常用的针刺方向主要是朝鼻尖方向、朝对侧目内眦方向、朝对侧眼球方向或朝咽喉方向等。在讨论针刺的危险性时，一般横刺（平刺朝风府方向）可除外；针刺朝咽喉方向也避开了枕骨大孔内的脊髓和邻近的椎动脉。现代研究表明，自风池穴刺向鼻尖方向和对侧目内眦方向易损伤椎动脉，针尖方向刚好在 C_1 横突附近，少数刺向对侧内眦方向可损伤延髓；刺向眼球方向危险性最大，深刺将经过椎管直接刺伤延髓。由此可见由风池穴刺向鼻尖、对侧内眦和对侧眼球，危险性随着进针角度逐渐增大而递增（图 1－10，图 1－11）。

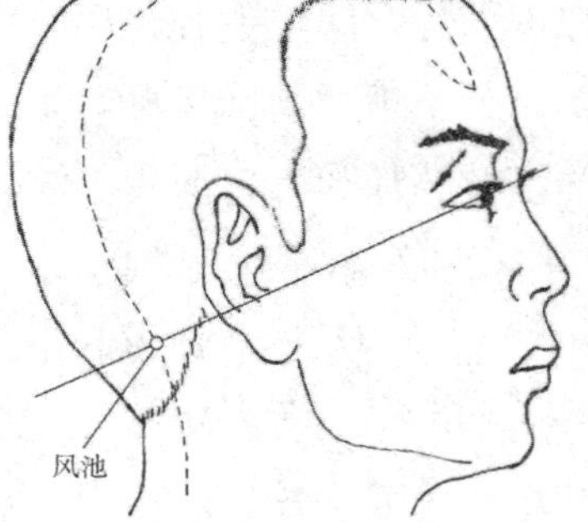

图 1－10

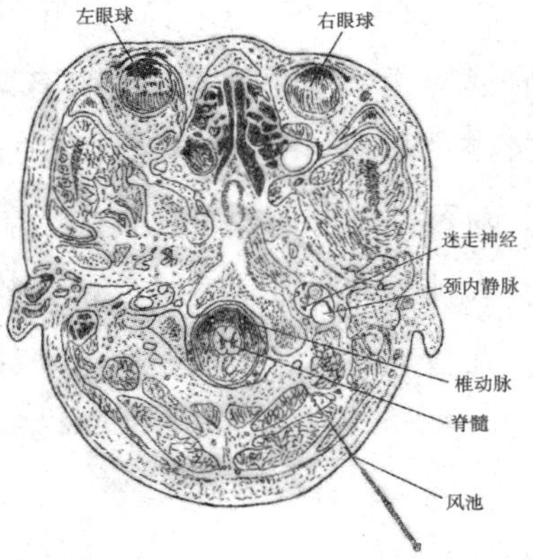

图 1－11

许多医家经过大量活体 MRI 或 CT 断面测量和尸体断层解剖测量的对照研究，发现风池穴进针点距脊髓距离为 41 ~49mm 之间，风池穴进针点距椎动脉距离较前者略长，因此建议对体型适中男性患者，不论任何方向，风池穴安全进针深度约为 35mm，根据病人性别、体型可适度增减。

（二）揭示作用机制，指导临床

目前对风池穴的解剖研究看，从风池穴的进针由浅至深依次是：①皮肤和浅筋膜。分布其皮肤及皮下筋膜的神经有第三颈神经后支和枕小神经的分支。交感支来自颈 8 及第 1、2 胸髓侧角细胞。穴位处有枕小神经干，枕小神经纤维来自第 2 ~3 颈神经前支，或来自两者之间的神经袢，并有细支与枕大神经和耳颞神经的分支吻合。②斜方肌的外上缘和胸锁乳突肌上端后缘之间的颈部固有筋膜浅层 - 筋膜内有颈丛神经的分支和副神经通过。副神经核发出的纤维除组成副神经外，部分纤维随舌咽神经分布于喉咽部。③头夹肌由第 3 ~8 颈神经后支支配。④头半棘肌由颈神经后支支配。⑤头后大直肌由第 1、第 2 颈神经后支支配。⑥寰枕后膜、穴区下方的枕下三角内有椎动脉和枕下神经。寰枕后膜深面由外向内依次为硬脊膜、脊髓蛛网膜、软脊膜和脊髓。

从神经 - 血管 - 肌肉的相互联系、相互影响的角度分析风池穴的作用机理有助于提高对风池穴的再认识。浅刺风池穴，直刺刺入 1.0 寸左右（向鼻尖方向）时，刺激兴奋沿颈丛的枕小神经及 $C_{1\sim3}$ 神经，传导至相应的脊髓节段，从而改善颈部肌肉、韧带等血液循环，同时随着颈部肌肉力学改变，微小关节得到调整，颈部生物力学恢复平衡，颈椎病得到有效治疗，对颈型颈椎病效果更佳；随着深度加深，针感加强向枕部传导时，舒缓枕大神经的紧张状态，调整其神经功能，使枕神经痛得到改善。

在这里需要着重提出风池穴对椎动脉和交感神经尤其是对颈上交感神经节的影响。椎动脉和交感神经是颈部主要的组织，联系紧密，影响广泛。椎动脉经枕骨大孔入颅，穿过蛛网膜，在脑桥下缘左右汇合形成基底动脉，和颈内动脉形成大脑动脉环。椎动脉供应脑的血供约占心输出量的 1/6，占脑血流总量的 11.50% 。椎动脉及其主要分支（又称椎 - 基底动脉系）主要供血于脊髓上段、脑干、小脑、大脑枕叶。如果发生供血障碍，就会产生相应灌流区如脑干、小脑或枕叶皮层的缺血及相应的颅神经核功能缺损的表现，如眩晕、复视、眼球震颤、耳鸣、失眠、运动障碍、共济失调、感觉障碍、吞咽困难等，其中眩晕为最常见的症状。

颈部的交感神经来源于脊髓上胸段（$T_{1\sim6}$）中间带外侧核的节前纤维，这些纤维在交感干内上升至颈部，在颈部椎旁神经节换元。椎旁节由多极神经元组成，位于脊柱两旁。在颈部有3对椎旁节，分别称为颈上、中、下神经节。颈上神经节最大，位于第2、3颈椎横突前方，颈内动脉后方。风池穴与颈上神经节距离最近，影响也最大。颈上、中、下神经节的部分节后纤维分布于整个椎动脉血管壁上，节后纤维有相对节段性的，同时节后纤维末梢相互联系，形成吻合支。其中椎动脉外周的交感神经，经过枕骨大孔后，与迷路动脉相伴，上至两耳。

由于颈椎间盘退变、椎间隙变窄、寰枢关节失稳等造成椎动脉机械性压迫可以引发椎动脉供血不足，近年来发现影响椎动脉血流量减少的主要原因是椎动脉周围交感神经丛被激惹，引起椎动脉痉挛所致。临床研究证明，不论针刺方向是刺向鼻尖、咽喉部、对侧眼球，还是对侧风池穴，都可以改善椎动脉供血不足的症状，证明针刺能够改善颈部肌群的紧张状态，减轻颈椎退变对血管的机械压迫和对颈神经根的刺激，对椎动脉起到直接调整作用；同时刺激颈上、中交感神经节，降低交感神经的兴奋性，通过颈神经节分布于椎动脉血管壁上的节后纤维，间接调整椎动脉功能，增大椎动脉血流速度，扩张椎-基底动脉，增加脑血流量从而改善相应脊髓上段、脑干、小脑、大脑枕叶的血供，治疗因交感神经功能紊乱、椎动脉供血不足引发的眩晕、偏头痛、复视、眼球震颤、耳鸣、失眠、运动障碍、共济失调、感觉障碍、吞咽困难等疾病。

值得一提的是，支配心脏的植物神经丛——心丛是由颈上、颈中、颈下交感神经节发出的节后纤维（心上神经、心中神经、心下神经）和迷走神经在颈部分出的心上支、心下支构成，所有这些分支都穿行于颈部肌肉等软组织结构中，当颈部的骨结构稳定性或软组织病变影响到它们时，就会出现心脏自主神经功能紊乱，导致心律不齐、心前区疼痛和血压增高等颈心综合征的发生。针刺位于颈部颈交感神经节周围的风池穴，可以缓解由于颈部疾患对心脏造成的不良刺激，调节心丛对心脏的支配，使之趋于平衡。

（三）临证心得

风池穴是临床最常用效穴之一，具有疏风、解表、息风、清热等功效。曾治疗患者王某，女性，32岁，教师。于2013年7月因“突发右耳耳鸣”就诊西医院耳鼻喉科，经耳鼻喉科专科检查、电测听、脑CT等诊断为“神经性耳鸣”，予对症输液改善脑循环等治疗，因无明显效果就诊我针灸科。诉右耳耳鸣，嗡嗡作响，按之不减，伴有偏头痛，时有头晕，口苦，夜寐不宁，舌质红，脉弦。检查发现右侧风池穴处压痛，综合辨证属“胆火上扰”，针刺选右侧风池、耳门、听宫、率谷、百会、阳陵泉、丘墟等穴以清泻胆火、开窍通络。在针刺方面，以风池穴为重点，针尖朝鼻尖方向直刺刺入1.0寸左右，采用平补平泻法持续操作1分钟。电针取风池、听宫两穴，频率2Hz，时间30分钟，每日1次。经5次治疗后耳鸣、偏头痛、头晕一并痊愈。现代医学在治疗神经性耳鸣时常首选血管扩张剂，而供应耳部的血液主要来自椎动脉，椎动脉向上行走至寰椎横突孔上面转向后内，通过椎动脉沟经枕骨大孔入颅，或因长久低头工作，枕颈部肌肉紧张劳损，或因寰椎位置不正，使经过椎动脉沟的血管受到刺激、挤压或牵扯。针刺风池穴可明显缓解局部肌肉及神经紧张状态，使椎动脉恢复正常血流，从而改善耳部供血而达到治疗耳鸣的目的。同时，椎动脉供血不足引起的头晕也得到缓解。通过改善局部上交感神经节功能，还达到治疗偏头痛的作用。

通过对风池穴解剖结构以及椎动脉、交感神经节的生理功能、病理机制的学习，填补了中医对穴位认识的不足。从现代临床解剖学、解剖生理学的角度认识穴位的结构和作用机理，可以更安全地应用穴位，更好地把握穴位的临床适应证。

十二、面瘫治疗与表情肌的关系

面瘫通常是指特发性面神经麻痹，是因茎乳突孔内面神经非特异性炎症所致的周围性面神经麻痹，主要表现为面部表情肌的功能障碍，是中医针灸科常见的治疗病种。

（一）中医对面瘫的认识

中医认为病邪阻滞面部经络，尤其是手太阳和足阳明经筋功能失调，导致面瘫的发生。经筋是附属于经脉的筋肉系统，《灵枢·经筋》记载："足阳明之筋，起于中三指……上颈，上夹口，合于烦，下结于鼻，上合于太阳。太阳为目上网，阳明为目下网；其支者，从颊结于耳前。其病……卒口僻，急者，目不合，热则筋纵，目不开。颊筋有寒，则急，引颊移口；有热则筋弛纵，缓不胜收，故僻。"描述了足阳明经筋循行部位和经筋病患，"其支者，从颊结于耳前"的描述与现代解剖学中笑肌和颊肌的起止相接近；其病"卒口僻"与面瘫相似。由此可见，经筋系统与现代医学的肌肉系统相接近。但由于历史的原因，中医学在解剖学方面积累的知识相对粗浅，在面瘫的治疗中如果能够结合现代医学的解剖发现进行针灸治疗，可以大大提高疗效。

（二）面瘫与表情肌的关系

中医称面瘫为"口眼㖞斜"，即面瘫主要表现为口部周围和眼部周围的表情肌瘫痪。口部周围的病态表现为患侧口角下垂歪向健侧，鼓气和吹口哨漏气，食物易滞留患侧齿龈，鼻唇沟变浅，主要涉及的表情肌有口轮匝肌、颊肌、笑肌、颧大肌、提上唇肌。眼部周围的病态表现为患侧眼裂不能闭合或闭合不全，额纹消失，主要涉及的表情肌有眼轮匝肌、额肌。

1. 口部周围表情肌解剖特点及针刺取穴要点　在每侧面部有数条肌肉

向口角旁的一点会聚，互相交织，最后形成一致密、可活动的纤维肌性团块，即口角轴。相当于地仓穴的位置。口角轴的三维随意运动适应于颊、唇、口裂等的各种动作。这些动作包括：咬、咀嚼、饮水、吮吸、吞咽、语言发声、笑、哭以及各种面部神经活动等。

决定口角轴位置和运动的主要因素是附着于此处的各种肌肉力量的平衡，而非某一块肌的动作影响。口轮匝肌、颊肌、颧大肌、提口角肌、降口角肌、笑肌等主要表情肌参与其中。可见在面瘫治疗中经常选取地仓穴，并进行各种针刺、透刺方法有其确切的解剖学基础。

环绕口裂分布的环形肌为口轮匝肌，其收缩时可闭口，并使上、下唇与牙贴紧。由于口轮匝肌瘫痪，引起鼓气、吹口哨漏气而选取人中透地仓穴和承浆透地仓穴有很好的治疗作用。

提上唇肌起自眶下缘，附着于眶下孔以上的上颌骨和颧骨，其纤维于提上唇鼻翼肌和颧小肌之间会聚于上唇的肌性部分。提上唇肌使上唇上提、外翻，并与其他肌肉一起改变鼻唇沟的形状，使鼻唇沟加深。针刺四白透口禾髎穴可起到这个作用。

提上唇鼻翼肌起自上颌骨额突的上部，相当于上迎香穴上 5 分左右，向下外斜行，分为中间部和外侧部。中间部附着于大鼻翼软骨及其上的皮肤。外侧部延伸入上唇的外侧部，并在此与提上唇肌、口轮匝肌融合，外侧部的浅层纤维还向外弯曲，越过提上唇肌前面，附着于上部鼻唇沟和鼻唇嵴真皮下。其作用包括外侧部可使上唇上提并外翻，使鼻唇沟顶部上升、加深、并增加其弧度。中间部能使鼻孔扩大，使环状沟外移，改变曲度。治疗时从上迎香穴上 5 分处进针向迎香穴透刺 1～1.5 寸，与提上唇鼻翼肌分布主要方向一致，刺激其肌腹，能使鼻唇沟顶部上升，鼻孔扩大，与对侧相称。

颧大肌起自颧骨，在颧颞缝的前面，穿过口角与提口角肌、口轮匝肌融合成更深的肌肉束。颧大肌的作用是向上向外侧牵拉嘴角，从颧髎刺向地仓穴可以很好地刺激颧大肌，改善口角向下向对侧偏斜。

笑肌其周围附着于伴随的一些或全部的以下部位：颧弓、腮腺筋膜，腮腺前部的咬肌筋膜，包绕口角轴的颈阔肌筋膜及覆盖乳突的筋膜。其纤维集中附着于蜗轴尖和尖下部位。临床选取地仓透颊车穴或颊车透地仓穴常可满足刺激笑肌的作用，因其口角附着点在蜗轴尖和尖下部位，如果从地仓穴下1~2分处进针刺向颊车穴会更好地刺激笑肌。

颊肌在笑肌的深层，其中纤维主要起于翼突下颌缝，与口角处交叉后分别加入上唇和下唇的口轮匝肌。主要作用是牵引口角向后，为口轮匝肌的拮抗肌，同时，颊肌收缩能使颊部紧贴牙，颊肌在咀嚼时能协助舌将食物送到磨牙，同时减少颊部食物堆积。沿地仓穴向颊车穴方向进行间隔1cm的经筋排刺，深度较深（以不刺透面颊为度）就可同时刺激颊肌和笑肌，可以促进口角向后运动，并明显改善食物滞留患侧齿龈。

正如前述，口角轴是以上数肌共同作用的部位，临床针刺时应根据口角的位置偏向，在三维角度考虑各肌肉所起的作用，综合考虑取穴透刺，并使针刺激到肌腹上，更好地促进肌力的恢复。

2. 眼周围表情肌解剖特点及针刺取穴要点　眼轮匝肌是一宽扁的椭圆形肌肉，围绕眼眶的周围，并延伸到眼睑，可分为眶部、睑部和泪腺部。眶部起自额骨鼻部、上颌骨额突和两眉间的睑内侧韧带，其纤维组成一个完整的椭圆体。眼轮匝肌的睑部主要起自睑内侧韧带的浅层，部分起自深层，还有部分纤维起自紧靠韧带上、下两缘的骨骼。这些纤维在眶隔前方跨过眼睑，在睑外侧联合处互相交织形成睑外侧缝，一小组纤细的肌纤维紧靠于两眼睑的边缘、睫毛的深面，称为睫状束。眼轮匝肌眶部收缩，使眼裂变小，眼睑关闭由眼睑段牵拉来完成。临床常用攒竹透鱼腰穴或太阳透鱼腰穴，其位置正在眼轮匝肌眶部上，促使眼裂变小。但最后完成眼睑关闭精细动作的眼轮匝肌的睑部甚至更细微的睫状束则无法用针刺或透刺去刺激，应该采取取梅花针法用单根或数根毫针针尖围绕眼睑周围轻轻点刺，促进精细动作的完成。

额肌为枕额肌前部的肌腹，位于额部皮下，向下附着于眉弓处的浅筋膜，其纤维与其临近的肌肉相混合（降眉间肌、皱眉肌、眼轮匝肌），向上于冠状缝前方连于帽状键膜。额肌可提眉并使额部皮肤出现皱纹。阳白穴是足少阳胆经腧穴，目正视时瞳孔直上，眉上1寸取穴。虽然穴位解剖确定其在额肌中，但如果进针方向从阳白透向鱼腰穴，会更多地刺激眼轮匝肌，就不如从阳白穴向头临泣方向透刺 1～1.5 寸更好地刺激到额肌的肌腹，促进其收缩功能恢复。分别在阳白穴左右各 1 寸进行傍刺，方向向上，同样进针 1～1.5 寸，增加刺激额肌肌腹的力度，会更好地促进额肌的功能恢复。同样，也可选择在阳白穴水平线上 1～1.5 寸处向阳白穴方向透刺（可配合相同的傍刺方法），行针时可配合向上牵拉的手法。

（三）临床心得

面瘫患者中约 80% 可在数周或 1～2 个月内恢复，不完全性面瘫 1～2 个月内可恢复。临床常把 3 个月甚至长达半年之久的未见恢复称为“顽固性面瘫”或“难治性面瘫”。了解面部表情肌的解剖学特点，有针对性地辨病取穴，对其康复极为有利。曾治疗患者王某，右侧面瘫 4 个月。先后用斑蝥敷、针灸、刺络放血、拔罐、中药等治疗皆无明显疗效。来诊时右侧面瘫基本没有恢复，右眼不能完全闭合，右下眼睑外翻，右口角低垂，向左侧歪斜。神情急躁，胸脘满闷，纳可，眠欠安，二便尚调。舌淡红，脉象弦。神经系统查体为右侧周围性完全性面瘫体征。属于特发性面神经麻痹后遗症（面瘫后遗症）。针对口角㖞斜，治疗时从上迎香穴上 5 分处进针向迎香穴透刺 1.5 寸，地仓穴下 1 分处进针透刺向颊车穴，人中穴透刺地仓穴；针对眼部周围表情肌瘫痪，从阳白穴向头临泣方向透刺 1.5 寸，再分别于阳白穴左右各 1 寸进行傍刺，方向向上，同样进针 1.5 寸，另在目窗穴向头临泣方向透刺 1 寸，太阳穴向下透刺 1 寸。穴位针刺后加用电针，取连续波，频率 0.5Hz，电针正极夹于太阳穴，负极夹于地仓穴；15 分钟后正极更换为上迎香穴，负极仍夹于地仓穴；另取电针正极夹于目窗穴，负极分别夹于阳白穴及左右傍刺穴上，各 10 分钟。操作时电流逐渐增加，以看到负极针刺处微微跳动为佳，可轻轻调整地仓穴针刺方向，保证此处出现跳动，留针 30 分钟。起针后，取 2 枚毫针，围绕眼睑周围轻轻点刺。经过治疗 1 个月后，额部及口角开始出现主动运动，眼睑可完全闭合。3 个月后额纹显现，口角活动灵活，基本治愈。

电针在顽固性面瘫治疗中普遍使用，有些患者认为电流大、刺激强会好得快，往往耐受很大的电流，这对瘫痪的表情肌恢复是不利的。临床不建议“以患者能够耐受为度”作为电流强度判定标准。在针刺选穴、针刺方向正确的前提下，正负极安装得当，只要不是面神经损伤程度十分严重，面部肌肉都可见跳动。同时，如能在电针作用下见到面部肌肉微微跳动，可以证明仍存在面神经电活动，为医生和患者共同治愈疾病树立信心。

面瘫表现为表情肌失神经支配症候群，针对表情肌进行有针对性的针刺治疗，能够增加该表情肌血液供应，改善局部循环，增强肌肉张力，有助于瘫痪肌肉功能的恢复。学习面部表情肌的解剖层次，可增强针灸穴位治疗的准确性，弥补针灸学的不足，避免传统取穴针刺解剖层次不清、损伤组织器官的弊端，更有利于针刺技术的推广应用。

十三、中风取穴与神经肌肉的关系

中风亦称“脑卒中”，是一组突然起病，以局灶性神经功能缺失为共同特征的急性脑血管疾病。随着我国人口的老龄化，其高发病率、高致残率日渐突出，中风后偏瘫严重影响患者的日常生活，给社会和家庭带来沉重负担。针刺是治疗偏瘫最重要的疗法之一，如何辨证选穴直接影响患者治疗效果和预后恢复。

（一）中医理论对中风针刺治疗的指导

中医学认为，本病是由于脏腑功能失调，或气血素虚，加之劳倦内伤、恼怒忧思、饱食饮酒、用力过度而致痰热内蕴，瘀血阻滞经脉；或阳化风动、血随气逆，导致脑脉痹阻或血溢脑脉之外，蒙闭清窍，引起昏仆不遂，发为中风。其病位在脑，与心、肾、肝、脾密切相关。其病机概而言之有虚（阴虚、气虚）、火（肝火、心火）、风（肝风、外风）、痰（风痰、湿痰）、气（气逆）、血（血瘀）六端。本病多为本虚标实，上盛下虚。在本为肝肾阴虚，气血衰少；在标为风火相煽，痰湿内盛，瘀血阻滞，气血逆乱。治疗原则是中经络者以醒脑调神，疏通经络；中脏腑者以醒脑开窍，启闭固脱。

在辨证取穴上，醒脑开窍用水沟、内关；化痰祛风用丰隆、风池；补肾平肝用太溪、太冲；补气固脱用气海、关元。这些方法获得广大临床医生的认可，也被广泛应用于中风的治疗。但在对偏瘫侧肢体的选穴方面则仁者见仁、智者见智。

（二）辨证分期治疗的优点与不足

20世纪70年代瑞典学者Brunnstrom在大量观察中风偏瘫患者的基础上，提出了著名的偏瘫恢复六阶段理论，即Ⅰ期——弛缓期，肌肉迟缓，无反射；Ⅱ期——轻度痉挛期，出现联合反应；Ⅲ期——痉挛加剧期，可随意引起联带运动；Ⅳ期——痉挛减弱期，出现分离性运动；Ⅴ期——自主运动建立期，出现分离运动；Ⅵ期——运动接近正常期，协调运动接近正常，联带运动及痉挛消失。该理论认为，虽然每个患者在偏瘫恢复过程中每一阶段所经历的时间有些差异，但基本上都是按六阶段的程序演变的。这种演变过程事实上是运动模式的转换过程，即低级中枢所表达的异常运动模式逐渐向由脑高级中枢控制的正常运动模式的恢复过程。Brunnstrom理论不仅是评价中风患者病情的依据，也是临床制定治疗方案的基础，被世界医学界所采纳。这对针刺选穴具有临床指导意义。

患者中风后早期（软瘫期），即属于Brunnstrom评定法的Ⅰ～Ⅱ期。表现为患肢肌力和肌张力低下，无随意活动或者仅有极少的随意活动，其肢体痿软无力，属于中医的“痿证”。治疗以平补阴阳气血，疏通经络。取穴：肩髃、臂臑、曲池、手三里、内关、合谷、伏兔、血海、足三里、阴陵泉、三阴交、太冲。其中肩髃、臂臑、曲池、手三里、合谷、伏兔、足三里均属手、足阳明经穴，阳明经为多气多血之经，气血旺则经脉畅，符合“治痿独取阳明”的理论。

石学敏教授的“醒脑开窍”针法对急性脑卒中意识障碍患者的意识恢

复有促进作用，其对中风早期更是安全有效的治疗方法，可明显改善患者的神经功能缺损，降低致残率。取以开窍启闭、改善元神之府——大脑的生理功能为主的阴经穴和督脉穴，以内关、人中和三阴交为主穴，辅以极泉、尺泽和委中，以调达元神，平衡阴阳，冲和气血，畅达经脉。极泉穴相当于臂丛刺激点，尺泽穴相当于桡神经刺激点，内关穴相当于正中神经刺激点，委中穴相当于胫神经刺激点，三阴交穴相当于隐神经刺激点，通过对上述神经的刺激，增强周围神经到中枢的传导，促进从大脑到外周神经通路的恢复，同时也提高了这些神经所支配的肌肉收缩能力，达到增强肌力的作用；另一方面，针刺这些神经刺激点引发手足肢体的运动，对处于瘫痪状态的患者而言是极大的精神鼓舞，为战胜疾病建立了信心，这是尤为重要的。

随着联合反应、联带运动的出现，肌张力过度增高，病程进入痉挛期，即 Brunnstrom 评定法的Ⅲ～Ⅳ期。中风后痉挛性瘫痪状态多表现为上肢屈肌群优势的屈曲性痉挛，下肢伸肌群优势的伸直性痉挛现象，这是由于大脑高级中枢丧失对随意性运动的控制能力，形成低位中枢控制下的以痉挛为基础的异常运动模式，即上肢内侧屈肌张力增高，上肢呈挛缩屈曲状，下肢外侧伸肌张力增高，呈外旋过伸状。从理论上讲，此时治疗的关键在于通过强化上肢伸肌、下肢屈肌运动，拮抗上肢屈肌、下肢伸肌运动，协调和平衡主动肌和拮抗肌之间的张力，促进联带运动向分离运动转化，抑制和控制痉挛，建立正常运动模式。

实验证明，针刺非痉挛侧穴位更有利于缓解肌痉挛状态。对上肢而言，上肢内侧肌肉以屈曲功能为主，外侧肌肉以伸展功能为主，强化上肢伸肌、拮抗上肢屈肌相对容易做到。对处于中风后痉挛性瘫痪状态的患者针刺取穴多选取位于上肢伸肌部位的穴位，如天井、清冷渊（肱三头肌部）；肩贞、臑俞、天宗（三角肌后束、冈下肌部）；曲池、手三里、上廉（前臂桡侧腕长伸肌、桡侧腕短伸肌、拇长展肌部）。

但对下肢而言，不管是大腿部还是小腿部肌肉，因走行分布特点其发挥的作用不同，甚至具备屈曲和伸展两种作用。股四头肌以伸膝关节作用为主，同时具有屈髋关节作用；股二头肌、半腱肌、半膜肌有伸髋和屈膝的作用；胫骨前肌的作用是背屈踝关节，但同时使足内翻；腓骨长肌、腓骨短肌使足外翻，但同时跖屈踝关节；腓肠肌和比目鱼肌屈膝关节，但跖屈踝关节；仅有缝匠肌和趾长伸肌有单一的屈曲功能，即缝匠肌的屈髋关节和屈膝关节，趾长伸肌的背屈踝关节的作用。若单从屈曲髋、膝关节和背屈踝关节而言，应选取血海与箕门之间的缝降肌刺激点和足第2～5趾间的八风穴（趾长伸肌刺激点）。同时配合屈曲作用相对明显的承扶、殷门（股二头肌部）和阳陵泉（腓骨长肌、腓骨短肌部）。文献统计也说明大多医家在痉挛性偏瘫的下肢治疗选穴多为足少阳经、足太阳经经穴。

临床中也发现，许多医家运用内关穴、三阴交穴治疗中风后痉挛性瘫痪状态。内关穴直接刺激手臂屈肌，三阴交穴刺激小腿伸肌，治疗周期结束后发现对痉挛性瘫痪同样取得了一定的治疗效果。这也证明了任何疼痛刺激（包括针刺）都会引起屈、伸肌的回缩反应，不管针刺穴位是在屈肌或者伸肌上，都会表现出屈肌和伸肌的痉挛，表现强度可能有所不同。同时说明单纯用调整主动肌和拮抗肌关系的理论不能完全解释针刺的治疗作用。

（三）头针疗法在中风病的应用

头针目前被认为是脑血管病恢复期治疗肢体运动功能障碍的一种较好的方法。头针是在传统针灸理论基础上发展起来，根据现代医学大脑皮层功能定位在头皮的投影，确定相应的头穴线（区）。现代研究证明，头针疗法可以改善脑血流量，促进病灶区侧支循环的及早建立，并激活受损区的神经细胞，改善因脑细胞缺血缺氧而致的神经功能缺损。不论在急性期、恢复期和后遗症期都可以应用，并且头针可在留针状态下，同步进行其他康复治疗。中风患者头针取穴包括顶中线、顶颞前斜线、顶颞后斜线，以病灶侧为主，这些头穴（线）相当于大脑皮层中央前回、中央后回在头皮上的投影也（图1－12，图1－13）。也可在相应线（区）进行丛刺，增加刺激量以提高疗效。

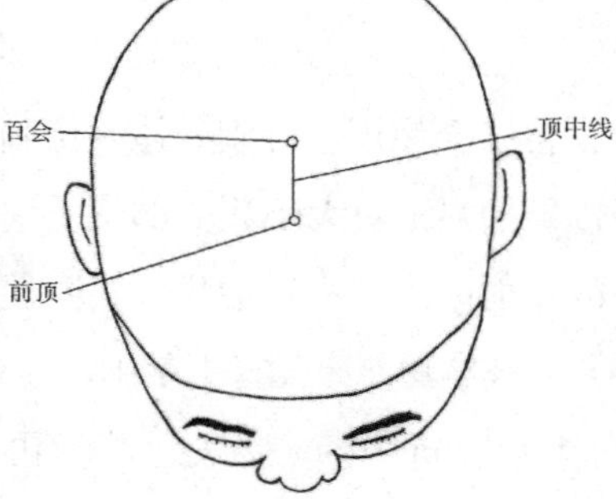

图 1－12

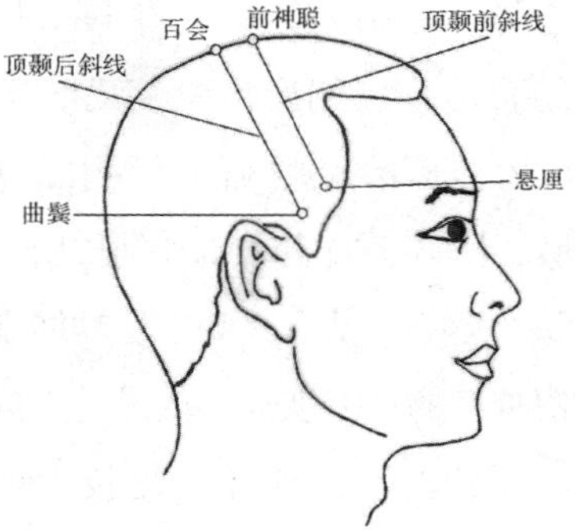

图 1－13

（四）临床心得

针刺在治疗中风后偏瘫方面显示出良好的疗效，尤其在急性期的开窍醒脑作用和软瘫期的激发神经肌肉功能方面表现更加突出。曾治疗患者何某，女，64 岁。既往有房颤病史。因左半身不遂 3 月余入院。病人 3 个月前清晨起床时突感头晕，迅即左半身不遂，完全瘫痪，急至市中心医院住院检查，确诊为“心源性脑栓塞”，收入院治疗。经抗栓、改善循环、脱水、营养神经等治疗，病情稳定。但留有左半身不遂，住院治疗近 1 个月，病情稳定而出院，仍偏瘫卧床，经友人介绍来市中医院住院治疗。来诊时症见：左半身不遂，时有胸闷气短，心悸乏力，情绪低落，心灰意冷。舌下脉络紫暗，脉沉细而涩。肌力左上肢 0～1 级，左下肢 0～1 级。针刺治疗以头针与醒脑开窍针法相结合，头针取穴包括顶中线、顶颞前斜线、顶颞后斜线；肢体取穴以内关、人中和三阴交为主穴，辅以极泉、尺泽和委中，并点刺大敦、涌泉穴。在首次刺激委中、大敦、涌泉穴时，患侧下肢快速收缩运动，使患者增强了治疗的信心。针刺治疗 1 个月以后，上下肢肌力有所改善，可以靠墙站立。但出现上肢屈曲痉挛，下肢伸展痉挛。停止针刺内关、三阴交、极泉、尺泽，选取上肢穴位天井、清冷渊、肩贞、臑俞、手三里，加刺八邪、合谷透劳宫改善手指屈曲；下肢穴位包括足第 2～5 趾间的八风穴、承扶、殷门、阳陵泉，加刺丘墟透照海改善踝关节内翻。治疗 2 个月肢体痉挛功能有所改善，但仍有上肢屈曲、足内翻、划圈步态等，后引入并增加 Bobath 康复训练，又经 2 个月头针、体针、康复训练结合治疗，偏瘫痉挛模式明显改善。

在临床治疗中风的过程中，头针、体针常常结合使用。针刺肢体穴位刺激患肢，协调患肢主动肌和拮抗肌，通过神经传导加强了对大脑病变部位及周边组织的影响。结合大脑皮层功能定位在头皮的投射区进行头针治疗，共同促进中枢神经的功能恢复，促进上下的沟通联系，为肢体功能康复打下基础。

现代医学的神经康复技术如 Bobath 疗法、Brunnstrom 疗法、运动再学习法等在偏瘫恢复方面积累了很多经验，弥补了中医疗法的不足。比如 Bobath 康复训练主要通过强化正常运动模式，使中风患者偏瘫侧肢体的主动和被动运动进一步扩大，抑制痉挛和纠正错误运动模式，持续训练可使被破坏的反射重建，从而引出基本运动模式以及肢体正常姿势，促进中风患者运动功能恢复。可以说，针刺方法给肌肉、神经和大脑以兴奋，神经康复技术使兴奋了的肌肉、神经走入正轨。

十四、百会配四神聪的临床应用经验

百会位于后发际正中直上 7 寸。百，众多之意；会，乃交会、会合之意。穴属督脉，与足太阳、手足少阳、足厥阴等多经相交，故称“三阳五会”之所，有升阳固脱，开窍醒神之功。

四神聪位于头部，百会穴前后左右各 1 寸处，共有四穴。神指神志，聪指聪明，能治失神失聪之疾，故称四神聪。

二者配伍更具益脑、开窍、宁神、通经之多种功能，临床应用广泛。我常用此二穴组合主治神经系统为主的中医脑病，其效尚佳。现将其应用以病案举例形式介绍如下。

（一）失眠案

韩某，女，55 岁，职员。

主症：失眠3年多。

病史：缘于单位工作压力及家庭琐事，又加本身性格内向，不得发泄，故经常失眠，胸闷气短，心烦焦虑。曾去精神病院诊为“焦虑症”“抑郁症”，每日服用“乐友”、氯硝西泮、舍曲林等药，可眠5小时左右，睡眠表浅多梦，清晨头昏脑胀。因不想长期口服西药，故请求针灸治疗。

来诊症见：面黄肌瘦，神疲乏力，入睡难，早醒，心烦易怒，胸闷气短，头昏不清，纳呆食少，大便秘结，舌淡，舌中部见黄腻苔，脉沉弦细。

四诊相参，证属肝郁火旺，心脾两虚。治宜疏肝解郁，补益心脾，安神定志。

主取穴位：四神聪、百会、神庭、安眠、太阳。辅取穴位：足三里、三阴交、太冲、内关、神门。

针法：以平补平泻为主，隔日1针。

前后共计2个月，诸症平稳，寐安情平，停服西药。近年来稍有不顺，寐即欠安，按上法针之，仍然有效。

（二）紧张型头痛案

王某，女，53岁，教师。

主症：头痛反复发作8年，复发1周。

病史：8年前始，经常头痛，虽不剧烈，但头晕头胀，拘紧难受。主要位于头顶、头后及头后两侧。曾到市某院检查MRI、CT、血管彩超等，未见异常，诊为“紧张型头痛”，以对症治疗为主，自己也常服“脑清片”、感冒药等来缓解。因无良方良法，经朋友介绍来门诊寻求针灸治疗。

来诊症见：面黄形偏盛，头疼头晕，拘紧如裹，身倦体重，时欲恶心，纳呆食少，腹胀便溏，舌淡苔黏，脉象弦滑。

四诊相参，属劳倦伤脾，脾湿中阻，清阳不升为患。治以健脾化湿，醒脑通阳。

主取穴位：百会、四神聪、神庭、风池、脑户、脑空、太阳、率谷。辅取穴位：合谷、丰隆、足三里、三阴交。

针法：以平补平泻为主，隔日1针，历经半年多，基本痊愈。

（三）血管性痴呆案

程某，男，78岁，退休工人。

主症：记忆力减退，行动迟缓2年多。

病史：2年多前开始出现记忆力减退，尤其近期记忆减退明显，往往对当日之三餐内容全然不知。表情渐渐淡漠呆滞，对周边亲人、邻居、朋友甚至子女、妻子之事漠不关心，连姓名都记不清，表述困难。家庭住址、门牌号码根本不知。2年前患“脑梗”，MRI示：“基底节区及脑干多发腔梗、脑萎缩、脑白质脱髓鞘改变”，血管超声示：“双颈动脉内膜增厚并有多发斑块”。

来诊症见：面黄形瘦，精神委顿，左半身活动不灵，行动迟缓，拄拐可行二三十米，言语不清，口角流涎，认知困难，欲困嗜睡，大便干结，舌苔厚腻，脉象沉弦。

四诊相参乃肝肾阴虚，痰浊迷蒙，脑神失聪之证。

主取穴位：四神聪、百会、神庭、太阳、风池、人中。辅取穴位：合谷、丰隆、太冲、太溪。

针法：以平补平泻为主，人中强刺激，隔日治疗1次，另每周点刺少商、中冲、隐白穴。

历经5个月，认知能力改善，对答虽缓慢，然基本清楚，精神转佳。

（四）强迫症案

辛某，女，38岁，职员。

主症：多思不眠，动作强迫5年余。

病史：5年前，缘于生气上火，工作不顺，郁闷不快经常失眠，时有焦虑心烦。继而遇事反复思考，不琢磨透则不罢休。经常头痛头晕，自己也感到懊恼。近年服用不少西药，包括“米氮平”“乐友”“利培酮”“百忧解”等，效果不理想，并且还增加动作强迫，反复洗手，反复看锁，常用余光视人，偶有幻听。经朋友介绍来诊，请求针灸治疗。当时主要服用

"百忧解"，已有3年多。

来诊症见：面色黄白无华，精神不振，语声细小，易惊失眠，喜余光视人，胸闷心烦，洗手望锁反复不休，纳呆食少，大便溏薄，脉沉细无力，舌淡白。

四诊相参，乃心脾两虚，湿浊迷蒙。治以补益心脾，调养气血，化痰醒神。

主取穴位：百会、四神聪、神庭、太阳、风池。辅取穴位：足三里、丰隆、内关、神门、三阴交。

针法：隔日针1次，以平补平泻为主。

历经6个月，停用西药，夜寐尚佳，强迫动作基本消失，幻听已无，偶有余光视人。

（五）遗尿案

张某，男，12岁。

主症：夜间尿床10余年。

病史：据其母介绍，孩子从小就有尿床之症，开始并未在意，以为孩子小，发育未全。至上小学3年级，仍有遗尿，方去市某院检查，未见异常，对症治疗无效，曾服中药亦无果。今值冬季放假期间，来门诊请求针灸治疗。

来诊症见：面白偏胖，平素胆小易惊，能食寐安，常在梦中遗尿，几乎天天如此，最多一夜尿两次。脉象沉细，舌淡白。

脉症合参，结合病史，乃肾气不充，难以固摄使然。治以益气升阳，补肾固摄。

主取穴位：百会、四神聪。辅取穴位：关元、气海、外关、太溪、足三里。

第1周，请家长每天叫夜1次，1周后停止叫夜。前后3天见效，12次基本痊愈，近1个月未发，前所未有，家长欣然。

针法：百会、四神聪用头针法，快速捻转。关元、气海针用补法加灸，外关、太溪、足三里平补平泻针法。每天治疗1次。

（六）脑鸣案

于某，女，48 岁，教师。

主症：脑鸣半年多。

病史：平素经常失眠。半年前，缘于生气上火，工作不顺心，如火上浇油，心烦意乱，失眠加重，始出现脑鸣之症，越来越重。曾经市某院五官科多项检查，均未见异常，诊为“神经性耳鸣”。用银杏叶、甲钴胺、维生素 B_1、维生素 B_{12} 等治疗近 3 个月无效。期间也曾服用清肝泻火之中药，也无明显效果。经朋友介绍来联合路门诊，请求针灸治疗。

来诊症见：面黄神萎，脑鸣不休，心烦意乱，失眠焦虑，头晕脑胀。其鸣主要位于头顶，头后及头后两侧，晚间安静下尤为明显。平素纳少，便结。舌偏红苔薄白，脉象沉弦。

综合脉症，此乃心肝火旺之证，治以清心泻肝，安神通窍。

主取穴位：百会、四神聪、风池、率谷、脑户、脑空。辅取穴位：太冲、悬钟、外关（或内关）、神门、三阴交、阳陵泉。

针法：主用平补平泻之法，每天 1 次。

连针 6 次脑鸣消失，情绪平稳，头脑清爽。隔日治疗 1 次，再行 1 个月，彻底痊愈。

（七）帕金森病案

岳某，女，56 岁，工人。

主症：双手震颤，肢体僵硬 3 年多。

病史：3 年前，无明显诱因发现工作中左手笨拙不灵活，有僵硬感，右手指不自主轻度震颤，书写不利。其后逐渐加重，双手均有震颤，呈静止性颤，且双下肢亦感笨拙僵硬，起步缓慢，步履前倾，双手无明显摆动，表情呆滞，失眠头昏，郁闷不快，大便 3 至 4 天 1 次，干结难下。曾于多家医院就诊，俱诊为“帕金森病”。近 3 年来服用“多巴丝肼片”，125mg/次，3 次/日。自去年 3 月起，上述剂量已不见效，增加至 250mg 每天 3 次。因惧怕再增加药物，在朋友介绍下来诊，欲用针灸治疗。

来诊症见：面色黄白，形体消瘦，表情木讷，双手震颤，四肢僵硬，步履缓慢，启动困难，行则前倾，双肩下垂，双上肢行之无摆动，失眠头晕，大便秘结。舌偏红中见白苔，脉沉弦。

四诊相参乃肝郁血虚，内风陡动。治以疏肝养血，息风止颤。

主取穴位：百会、四神聪、风池、太阳、人中。辅取穴位：三阴交、足三里、内关、神门、太冲、合谷。

针法：以平补平泻为主，隔日1次治疗。

历经8个月，病情基本平稳，“多巴丝肼片”125mg日3次可维持较好。

头为诸阳之会，元神之府，乃五脏精血、六腑清阳之会，以及十二经脉经气汇聚之处。故《修真十书》言脑为“一身之祖窍，万神汇聚之都”，“人身之宗”，其为统领全身之司令部，调控指挥人体的中枢。故用头穴治疗疾病，尤其是神经、精神及诸多身心之疾，乃我之主选，其中百会穴就是医治脑病的主要腧穴。百会位于巅顶，系督脉之腧，乃三阳五会之所，足太阳、手足少阳经以及足厥阴经皆会集于此。具有清热开窍、健脑守神、回阳固脱、平肝息风、益髓补肾等多种功能。头为诸阳之会、元神之府、身神之都，百会就是汇聚的核心点，故医治脑病，百会乃为首选。今与四神聪穴相伍，一增强百会之功能；二取其清脑复聪，疏通脑络之用，与百会构成君臣之配。临床以辨证为基础，若与体针为伍时医治脑病之范围将会进一步扩大，除以上所治脑病之外，其他如小儿自闭症、小儿脑发育不全、脑瘫、小儿抽动症、癫痫、脑中风等皆有效。临床验例，不胜枚举。

临床用针，头穴用直平刺以达帽状腱膜为度，针直向前，一般深度为1~2寸左右。通常脑中风、血管性痴呆、阿尔茨海默病、帕金森病、紧张型头痛、癫痫等多用头针法，快速捻转，久留针，多行针。失眠、眩晕、遗尿、宫脱、肛脱等用平补平泻法，留针1小时，可不行针。

我喜用百会与四神聪穴，因其具有多种治疗共性，而且取穴方便，还可因变动针刺方向而扩充治疗的范围，增强治疗的效果。

左右神聪穴位于百会穴旁各1寸，与足太阳经接近，仅距0.5寸，与足少阳经也不过2寸。若将针的方向由直平前刺转而朝向率谷，加颞三针和百会前刺，医治癫痫病就会有良好疗效。百会穴用交叉刺，朝向两侧曲鬓穴，前神聪逆向上朝向百会，再与足太阳、足少阳经邻近穴位如目窗、正营、承光、通天等与百会连接，构成一穴通二经、连接三经的作用，可充分调动头部阳经之气，主治脑梗、脑出血等脑血管疾病，实践证明其效良好。

百会与四神聪相配，所主诸疾，用之得当，其效不凡。

临证心得

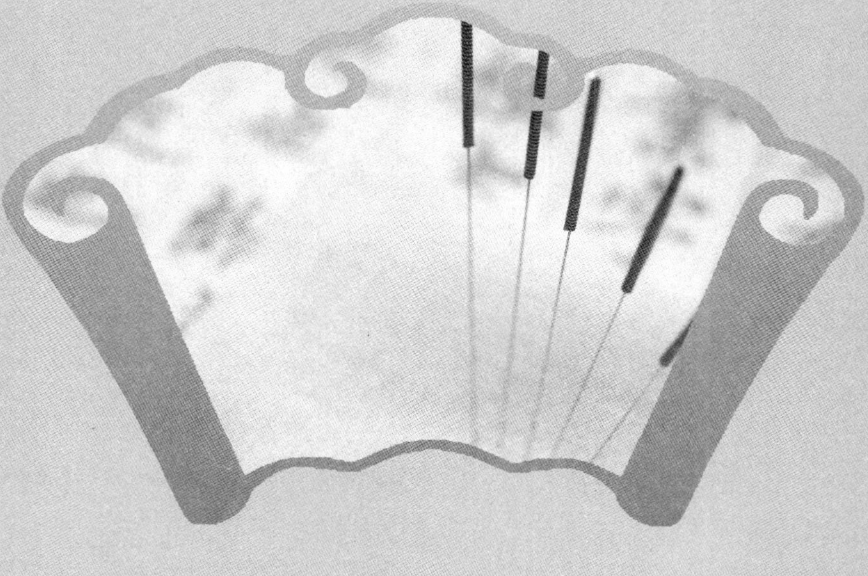

一、刺络火罐法治疗皮肤病

（一）银屑病

银屑病俗称“牛皮癣”，是一种慢性炎症性皮肤病，病程较长，有易复发倾向，有的病例几乎终生不愈。中医学称之为“白疕”，因其“肤如疹疥，色白而痒，搔起白皮”而得名，文献亦载有“松皮癣”“干癣”“蛇虱”“白壳疮”等病名。

【病因与病机】

本病多因素体营血亏虚，血热内蕴，化燥生风，肌肤失养而成。

【临床表现】

该病发病以青壮年为主，对患者的身体健康和精神状况影响较大。临床表现以红斑、鳞屑为主，全身均可发病，以头皮、四肢伸侧较为常见，多在冬季加重。

根据银屑病的临床特征，可分为寻常型、脓疱型、关节型、红皮病型四种类型。

（1）寻常型银屑病　此为最常见的一型，多急性发病。典型表现为境界清楚、形状大小不一的红斑，周围有炎性红晕，稍有浸润增厚，表面覆盖多层银白色鳞屑，鳞屑易于刮脱，刮净后见淡红发亮的半透明薄膜，刮破薄膜可见小出血点。皮损好发于头部、骶部和四肢伸侧面。部分患者自觉不同程度的瘙痒。

（2）脓疱型银屑病　此型较少见，分泛发性和掌跖性。泛发性脓疱型银屑病是在红斑上出现群集性浅表的无菌性脓疱，部分可融合成脓湖。全身均可发病。以四肢屈侧和皱褶部位多见，口腔黏膜可同时受累。急性发病或突然加重时常伴有寒战、发热、关节疼痛、全身不适和白细胞计数增多等全身症状。多呈周期性发作，在缓解期往往出现寻常型银屑病皮损。掌跖性脓疱病皮损局限于手足，对称发生，一般状况良好，病情顽固，反复发作。

（3）红皮病型银屑病　又称银屑病性剥脱性皮炎，是一种严重的银屑病。常因外用刺激性较强的药物，长期大量应用糖皮质激素，减量过快或突然停药所致。表现为全身皮肤弥漫性潮红、肿胀和脱屑，伴有发热、畏寒、不适等全身症状，浅表淋巴结肿大，白细胞计数增高。

（4）关节病型银屑病　又称银屑病性关节炎。银屑病患者同时发生类风湿关节炎样的关节损害，可累及全身大小关节，但以末端指（趾）节间关节病变最具特征性。受累关节红肿疼痛，关节周围皮肤也常红肿。关节症状常与皮肤症状同时加重或减轻。血液类风湿因子阴性。

【治疗方法】

（1）准备　95%酒精、三棱针及大、中、小号透明玻璃火罐。

（2）操作　针具及皮肤常规消毒，在选定的穴位上点刺，刺后即用闪火法加拔火罐。点刺宜轻、浅且快，以拔出0.3～0.6mL血液为度，留罐10～15分钟，每天或隔天1次。

（3）主穴及主治　大椎、陶道，主治全身任何部位病变；肩胛冈（两侧肩胛冈上缘中点），主治背部及上肢病变；肩髃，主治上肢病变（图2－1）。

（4）配穴及加减法　一般在皮损上部取穴。上肢无病变减肩髃；前臂有皮损，上臂皮损消退或无皮损加曲池；皮损在腰以下，背部无病变或皮损消退，加肾俞；皮损在臀以下加新环跳（尾骨尖旁开3寸处）（图2－2）；皮损在大腿以下加血海、梁丘、阳陵泉；颈项病变加翳明；颜面病变加听宫前（听宫穴前1寸）；头部皮损点刺百会、四神聪、上星、头维，或在皮损周围进行点刺，以出微量血液为度，不加火罐。

（5）耳轮点刺放血　上点位于耳尖部，主治臂以下病变；中点位于上点与下点之间，主治躯干、上肢病变；下点位于耳垂，主治头、颈、面部病变。

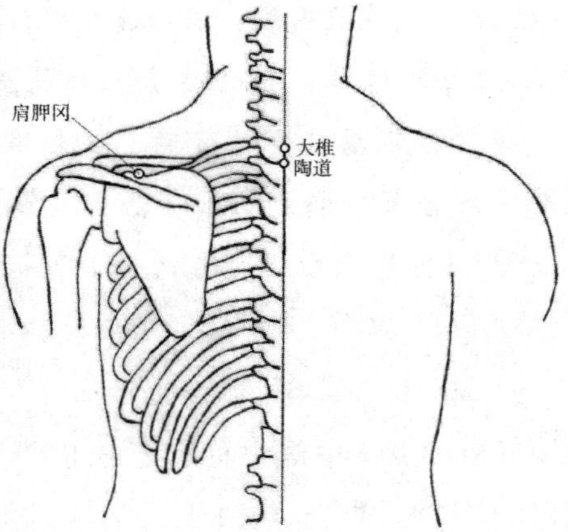

图 2–1

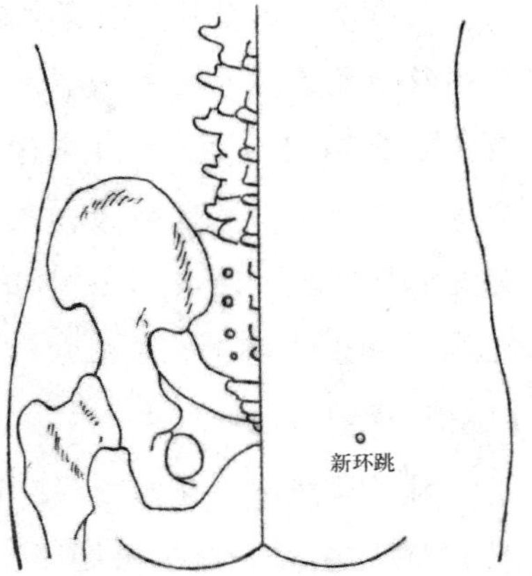

图 2–2

【注意事项】

（1）治愈后还需每周治疗 1 次，连续 4～5 次，以巩固疗效。

（2）在治疗期间或治愈后的一段时间里，应禁忌辛辣、鱼腥、鸡、鸭、鹅、酒等物。

（3）选穴要少而精，点刺加火罐的穴位除主穴外，一般在治疗初期不必加配穴，皮损由下而上消退亦不加配穴。

（4）经治后皮损在某一部位大部分消退，仅残留少数皮损时，可沿皮损周围和中间进行雀啄点刺，然后加拔火罐。

（5）有同型反应者，不妨碍治疗，随皮损逐渐消退而消退。

【病案举例】

例一：宫某，女，46 岁，公司职员。

因周身泛发性斑丘疹 10 余年，加重半个月，于 1974 年 6 月 20 日来诊。病人 10 余年前全身及头部呈泛发性、弥漫性点状斑丘疹，色红界清，皮疹上被覆银白色鳞屑，除去鳞屑可见点状出血，周身瘙痒，影响睡眠，曾用多种疗法效果不佳。诊断：寻常型银屑病，进行期。经用本法治疗 12 次，上肢皮疹基本消退，仅留色素白斑。随访至 1976 年 12 月未复发，皮肤颜色恢复正常。

例二：王某，男，15 岁，学生。

患牛皮癣6个月。全身突发深红色点状、钱币状皮疹，以后连接成片，呈弥漫性发展，病损处覆盖一层较厚的银白色鳞屑，除去鳞屑见筛状出血，于1974年9月25日来诊。诊断：寻常型银屑病，进行期。取大椎、陶道、肩胛冈、肩髃等穴，点刺加拔罐。配合耳轮点刺出血，头部点刺。每天1次，共治疗40次，全身皮疹消退，仅留色素白斑。随访至1976年12月未复发，皮色恢复正常。

【临证心得】

银屑病俗称“牛皮癣”，根据其形态和特点，中医学称为“松皮癣”或“白疕”，是一种危害健康、顽固且比较常见的皮肤病。中医学认为其与外邪客于皮肤，气血瘀滞，血燥不荣等有关。到目前为止，本病的发病原因尚未阐明，目前学说较多，如血管运动神经说、病毒说、脂肪代谢障碍说及糖代谢障碍、皮肤血管异常、内分泌、遗传等，尚无定论。

几十年来，我们采用点刺火罐疗法取得一定成效，此法一方面可以引邪外出，一方面可以祛瘀生新，对皮肤代谢失常的病理状态有着积极的修复作用。

本疗法以大椎、陶道为主穴，两者均是阳脉交会之所，能增强太阳经的防御机能。临床上不少患者反映应用此法后，不但治好了银屑病，还治好了多年的“老感冒”。据我们初步调查，在治疗中很少有患“感冒发烧的”，因此我们推测大椎、陶道二穴对控制其复发可能有一定的作用。临床实践中我们还体会到部分患者发病有较强的季节性，凡治愈后超过1年时间未复发的远期疗效较好，尤其是病程短、年龄小的进行期患者。相反，病程长、年龄大的患者往往容易复发，并多在2~6个月开始。

临床中我体会本病可能不是单纯的某一种原因致病，而是一系列多种因素参入的，其中包括外感六淫或饮食不当等外在因素。在我们的病例中有不少因风湿或卧居潮湿，进食鱼虾等物而发或复发的。

例如：瞿某，女，10岁，病史1年余，复发1个月。1年前出现全身弥漫性皮损，经治后迅速消退。近1个月因进食鱼肉而感肢体瘙痒，继而出现少量点状皮疹，停食后好转。

类似病例临床不少见，据此我们在治疗中或治愈后的一段时间里，采用忌食鱼腥或某些发物的办法，来协助治疗和控制复发。但因病例不多，对于远期疗效的价值尚难确定。

点刺火罐疗法方法简单，容易掌握，便于普及和推广，是一种简、便、验、廉的佳法。

（二）玫瑰糠疹

玫瑰糠疹是临床比较常见的一种皮肤病，中医称为“风热疮”，是一种斑疹色红如玫瑰，脱屑如糠秕的急性自限性皮肤病。其特点是：初发时多在躯干部先出现玫瑰红色母斑，上有糠秕样鳞屑，继而分批出现较多、形态相仿而较小的子斑。

【病因与病机】

过食辛辣或情志抑郁化火，导致血分蕴热，热伤阴液而化燥生风，复感风热外邪，内外合邪，风热凝滞，郁闭腠理而发病。

【临床表现】

好发于青年人和中年人，以春、秋季多见。

本病皮损最先在躯干或四肢近端某处出现，皮损为一个约指盖大小或稍大的圆形或椭圆形的淡红色或黄红色鳞屑斑，称为原发斑或母斑。母斑出现1～2周后，即在躯干及四肢近端出现多数与母斑相似而形状较小的红斑，称为子斑。患者有不同程度的瘙痒，部分患者初期可伴有周身不适、头痛、咽痛、轻度发热、颈或腋下淋巴结肿大等全身症状。

【治疗方法】

主穴：大椎、身柱、肩胛冈。

辅穴：上肢肩背加肩髃、曲池；腰以下加肾俞；臀股以下加血海或委中。同时配合耳尖点刺放血。

皮疹大部分消退，仅残留数个皮损的则除主穴外，局部围刺加拔火罐。

操作：患者取坐位或俯卧位，暴露穴区，皮肤常规消毒。先于主穴用三棱针快速点刺，然后用闪火拔罐法，留罐15～20分钟，以局部红紫并出血0.5～1.0mL（每穴）为度。本法每日1次，10次为一个疗程，忌食辛辣、鱼腥。

【病案举例】

尤某，女，51岁，工人。全身发红色皮疹7天。7天前，于沐浴后发现后背淡红色皮疹一块，继则逐渐增多，伴瘙痒，迅即蔓延周身，尤以躯干及上臂为多。经市某医院皮肤科诊为“玫瑰糠疹”，口服氯苯那敏，静注氯化钙，外敷去炎松霜等，治疗5天无效，故来就诊。来诊时患者全身可见玫瑰色椭圆形皮疹，边缘清晰，中心平坦色淡，表面覆有白色糠皮状鳞屑，尤以后背及上臂外侧密集。经点刺火罐法，选主穴加肩髃，每日1次，每次留罐20分钟，10次痊愈。

【临证心得】

点刺火罐法治疗玫瑰糠疹，是我们在治疗牛皮癣有效的基础上，认为两病的病因病机有相同之处，故扩充发展治疗本病。经10多年的临床实践及较多病例的观察，治疗效果良好。

本法取大椎、身柱、肩胛冈穴位为主，点刺加拔火罐，主要起清热散风、宣肺固表、通经活络的作用。临床证明，主穴作用效果良好，与对照组比较有显著差异，故本法治疗玫瑰糠疹的疗效是可靠的。治疗本病期间应忌食辛辣、鱼腥，这样有利于尽快康复。另外，操作时宜轻快准确，力度均匀，深浅适宜。在点刺加拔火罐后，以出血0.5～1.0mL为佳，我们体会出血量过少或不出血效果不理想。

（三）带状疱疹

带状疱疹中医称为“蛇串疮”，是一种皮肤上出现成簇水疱，多呈带状分布，痛如火燎的急性疱疹性皮肤病。其特点是：皮肤上出现红斑、水疱或丘疱疹，累累如串珠，排列成带状，沿一侧周围神经分布区出现局部刺痛。多数患者愈后很少复发，极少数病人可多次发病。本病成人好发，老年人病情尤重。因多发于胸胁部，故又名“腰缠火丹”，亦称为“火带疮”“蛇丹”“蜘蛛疮”等。

【病因与病机】

由于情志内伤，肝气郁结，久而化火，肝经火毒蕴积，夹风邪上窜头面而发；或夹湿邪下注，发于阴部及下肢；火毒炽盛者多发于躯干。年老体弱者，常因血虚肝旺，湿热毒蕴，导致气血凝滞，经络阻塞不通，以致疼痛剧烈，病程迁延。总之，本病初期以湿热火毒为主，后期多是正虚血瘀兼夹湿邪为患。

【临床表现】

好发于春秋季节，以成年患者居多。

发病初期，其皮损为带状的红色斑丘疹，继而出现粟米至黄豆大小簇集成群的水疱，累累如串珠，聚集一处或数处，排列成带状，疱群之间间隔正常皮肤。疱液初澄明，数日后疱液浑浊化脓，或部分破裂。重者有出血点、血疱或坏死。轻者无皮损，仅有刺痛感，或稍潮红，无典型水疱。皮损好发于腰肋部、胸部或头面部，多发于身体一侧，常单侧性沿皮神经分布，一般不超过正中线。发于头面部者，尤以发于眼部和耳部者病情较重，疼痛剧烈，甚至影响视力和听觉。发病前患部皮肤常有感觉过敏，皮肤灼热刺痛，伴全身不适、疲乏无力、轻度发热等前驱症状。有的疼痛伴随皮疹同时出现，有的疼痛发生 1～3 天后或更长时间才出现皮疹。皮肤刺痛轻重不等，儿童疼痛轻微，年老体弱者疼痛剧烈，常扩大到皮损范围之外，部分中老年患者皮损消退后可遗留顽固性神经痛，持续数月甚至更长时间。

【治疗方法】

选用单纯火罐疗法，拔罐后除溃破处可外用甲紫药水，一律不用其他药物。

（1）选穴　均选用皮损局部阿是穴，罐数按病区范围多少而定，以排满为度。

（2）操作　暴露病区，选好体位，用闪火法，先将皮损两端封拔好，然后于病区内，沿带状分布将罐依次拔列在丘疱疹集簇处。火罐要求拔得越紧越佳，若松弛不紧则重新吸拔，留罐 15 分钟。留罐期间出现水疱是湿热外越之象，不必介意。一般每日 1 次，直至痊愈为止。

【病案举例】

任某，23 岁，女，工人。因“右腰腹起水疱，瘙痒疼痛 11 天”于

1985年6月29日就诊。

病史：11天前，原因不明，右侧腰腹部出现呈带状分布之粟粒状红色丘疹，瘙痒异常，心烦意乱，自服“抗过敏药”无效。2日后丘疹呈黄豆粒大，渐成脓疱，其色黄白，局部疼痛，不敢摸触，体温37.8℃。于市某医院皮肤科诊为“带状疱疹”，口服清热解毒剂、马钱子丸等无效，遂经介绍来诊。

来诊症见：体温37.4℃，右侧腰腹部沿带脉见集簇状白黄色脓疱疹，疱壁紧张，基底色红，触之痛甚，右腋下淋巴结肿大，并有周身倦怠，小便黄赤。舌苔薄黄，舌下脉络红紫略粗大，脉象滑数。

脉证相参，中医诊断为“腰缠火丹”。系湿热互结，气机经络壅阻所致，治以清热祛湿、疏通经络。按本病常规法拔罐，1次后疱疹破溃，外涂紫药水；次日疱疹见干，痛痒减轻；3次疱疹干瘪，疼痛解除，巩固1次，诸症尽除。

【临证心得】

带状疱疹中医称为“腰缠火丹”“蛇串疮”，俗称“蛇盘疮”“腰缠龙”，有缠、串、盘的特点。其病因主要系肝胆热盛，湿热内蕴，气机经络受阻。据临床观察大多有透明疱疹，故我们认为，本病的中心病因是湿热内盛。由于湿热内盛，进而阻碍气机运行，经络不通，壅塞外泛形成本病。临床之痛、木、重等症均为湿阻表现，刺痛说明湿瘀，灼痛表明湿有化热之势，木、重均湿之本症。

在这一理论指导下，又据火罐疗法有祛湿止痛、拔痈排脓的功效，我们以火罐术用于本病，效果良好。临床体会：本法对后遗神经痛亦有良效，可解决湿邪黏滞、缠绵、易留后遗症等棘手问题，是一种值得进一步研究探讨的方法。

实践证明，火罐疗法祛湿力强效速，又可清热解毒，通络止痛。我们应用本法治疗的体会是：①罐的吸力越紧，上述作用就越强，疗效也就越好；②病灶两端一定要封罐（即在病损两端各拔一个火罐），这样可以防止皮疹蔓延，起到控制病情发展的作用。

目前，国内外治疗带状疱疹的方法很多，绝大多数采用药物治疗，并以内、外合治，中西共施的方式为主，疗程长短不一。我们运用此法有应用简便，疗程较短，效果良好，无毒副作用等优点，开辟了治疗带状疱疹的新领地，对进一步防治本病，提高疗效有着一定的积极意义。

二、橘皮温针灸治疗类风湿关节炎

类风湿关节炎又称类风湿（RA），是一种病因尚未明了的慢性全身性炎症性疾病，以慢性、对称性、多滑膜关节炎和关节外病变为主要临床表现，属于自身免疫炎性疾病。该病好发于手、腕、足等小关节，反复发作，呈对称分布。早期有关节红肿热痛和功能障碍，晚期关节可出现不同程度的僵硬畸形，并伴有骨和骨骼肌的萎缩，极易致残。从病理改变的角度来看，类风湿关节炎是一种主要累及关节滑膜（以后可波及关节软骨、骨组织、关节韧带和肌腱），其次为浆膜、心、肺及眼等结缔组织的广泛性炎症性疾病。类风湿性关节炎的全身性表现除关节病变外，还有发热、疲乏无力、心包炎、皮下结节、胸膜炎、动脉炎、周围神经病变等。本病中医通常称作“顽痹”“骨痹”“历节风”“鹤膝风”等。

【病因病机】

中医将类风湿性关节炎统属于“痹病”范畴，“痹”即闭阻不通之意。中医理论认为风、寒、湿、热、毒、劳伤、产后及七情失调均为RA发病的诱因。“正气存内，邪不可干”，RA发病主要内因是肝肾不足或劳累过度耗损正气，致素体正气亏虚。正气既虚外邪易侵，复感风寒湿，气血痹阻不行，关节闭塞；或风、寒、湿、热之邪留滞筋骨关节，久之损伤肝肾阴血，筋骨失养，故见关节肿痛、僵硬、屈伸不利、活动障碍、筋挛肉卷，即为痹症。本病正虚邪实反复演化，病邪缠绵，邪毒相搏，致使病情复杂，变化多端，给临床治疗带来困难。中医通常将类风湿性关节炎分为以下几种类型。

行痹　属风气盛者，肢体关节疼痛，游走不定，多见于腕、肘、踝、膝等关节屈伸不利，或伴有恶寒、发热等，舌苔薄白，脉浮紧。

痛痹　属寒气盛者，肢节关节疼痛较剧，痛有定处，如有锥刺，得热则减，遇寒则剧，关节屈伸不利，局部有冷感，苔白，脉弦紧。

着痹　属湿气盛者，肢体关节疼痛以重着麻木为主，痛有定处，甚则关节肿胀，手足笨重，活动不便，舌苔白腻，脉象濡缓。

热痹　关节红肿热痛，甚则痛不可近，得冷则舒，活动受限并多兼有发热口渴，多汗，烦躁，舌苔黄燥，脉滑数。

临床治疗可随证投以滋补肝肾，补气养血，祛风散寒，化湿清热，逐痰消瘀，通络止痛之法。

在上述分型中，虽分有四，其实只有二类，一是风寒湿痹，二是热痹或湿热痹，单纯风痹、寒痹、湿痹几乎没有。《内经》在记述痹证时十分清楚地告诉我们“风寒湿三气杂至合而为痹”，是三种外来致病因素夹杂着汇合在一起共同作用的结果。对热痹而言它主要是一种转化痹，是病久寒化热而形成，比如《金匮要略》讲的“桂枝芍药知母汤”就是比较典型的例证。当然就现代观点讲我认为既然“风寒湿”三气杂至可以合而为痹，那么就应当有“风湿热”三气杂至而为痹的热痹、湿热痹。这样，热痹、湿热痹的产生就顺理成章了，热痹在急性期带有“风湿热”的成分，也有了合理的解释，十分符合临床实际。

【临床表现】

本病发病缓慢，为双侧对称性关节受累，其临床症状和体征特点如下。

（1）疼痛　本病早期即有关节局部痛感，尤其是在活动期，并伴有触痛及压痛，此为最早出现，也是患者最敏感的体征。

（2）僵硬　受累关节僵硬，尤其在晨起开始活动时最为明显，但活动一段时间后将会逐渐有所改善。

（3）肿胀　受累关节周围软组织呈弥漫性肿胀，且表面温度略高于正常关节。

（4）畸形　后期病例一般均出现掌指关节屈曲及尺偏畸形，如发生在足趾，则呈现爪状趾畸形外观。

（5）皮下结节　30%～40%的患者可出现皮下结节，此有助于对本病的诊断。可对皮下结节做病理检查而协助诊断。

（6）体温升高　急性期的某些患者可出现发热，多为38℃以下的低热。

【主要证候特征】

关节疼痛、肿胀、晨僵、变形是本病之主要证候。关节疼痛呈对称性，通常先侵袭四肢小关节，尤其是掌指关节，以后可累及其他关节。疼痛以冷痛、酸痛、胀痛为主，热痛常出现在急性期或活动期，并伴有红、肿、热，一般不伴高热，体温常在38℃以下，患病关节触之热。活动期过后，冷、酸、胀痛并伴肿胀，无发热，肤色如常，触之偏凉。此时关节活动受限，屈伸不利，初始活动后可感轻松，渐渐晨僵明显加重。最后，患病关节变形，周围肌肉萎缩，形成像仙鹤腿状改变，《医宗金鉴》描述说"髀胫枯细鹤膝风"。

类风湿性关节炎一般分寒湿阻痹，湿热阻痹，痰瘀阻痹，气血双亏，肝肾不足等。但凭我多年治疗之经验，除活动期、急性期出现湿热阻痹之湿热痹证外，多半以寒湿侵袭为主。而且还有一个先决条件就是气血亏损，或肝肾不足，或脾肾阳虚，也就是说必须在正气不足的情况下外感寒湿之邪，阻痹经脉才发病，正虚邪恋是核心。

故我们的治疗原则是补虚，补气血之虚，补肝肾之虚，补脾助阳。补虚是本，也就是我们常提到的治疗风湿的原则"祛风先治血，血足风自灭"。同时要通经活络，祛除寒湿。故我们首选温针灸来治疗正虚寒湿类型的类风湿关节炎。

【诊断】

类风湿关节炎诊断主要依据病史、临床表现、血清学及影像学检查。目前，临床上通用的是1987年美国风湿学会（ACR）制订的类风湿关节炎分类标准。

【治疗方法】

主穴：上肢取曲池、外关、合谷、中渚、八邪；下肢取足三里、犊鼻、太溪、昆仑、八风等；腰背取华佗夹脊、肾俞等。

方法：穴周常规消毒，用1.5～2.0寸28号毫针，快速刺入皮下。然后用捻转提插法使其得气，气至后紧捏针柄不动，使针下感应不断扩大，约30秒松手。先将备好之橘皮块套于针下，紧贴穴周，再把艾条剪成2cm长之艾条段插在针尾部，点燃下端，待其燃尽退针。每日1次，10次为一疗程，中间休针3～5天。

【病案举例】

任某，女，41岁。

主症：反复多处关节疼痛，双手关节屈伸不利2年，加重1个月。

病史：2年来反复出现全身多处关节疼痛，以双手、腕及右膝关节明显，伴双手关节肿胀，晨起手指僵硬，屈伸不利，遇冷则剧。症状逐渐加重，并出现双手掌指关节变形。曾于市内西医院就诊，行风湿系列检查，诊断为“类风湿关节炎”，给予抗类风湿治疗，症状略有好转，但停药后症复如前。近1个月症状加重，关节屈伸不利，为求中医治疗而来我院。

来诊症见：面黄形瘦，双腕、双手关节疼痛，活动受限，双手食指、中指呈梭形变，晨僵明显，双腕关节屈伸不利，时有双膝关节疼痛，畏寒肢冷，食少纳差，夜寐欠宁，大便溏。舌质淡红，苔薄白，脉沉细。

辅助检查：血沉45mm/h↑，抗“O” >500IU/mL↑，类风湿因子阳性，抗CCP抗体993RU/mL↑。X线摄片示：双手骨质疏松，双手第2、3掌指间隙狭窄，关节面模糊、毛糙，符合类风湿关节炎改变。

诊断：类风湿关节炎。

证型：寒湿阻痹，气血亏虚。

治法：驱寒除湿，补益气血。

治疗结果：用橘皮温针灸（穴位同前），每日1次，经治70天，症状体征逐渐消失，关节功能恢复正常。查血沉10mm/h，类风湿因子阴性。又连续针1月余，未再复发。

【临证心得】

中医根据类风湿关节炎的病变特点通常称之为“顽痹”“骨痹”“历节风”“鹤膝风”等。其病机多为体虚邪实，体虚就脏腑而言，重在肝脾肾三脏，邪实则由感受风寒湿三邪尤以寒湿二因为主。在诸多痹证中，类风湿的主要症状是以小关节为主，尤其是掌指关节疼痛、肿胀、变形、晨僵，通常有得热则舒，遇寒加重的特点。若非活动期，较少出现红肿热痛，故我认为寒湿阻痹当为主要病机。由于寒湿纠缠，很难分开，在正气不足、气血亏虚、肝肾两虚的情况下，极易流注筋骨、关节，久之痰瘀停滞，正气复伤，本益虚而标益实，胶固难化。故临床我用温针灸之法，一则通过诸穴之配伍益肝肾，强筋骨，补气血，驱寒湿；二则针至穴区使气行络通，再经艾热之传导，直达患病之筋骨关节，驱除藏于深处之寒湿。其效、其速、其直接非他法所能及。

三、补脾益气为主治疗重症肌无力

重症肌无力是一种神经肌肉接头传递障碍的获得性自身免疫性疾病，临床表现为骨骼肌极易疲劳，活动后症状加重，休息和应用胆碱酯酶抑制剂治疗后症状明显减轻。其中医属于“痿证”范畴，根据具体临床表现又有“睑废”“睢目”“视歧”“头倾”“大气下陷”等不同名称。

【病因病机】

重症肌无力与自身免疫功能障碍有关，即神经肌肉接头的突触后膜乙酰胆碱受体被自身抗体攻击而引起的自身免疫性疾病。

中医认为本病因或先天禀赋不足，或劳倦过度，或饮食不节，或感受外邪。病机以脾胃气虚为根本，“脾胃为后天之本，气血生化之源”，脾胃虚弱则气血生化乏源，脾主肌肉四肢，气血不足无以濡养则四肢肌肉痿软无力；脾气虚弱升举无力则眼睑下垂；气血虚弱，睛目失养，精散则视歧；头为诸阳之会，气虚阳气不布则抬颈无力。上述症状均为气虚不濡不举所致。

本病以正虚为本，虚实夹杂。脾胃虚损为主，又与五脏相关，或见脾肺气虚，肝肾不足，脾肾虚损，或气血双亏，湿热浸淫，亦可兼夹痰浊、瘀血等病理产物。

【临床表现】

大多数为隐袭发病，呈进展性或缓解与复发交替性发展，部分严重者呈持续性。偶有亚急性起病，进展较快。

骨骼肌易疲劳或肌无力呈波动性。大多数表现为持续肌肉收缩后出现肌无力甚至瘫痪，休息后症状减轻或缓解。多数患者晨起肌无力症状较轻，下午或傍晚明显加重，称为“晨轻暮重”现象。首发症状常为一侧或双侧眼外肌麻痹，如上睑下垂、斜视和复视。若累及面部肌肉和口咽肌则出现表情淡漠、苦笑面容；连续咀嚼无力、进食时间长；说话带鼻音、饮水呛咳、吞咽困难。若胸锁乳突肌和斜方肌受累则颈软、抬头困难、转颈、耸肩无力。四肢肌肉受累以近端为重，表现为抬臂、梳头、上楼梯困难。呼吸肌受累出现呼吸困难者为重症肌无力危象，是本病直接致死的原因。

【主要证候特征】

本病以上睑下垂、视歧、凝视、倦视，以及四肢全身无力痿软，咀嚼无力，吞咽困难，声音嘶哑为常见。上睑下垂，抬举无力大多为本病初始之症，有朝轻暮重，劳累明显，休息改善之特点。病情较重者，渐渐在上症基础上出现咀嚼、吞咽困难，若突然出现憋闷气喘，面色口唇青紫，汗出肢冷，则病情严重，如不及时救治，可危及生命。

目前国内学者及临床医师认为本病大致可分脾虚气弱、脾肾两虚（阳虚或阴虚）、气血双亏、肝肾亏损、中气下陷、肺肾两虚、阴亏阳竭、痰浊阻滞、湿热浸淫等证候。

近10年来，我在门诊共接待此病百余例。以临证之经验，我认为先期或较轻者多为眼肌型，以脾虚气弱为主，较重者多为脾肺两虚，其中挟有痰浊者亦有之。病情逐渐发展加重，一般多向下焦肝肾侵及，病程愈久，虚象愈著。就其病位主在肌肉，脏腑主在于脾，与肺肾关系密切，与其他诸脏亦有相关。本病大多为虚，少有虚中夹实，尤其后期较为少见。总之，本病以脾肾亏虚为本，痰浊湿热为标。

故我主张本病之主体辨证为脾肺两虚，脾肾亏损。在脾肺两虚中，脾虚气弱型多见；在脾肾亏损中，常可分为气阴两虚，中气下陷型，其他类型较为少见；在兼夹证中以痰浊阻滞较为常见。总之，在整个病程辨治最核心的是以脾虚为治疗重点，始终坚持补脾益气之法。

【诊断】

根据病变所累及的骨骼肌无力呈波动性和晨轻暮重特点，肌疲劳试验阳性，应考虑本病的可能。若新斯的明试验阳性，重复神经电刺激提示波幅呈递减现象，以及 AChR 抗体滴度增高者，可明确本病的诊断。

【鉴别诊断】

（1）肌无力综合征　也是一组自身免疫性疾病，主要由恶性肿瘤所引起，尤其是燕麦细胞型支气管肺癌。肌无力以下肢近端为主，活动后即疲劳，继续活动后症状减轻，脑神经支配的肌肉很少受累。

（2）多发性肌炎　表现为四肢近端肌无力，多伴有肌肉压痛，无晨轻暮重的波动现象，病情逐渐进展，血清肌酶明显增高，新斯的明试验阴性，抗胆碱酯酶药治疗无效。

（3）肌营养不良症　多隐匿起病，症状无波动，病情逐渐加重，肌萎缩明显，血清肌酶明显升高，新斯的明试验阴性，抗胆碱酯酶药治疗无效。

（4）周期性瘫痪　是以反复发作的骨骼肌弛缓性瘫痪伴血清钾改变（我国以低钾型多见）为特征的一组疾病，常见于青壮年，下肢重于上肢，一般多在饱餐后睡眠中发病，肌无力常由双下肢开始延及上肢，1～2 天可缓解，常有反复发作史，发作时血清钾减低（<3.5mmol/L）。

【中医病证鉴别】

（1）痹证　是以肢体关节肌肉疼痛、重着、麻木、屈伸不利、关节畸形为主要表现。后期由于肢体长期废用，亦有类似痿病之瘦削枯萎之症。以肢体关节疼痛相鉴别，痿病虽肢体痿弱无力，肌肉枯萎瘦削，但肢体关节一般不痛。

（2）偏枯　是中风症状，临床表现为一侧肢体不用，且常伴有口舌㖞斜，语言謇涩，肢体麻木，突然昏仆等症。而痿病为四肢不用，左右肢体同时不用。

（3）风　主要表现为四肢不收，步态不稳，废而不用，常伴言语不清，思维迟钝。而痿证则以肢体力弱，肌肉萎缩为主症。风痱多兼神志改变，而痿证则无。

【辨证论治】

主体辨证为脾气虚（脾肺气虚）及脾肾亏虚两型，其他常用辨证有气阴两虚、阴亏阳竭等。

（1）脾肺气虚

主症：眼睑下垂，视物成双，朝轻暮重，少气懒言，气短胸闷，肢软无力，或咀嚼无力，吞咽困难，纳呆，便溏。舌淡白，舌胖大有齿痕，苔薄白，脉细弱。主要见于重症肌无力初期或眼肌型患者。

治法：补益脾肺，益气升阳。取手阳明经、足阳明经、手太阴经、任脉、督脉穴及背俞穴为主，针用补法或加灸。

处方：百会、曲池、合谷、列缺、气海、膻中、脾俞、肺俞、足三里。

方义：督脉的百会升举阳气，任脉的膻中为气之会穴，配气海有益气行气之功；再配手足阳明大肠、胃经的曲池、合谷、足三里，手太阴肺经列缺，背俞穴脾俞、肺俞，补益脾肺之气。

（2）脾肾亏虚

主症：全身无力，眼睑下垂，常伴复视，口齿不清，言语不利，饮食呛咳，咀嚼无力，少气微言，活动后气短加重，畏寒肢冷，腰膝酸软，夜尿频，便溏。舌体胖，舌质淡，苔白或薄白，脉沉细无力。主要见于重症肌无力病久者或轻中度全身型。

治法：温补脾肾。取足少阴肾经、足阳明经、足太阴经、任脉、督脉穴及背俞穴为主，针用补法或加灸。

处方：肾俞、脾俞、关元、足三里、百会、三阴交、然谷。

方义：取背俞穴肾俞、任脉关元、足少阴肾经然谷补益肾气；足阳明胃经足三里、背俞穴脾俞、足太阴脾经三阴交健脾益气升阳；督脉百会升举阳气。

（3）气阴两虚

主症：全身无力，眼睑下垂，吞咽困难，咀嚼无力，五心烦热，腰膝酸软，气短懒言，咽干口燥，心悸少寐，盗汗，纳呆食少。舌质红、少苔，脉沉细微数。多见于长期服用激素者。

治法：益气养阴。取足阳明经、手厥阴经、足太阴经、任脉穴及背俞穴为主，针用补法或加灸。

处方：足三里、内关、气海、三阴交、膻中、心俞。

方义：胃经的足三里健运中焦，以资生气血之源，艾灸任脉的气海补脾益气；心包经的内关安神定悸，配脾经的三阴交调三阴之经气；任脉的膻中为心包经的募穴，配心俞为俞募配穴法，可滋阴调心气。

（4）阴亏阳竭

主症：呼吸困难，痰涎壅盛，气息将停，危在顷刻。伴抬头无力，四肢痿软，汗出淋漓，纳呆便溏。舌淡胖、边有齿痕、苔厚腻，脉细弱或大而无力。主要见于肌无力危象者。

治法：回阳救逆。取任脉、督脉、足阳明经、手厥阴经穴为主，针用补法或加灸。

处方：水沟、内关、气海、关元、足三里、百会。

方义：势急而危笃，急选督脉水沟以醒脑开窍，苏厥而救逆，配心包经的内关宁心安神，振奋心阳；取任脉的气海、关元以补命门真阳，回阳固脱；取胃经合穴足三里益气助阳固表；艾灸督脉的百会升阳举陷，增强回阳救逆之功。

以上各型均可对症配选以下诸穴：①上睑下垂：攒竹、丝竹空、头临泣、瞳子髎、阳白、风池、养老；②斜视、复视、目睛转动不灵：四白、太阳、风池、支正；③吞咽困难：哑门、风府、天突、廉泉、完骨；④呼吸困难：膻中、肺俞、天突、身柱、合谷；⑤颈部无力、头前倾：天柱、大杼、大椎。

【针法技法要点】

针刺取穴以近取、邻取、远取相结合，重视针刺的深度、角度、方向，强调手法与针感。

（1）取穴

远取：足三里、三阴交、气海、合谷。

近取：太阳、阳白、攒竹、目窗（或头临泣）。

邻取：风池（针向对侧眼球）。

头针：百会（针向前）。

(2) 针刺的要点及补泻

百会、目窗（或头临泣）：均向前平刺，头临泣直向瞳孔，进针7分许，快速捻转如头针法200转/分，最少持续1分钟。

太阳、阳白、攒竹：太阳呈45°角斜刺，用补法，其他穴平刺法，小幅度轻捻转，速度要慢，应在90转/分以下，得气有胀感即可。不要求有放射感，若出现则停，向上轻提。为保持针感和留气，轻搓轻刮针柄，拇指轻轻向前搓捻，向下轻压片刻，持住针柄不动，须臾放手。

足三里、三阴交、气海、合谷：均用补法，直刺进针后提插捻转同时运用，得气后把针停留在中、下部（人部、地部），感针下沉紧，大拇指向前捻动为主，稍用力，食指向后轻拉，连续5~6次后持住针柄再向右搓捻下压。

【临证心得】

重症肌无力中医属于“痿证”，“痿证”是以肢体痿软不能随意运动为主要症状的一类疾病。导致痿证的原因虽然繁杂，但在临床中我始终坚持以脾为核心与其他四脏相互关联的思维。辨证是根据临床变化而变化，不应仅仅局限在固定分型之多少上，也不应限定在什么标准上，辨证是随机的、灵活的，甚至是有灵感的。当然我主张有主体，主体是什么？是长期临床的经验积累所形成的认识。我不否认辨证，恰恰相反我十分重视辨证，但这种辨证既要有主体的框架，也要有构建的灵活。

以重症肌无力为例，脾肺两虚是辨证的主体。如临床遇有较轻患者多为眼肌型，往往表现为较单纯的脾虚气弱之证，进一步加重深化方可见脾肺两虚之证。再如脾肾两虚亦为主体，常见重症肌无力轻中度全身型，可出现阴虚、阳虚、气阴两虚，也可涉及肝脏。

我在临床接触的大部分是门诊的患者，故主体这两型及其变化型比较多见，但也有重症患者。

一般情况下，对重症肌无力眼肌型或全身轻、中型以脾肺两虚或单纯以脾虚气弱为证型的患者，着重以针灸治疗为主。若病情较重，或病情有加重的趋势，或重度型者，则主张针药并用，中西医结合。有危象者应住院或者直接进ICU病房综合救治，待病情稳定后，仍然以针药并用为主，大多应收到良好的效果。

重症肌无力系难医之病，易反复发作，在我接诊的100余例病人中亦有反复发作，反复住院，反复用大量激素治疗，其结果并非越来越好，相反越来越重，以至于发生危象出现呼衰而死亡者。

2017年7月一位袁性男患，45岁，经半年多的针刺治疗疗效显著，溴吡斯的明已由每天4片减少到半片，前途一片光明。一次复诊中，患者兴奋地告诉我，其每天坚持长跑3000米到5000米，毫无倦意。我闻后内心有一丝担忧，劝说他千万注意，不要过度劳累，散步即可。但是病人忘乎所以，仍继续坚持，后来在一次轻微感冒的情况下，病返如初，打回原形，再次入住大医附属医院，目前正在治疗。

我告诫每位重症肌无力的患者，日常千万要注意以下三点：①不要过度劳累，以免重伤脾肺之气而劳复；②寒温要适宜，避免感冒等疾，以防外邪引动而复；③饮食有节，起居有常，避免饮食伤脾而食复。

此经验之谈仅供参考。

附：脾肺、脾肾两虚证的常用方药

黄芪30～120g，焦白术15～20g，薏米20g，陈皮15g，生晒参10～15g，茯苓15g，枳实15～20g，菊花15g，麻黄10g，生山药20g，当归15g，升麻5g，肉桂5～10g，麦冬15g，制附子7.5g，五味子10g，牛膝15g，枸杞子15g，生地黄20～30g，熟地黄20～30g，丹参15g，赤芍15g，白芥子10g，鹿角胶10g，百合20g，炙甘草15g。可加炙马钱子，从0.3g起，效果较佳。

据证随症用之，水煎，每日1剂，2～3次口服。

四、醒脑复聪针法治疗老年期痴呆

老年期痴呆是一种以认知功能障碍为主要特征的中枢神经系统疾病，主要包括阿尔茨海默病痴呆和血管性痴呆，约占90%以上。阿尔茨海默病痴呆是一种持续性高级神经功能活动障碍，以进行性痴呆、认知障碍为主要症状，临床表现为分析判断能力衰退，学习记忆功能下降，行为失常，情绪改变，甚至意识模糊等。血管性痴呆是由缺血性卒中、出血性卒中和脑缺血缺氧等所致的认知功能障碍综合征，多发生在脑血管病后3个月内。其中医属于“痴呆”范畴，亦称为“呆病”“神呆”“痴证”等。

【病因病机】

西医认为老年期痴呆发病主要与脑变性疾病（大脑皮层萎缩、β淀粉样蛋白沉积、神经元纤维缠结、记忆性神经元数目减少）、脑血管疾病（脑缺血、脑梗死、脑出血）、遗传因素（基因突变）及其他因素（内分泌紊乱、代谢障碍、生活环境、习惯、脑外伤等）有关。中医认为老年期痴呆的病因为老年体衰，脏腑亏虚，气血不足，因虚致实。其病机主要为肾精不足，髓海不充，脑髓失养；气血不足，脑神失养；脾虚不运，痰浊内生，痰湿阻络，血滞成瘀，痰瘀阻窍，脑窍失灵。本病以正虚为本，多以肝脾肾亏虚为主，因虚致实，多兼痰瘀之邪，且虚实夹杂。

【临床表现】

老年期痴呆的临床表现以认知功能障碍为主，有的患者会伴有被害妄想，渐至不适应社会，不能自理，最终瘫痪在床。阿尔茨海默病痴呆的特点是逐渐恶化，血管性痴呆的特征是呈阶梯状变化，即在某一时刻突发性的恶化。早期症见近期记忆力减退，缺乏创造力、进取心，丧失原有兴趣爱好；中期则对人物、事件、地点出现无定向感，注意力转移，理解能力减退，语言、行为、思想重复，情绪失控，丧失原有道德伦理标准，可有迫害妄想等现象，但无病识感；晚期症状多见词不达意，答非所问，默默不语，智力丧失，表情冷漠，肌肉僵硬，二便失禁，瘫痪在床。

【证候主要特征】

本病主体证候为：健忘，呆傻愚笨，性情改变。

健忘常为最早出现的症状，可渐进加重，早期主要对近期事物遗忘，表现为对刚发生的事记忆不全，似是而非，常常不自觉地虚构事物而被认为“说谎”。随病情发展可致近期及远期事物记忆能力均减退，甚至不能记起自己的姓名、年龄、配偶、子女等。

呆傻愚笨主要表现为对周围事物漠不关心，思维迟钝，注意力不集中，计算力、定向力、判断力明显下降，动作笨拙，词不达意，答非所问，重者生活不能自理。

性情改变是指丧失原有兴趣爱好及道德伦理标准。常见情绪变化无常，不能自已，自私多疑，不修边幅；或表现为抑郁，闭门独处，寡言少语；或表现为亢奋，忽哭忽笑，言辞颠倒。重者表现为攻击行为，妄想，幻听幻视等。

一般认为老年痴呆是由七情内伤、久病不愈、年老体虚等致气血不足，脏腑亏虚，痰瘀阻痹，渐至髓海空虚，脑髓失养。其病位在脑，与心肝脾肾功能失调密切相关。《老年痴呆病的诊断、辨证分型及疗效评定标准》据痴呆主症之外的兼症不同分为虚实两大类。虚证分为髓海不足，肝肾亏虚，脾肾两虚；实证分为心肝火盛，痰浊阻窍，气滞血瘀。我认为本病以人体机能减退为核心，以后天脾胃运化功能减退为先导，使饮食水谷不化生气血精微，反成痰浊至瘀。一则先天肾精失于充养，髓海空虚；二则痰瘀阻窍，气血不达，终至脑髓失养，神机失用。本病病机特点正虚为本，因虚致实，虚实夹杂。临床总以脾肾两虚证、痰瘀阻窍证为主体，二者兼而有之者较常见，仅有轻重偏属之不同而已。治疗常以健脾益肾，化痰活血，醒脑复聪为主法，他法因人而异，随症侧重，依情加减，好转者常有之。

【诊断】

（1）主症

1）记忆：记忆能力包括记忆近事及远事的能力减弱。

2）判定：判定认知人物、物品、时间、地点能力减退。

3）计算：计算数字、倒数数字能力减退。

4）识别：识别空间位置和结构能力减退。

5）语言：口语能力，包括理解别人语言和有条理的回答问题的能力障碍。文化程度较高者阅读、书写能力障碍。

6）个性：性情孤僻，表情淡漠，语言啰嗦重复，自私狭隘，顽固固执，或无理由欣快，易怒而激动，或把破烂视为珍品等。

7）思维：抽象思维能力下降，如不能解释谚语，不能区别词语的相同点和不同点，不能给事物下定义等。

8）人格：性格特征改变，道德伦理缺乏，不知羞耻。

9）年龄：60岁以上，亦可在50~59岁之间。

10）病程：起病发展缓慢，病程长。

同时具备上述主症1）2）3）三项和4）~8）中至少一项，在6个月内有明显减退或明显缺损者，参考年龄、病程即可诊断为老年痴呆症。

（2）或有症

近6个月内性格脾气有明显改变者，或有眩晕、消渴、胸痹、小中风、中风等病史者。

【鉴别诊断】

（1）郁病脏躁　痴呆的神志异常需与郁病中的脏躁相鉴别。脏躁多发于青中年女性，多在精神因素的刺激下呈间歇性发作，不发作时可如常人，且无智能、人格方面的变化。而痴呆可见于任何年龄，尤多见于中老年人，男女发病无明显差别，且病程迁延，其心神失常症状不能自行缓解，并伴有明显的智力、记忆力、计算力及人格情感的变化。

（2）癫病　以沉默寡言，情感淡漠，语无伦次，静而多喜为特征，俗称“文痴”，以成年人多见。而痴呆则属智能活动障碍，是以神情呆滞、愚笨迟钝为主要临床表现的神志疾病，多发于老年人。重症痴呆患者与癫病在精神症状上有许多相似之处，临床难以区分。

（3）健忘　是指记忆力差，遇事善忘的一种病证。而痴呆则以神情呆滞，反应迟钝，动作笨拙为主要表现，其不知前事或问事不知等表现与健忘之“善忘前事”有根本区别。痴呆根本不知前事，而健忘则晓其事而易忘，且健忘不伴有神志障碍。健忘可以是痴呆的早期临床表现，这时可不予鉴别。由于外伤、药物所致健忘一般经治疗后可以恢复。

【辨证论治】

主体辨证为肝肾亏虚、髓海不足证，脾肾两虚、痰瘀阻窍证，气血亏虚、血瘀脑络证。

（1）肝肾亏虚、髓海不足证

主症：神情呆钝，智力衰退，喃喃自语，或终日无语，伴头晕耳鸣，齿枯发焦，腰膝酸软，步行艰难，食少纳呆，懈惰思卧，尿频遗尿，大便干结。舌质淡白或红，舌体偏瘦，苔白，苔少或无苔，脉沉细弱。

治法：补益肝肾，填精益髓，复聪醒神。

处方：百会、四神聪、神庭、风池、足三里、三阴交、太溪、复溜、太冲、行间、申脉、阳陵泉、人中。

方义：督脉入脑，上巅，循额，主治神志病，取督脉百会、神庭、人中配以四神聪有复聪醒神之效；风池穴祛风定眩；足三里可生发胃气，运化水谷，助后天以养先天；三阴交健脾养肝益肾，生化精血；太溪、复溜益肾生精，充养脑髓；行间、申脉、阳陵泉分别为肝、肾及其相表里经脉腧穴，亦为《针灸聚英》中十三鬼穴，适用于一切神志疾患。

（2）脾肾两虚、痰瘀阻窍证

主症：表情呆滞，沉默寡言，记忆减退，失认失算，口齿含糊，词不达意，伴头重如裹，双目晦暗，口多痰涎，肌肤甲错，脘腹胀满，或四肢不温，腹痛喜按，不思饮食，夜寐不宁，小便频数，排尿不畅，大便溏薄。舌质暗，舌体胖大有齿痕，苔白腻，脉沉细或滑。

治法：健脾益肾，化痰活血，开窍醒神。

处方：百会、四神聪、人中、合谷、足三里、丰隆、三阴交、颊车、隐白、曲池。

方义：取百会、四神聪、人中、足三里、三阴交之意同前。人中又名水沟，除能醒神开窍外，亦主运化水液，能利水化痰。合谷属手阳明大肠经之原穴，有升清降浊、宣通气血之功，可助脾胃运化痰浊。丰隆为足阳明经络穴，功能化痰降浊，运脾通腑，可宣通脾胃二经之气机，其清化痰浊作用显著；隐白、颊车分别为脾经、胃经之穴，又为十三鬼穴之鬼信、鬼垒，善治一切神志疾病。

（3）气血亏虚、血瘀脑络证

主症：反应迟钝，善忘乱语，忽悲忽笑，气短乏力，心悸易惊，或口舌歪斜，言语不利，偏身麻木，半身不遂，或思维异常，行为古怪，纳呆食少，夜寐不宁，二便无力。面色无华，舌质淡暗，或有瘀点瘀斑，脉细涩。

治法：健脾益肾，活血化瘀，开窍醒神。

处方：百会、四神聪、人中、翳明、内关、神门、大陵、劳宫、足三里、血海、三阴交、太溪。

方义：取百会、四神聪、人中、足三里、三阴交、太溪之意同前。翳明能改善脑部血液循环，而奏醒神益智之效；心主血藏神，气血亏虚，则心神不明，故选手少阴心经之穴神门、手厥阴心包经之穴内关，以安神定悸；血海为足太阴脾经所生之血聚集之处，气血物质充斥巨大如海，故名血海，针刺该穴可运脾化血，生血化气；大陵、劳宫均为手厥阴心包经之穴，又分别为十三鬼穴之鬼心、鬼窟，亦善治一切神志疾病。

【针法技法要点】

头针主穴：百会、四神聪、神庭。

针法技法：取28号1.5寸毫针，快速进针至皮下，然后以30°角刺到浅筋膜，压住针柄，改为15°刺到帽状腱膜，进针深度大概为1.2寸。再快速捻转针柄，捻转频率要求不少于200次/分钟，持续捻针1分钟，以穴周皮肤红润为度。留针1小时，中间每15分钟行针1次。

体针主穴：风池、翳明、内关、合谷、神门、血海、足三里、丰隆、太溪、太冲、三阴交。

针法技法：取30号针直刺，血海、足三里、太溪、三阴交均用捻转补法，风池、丰隆、太冲用捻转泻法，上穴根据辨证类型选取，并可以互换，具体针法请见前篇捻转补泻法。留针30分钟，每15分钟行针1次。

十三鬼穴：人中、少商、大陵、隐白、劳宫、行间等，要求行快速雀啄手法。颊车、阳陵泉、曲池、神庭、申脉等穴针刺得气后手法强化，留针即可，此5个穴位不用雀啄手法。

【临证心得】

本文讨论的老年期痴呆主要包括阿尔兹海默病和血管性痴呆。根据二者的发病特点及其临床表现，我认为阿尔兹海默病多以肝肾精亏、脾肾两虚、痰浊阻闭为主，其发病年龄较大，呈慢性、进展性，脑萎缩是判断该症的重要指征。血管性痴呆是由脑血管病引起的痴呆，发病较急，呈阶梯式进展，以气虚痰瘀较多。

该病临床所见千变万化，不可能用单纯的几个证型、单一固定的方剂来概括及治疗。国内教材及文献有诸多分型，我将其主要分为3个证型，也不可能包罗万象。临床常见既有脑萎缩全面智能的减退，又有多发腔隙性脑梗死的病人，通常我们把他们称为混合型。有时卒中抑郁症也掺杂进来，加之既往有糖尿病、心脏病等，都可能兼而有之。您想想，仅几个分型靠谱吗？因此，我主张辨证有主体，随症再变化，结合经验，多方寻求，才能解决复杂局面。

就老年痴呆症的治疗而言，我的经验是：①先针头穴开先锋，主穴百会四神聪，再加神庭与人中，醒脑复聪要坚持。②体针跟进健脾肾，填精补髓化痰浊，醒脑固本起沉疴。足三里、三阴交、太溪、内关、气海穴，针合谷备肾俞，轻缓捻针是为补，取丰隆针太冲，清肝化痰用泻法。本病虚为根，虚实夹杂要分清，其他穴位随证添，加加减减显神通。③最后一条取"鬼穴"，速刺雀啄开脑窍，有少商，有大陵，隐白颊车承浆穴，针劳宫刺曲池，行间申脉阳陵泉。

综上，三种针法其核心目的是养肝肾，填精髓，补脾化痰，苏醒神志，醒脑开窍助修复。老年痴呆症目前尚无有效治疗，大部分医者认为是不可逆的，但帮助其延缓进展，改善其生活质量，帮助其部分修复智能，凭一己之经验，是可能做到的。我的体会是寻求多方，综合治疗是最佳的选择。除针刺治疗为首选外，尚需结合以下四方面：①汤药，按主体辨证常选以地黄饮子为代表的益肾填精方，以补阳还五汤为代表的益气活血方，以涤痰汤方为代表的醒脑化痰方；②按摩，适当按摩可调和脏腑，舒活筋骨，减轻压力，改善体质，促进血液循环；③精神调护，心理疏导，关爱病人，鼓励病人战胜疾病的信心，散步行走晒太阳，以动养形，以静养神，动静结合，尽可能让患者生活自理；④饮食清淡，营养要丰富，起居有规律，切忌懒睡不起床，对卧床不起者，也应精心护理，保持所需营养，经常清洁口腔，勤翻身，预防褥疮发生，让病人体面而终。

五、针刺治疗失眠症

失眠症是指患者对睡眠时间和（或）质量不满足并影响白天社会功能的一种主观体验。临床主要表现为入睡困难（入睡时间超过30分钟），夜间觉醒次数增多（≥2次），早醒，睡眠浅，多梦，睡眠总时间小于6小时，次日头晕、嗜睡、乏力等，影响正常的生活、工作。其中医属于“不寐”范畴。

【病因病机】

失眠的病因复杂，一方面与自身的易感素质包括性别、性格、年龄和遗传因素等密切相关；另一方面则与外界条件，如生活质量、经济条件、人际关系、睡眠环境等有关。失眠较为常见的原因有心理因素、生理因素、环境因素、躯体疾病、精神疾病、药物应用或戒断等，导致觉醒与睡眠节律失调。失眠的发病机制与睡眠–觉醒周期密切相关，但具体机制尚不明确。比较公认的机制认为脑干的中缝核、孤束核能诱导睡眠的发生，而脑桥背内侧被盖的蓝斑头部对维持觉醒起作用，视交叉上核是体内基本的生物钟，丘脑是参与睡眠与觉醒节律的重要结构，大脑皮质对睡眠觉醒节律有一定影响。上述神经生理功能的抑制作用减弱或易化作用增强，以及参与其中的神经解剖结构发生病理性改变，都可以导致失眠症的产生。

中医有关失眠的最早记载见于《足臂十一脉灸经》和《阴阳十一脉灸经》，《黄帝内经》中论述了诸多失眠相关内容，在《难经》中失眠症被首次称为“不寐”。古代医家对失眠病机的认识内容丰富，《内经》提出营卫循行的睡眠理论，《灵枢·邪客》篇：“今厥气客于五脏六腑，则卫气独卫于外，行于阳，不得入于阴。行于阳则阳气盛，阳气盛则阳跻满，不得入于阴，阴虚故目不瞑。”指出失眠与机体的阴阳失调有关。《中藏经》开创了失眠的脏腑辨证论治。其他还有气血紊乱、神失所用、阴阳跻脉学说等。

现代中医多认为失眠辨证首分虚实。虚证多由心脾两虚，阴虚火旺和心胆气虚引起心神失宁导致失眠；实证多因肝郁化火和痰热内扰，引起心神不安导致失眠。

我在多年的临床工作中治疗了大量的失眠症患者。各个年龄段皆有发病，女性多见。其发病多与情志有关，或在失眠过程中合并情志因素，而其个体往往呈现出多思多虑的性格特质。患者多因情志不畅，肝气不舒，气郁日久，肝血亏耗，心血不足，引发不寐；或肝失疏泄，肝气郁结，日久化火，灼伤津液，以致火扰心神，阳不入阴，导致不寐。而病人思虑伤脾，脾气亏虚，气血生化乏源，致心肝之血不能及时得到补充，阴阳失调不能及时纠正，致不寐多缠绵难愈。故不寐与肝、心、脾、肾诸脏密切相关。我认为不寐临床最常见的病因病机总以肝气郁结为核心，可兼有脾虚、血虚，以及夹痰、夹火之不同，多为标实或本虚标实之证。

【临床表现】

失眠症的主要临床表现为入睡困难、夜间觉醒次数增多、早醒、睡眠浅、多梦及睡眠时间短，次日出现头晕、嗜睡、乏力等症状，影响正常的生活、工作。根据病程可分为：①急性失眠：病程小于4周；②亚急性失眠：病程大于4周，小于6个月；③慢性失眠：病程大于6个月。根据临床表现分为：①入睡期失眠（入睡时间＞30分钟）；②睡眠维持期失眠（夜间觉醒次数＞2次，总觉醒时间＞30分钟）；③睡眠结束期失眠（早醒，比平时早醒1～2小时，总睡眠时间＜6小时）。依据严重程度分为：①轻度失眠：偶尔发生，对生活质量影响比较小；②中度失眠：每晚发生，中度影响生活质量，伴有一定的症状（易激惹、焦虑、疲乏等）；③重度失眠：每晚发生，严重影响生活质量，临床症状突出（易激惹、焦虑、疲乏等）。

【证候主要特征】

本病主体证候：入睡困难，睡中易醒，睡眠时间短，浅睡多梦，醒后头昏乏力等，多伴有心烦焦虑。

失眠一症多有一定的诱因，早期时仅出现上述1项或2项睡眠障碍症候。随着时间的推移，睡眠障碍的症状逐渐加重。长期顽固性失眠往往上述症候兼见，且容易合并抑郁焦虑症状，出现躯体症状，如食欲不振、腹胀便溏或便秘、心悸汗出、周身不适等，症状复杂多变。所以强调要早期治疗，重视心理疏导等。

临床实践中，我见失眠病症多因情志而诱发，或情志不悦，或思虑过度，或受于惊吓。由于肝主疏泄，性喜条达，故“恼怒肝郁”“气郁不舒，木不条达”“悒郁动肝致病……疏泄失职”，肝的疏泄功能失调，气机不畅，肝气郁结，肝郁日久，肝血暗耗，心血不足；或郁久化火，内扰心神，心神不安，神魂不守，则发不寐。综上所述，不寐的病机主要责之于肝，同时易影响心、脾、肾，以致多脏腑功能失调。故临床处方当从肝论治，以治肝调肝为核心，同时兼顾心、脾、肾等他脏的治疗。

【诊断】

失眠症的主观诊断：①睡眠生理功能障碍（包括难以入睡、睡眠不深、易醒、多梦、早醒、醒后不易再睡）；②白日头昏、乏力、嗜睡、精神不振等症状是由睡眠障碍干扰所致；③仅有睡眠减少而无白日不适（短睡者）不视为失眠。

失眠的客观诊断标准是根据多导睡眠图结果来判断：①睡眠潜伏期延长；②入睡时间超过 30 分钟；③睡眠维持障碍：觉醒时间增多（每夜超过 30 分钟）；④总睡眠时间缩短：通常少于 6 小时。

【鉴别诊断】

（1）精神疾病引起的失眠　以原发精神疾病的表现为诊断依据，如分裂症有幻觉妄想，抑郁症有三低症状，躁狂症有三高症状，强迫症有强迫思维或行为等，且占主导地位，失眠虽然是最常见的甚至是唯一的主诉，但仍非主导症状。

（2）躯体疾病引起的失眠　主要寻找是否存在原发的躯体疾病，如感染和中毒性疾病、内分泌疾病、心血管疾病、脑部疾病等。

（3）药物性失眠　询问病人近期服药情况，是否服用了具有兴奋性作用的药物，如咖啡因及含有它的复方制剂、肾上腺素、糖皮质激素和抗震颤麻痹药等，是否是长期服用某种药物的撤药反应导致失眠，包括安眠药物等。

【辨证论治】

（1）肝郁化火，挟痰扰心

主症：不寐，心烦易怒，饮食不佳，面色潮红，口干口苦，小便黄赤，大便秘结。舌质红，苔黄或黄腻，脉弦数或弦滑。

治法：疏肝解郁，化痰清火安神。取督脉、足厥阴经、手厥阴经穴为主。

取穴：百会、四神聪、太阳、内关、神门、三阴交、丰隆、太冲。

（2）肝血亏虚，虚火扰心

主症：心烦不寐，心悸不安，头晕，耳鸣，健忘，情绪不畅，坐卧不宁，五心烦热，多汗，口干咽干，或口舌糜烂。舌质红，少苔或苔薄黄，脉弦细或数。

治法：疏肝解郁，养血清心安神。取督脉、足阳明经、手少阴经、足厥阴经穴为主。

取穴：百会、四神聪、太阳、神门、足三里、三阴交、太溪、申脉。

（3）肝气郁结，脾气亏虚

主症：不寐，多思善虑，饮食不佳，倦怠乏力，面色无华，口淡乏味，大便溏，舌质淡红或暗红，苔白，脉沉细无力。

治法：疏肝解郁，健脾益气养心。取足太阴经、足阳明经、任脉穴为主。

取穴：百会、四神聪、太阳、神门、合谷、中脘、气海、足三里、三阴交、太冲。

【方义】

主穴百会、四神聪、太阳位于头部，有醒脑安神、养脑填髓作用。其中百会穴是督脉与手足三阳经之会，可贯达全身，通达阴阳脉络，对调节机体的阴阳平衡起着重要的作用；四神聪为经外奇穴，其前后两穴均在督脉的循行线上，左右两穴则紧靠膀胱经，膀胱经络肾，督脉贯脊属肾，络肾贯心，其气通于元神之府，具有安神定志，调和阴阳、补脑填髓之功效。手少阴心经原穴神门宁心安神，为安神要穴；手厥阴心包经络穴内关是八脉交会穴，通于阴维脉，可宁心安神，宽胸理气；三阴交为足太阴、足少阴、足厥阴之交会穴，脾经上注于心，肾经上络心中，有健脾养心、滋肾宁心、条达肝气、通和血脉的功效；太溪穴为足少阴肾经原穴，具有滋肾、清热宁心之效。上穴加减应用，共奏疏肝、养心、安神、滋肾、健脑之效，达到神安则寐的目的。

【针法技法要点】

我认为本病主体证型应是肝郁扰心、阴阳失调，治以安神解郁、调和阴阳为主。

取穴与针法：仰卧位取穴。其中百会由前向后平刺15mm，四神聪与百会针刺方向平行，平刺12mm，太阳向后平刺15mm，神门直刺2mm，余穴直刺10～15mm。得气后行提插捻转平补平泻手法，留针30分钟。丰隆、太冲进针捻转提插同步进行，得气后将针留在中下段用捻转泻法，食指向前为主，拇指稍向后拉，使气留守，握住针柄，稍向下压，其下压的深度约豆许，捻转幅度要大，速度要快，120～150次/分，角度180°以上，操作手法稍重，每穴5～10次，最后停在食指上，数秒后放手。足三里、三阴交、气海、太溪行捻转补法，进针得气，步骤同前，拇指捻针向前为主，要有力道，食指向后轻拉，不用力，随针而回，要求幅度要小，速度要慢，操作手法益轻，其捻转角度要在90°以内，转速要在90次/分钟以下，每穴5～10次，最后针停在拇指上。

其他选穴随症处之。

【病案举例】

2016年3月，门诊接诊一名娄姓女患者，48岁，银行职员。失眠7年余，特点是入睡难，1～2小时不能安枕，常有彻夜不眠之时，并且早醒，更难再寐。伴心烦焦虑，胸闷善太息，心悸心慌，神疲乏力，面黄不华，清晨头昏脑胀。月经近2个月未至，经前胸乳胀痛，超声示双乳腺增生。近年每天上午用乐友1片，睡前服氯硝西泮1/2片可睡3～4小时，否则通宵不睡。舌淡红，尖偏红，中有薄黄之苔，诊其脉弦而细。四诊参之，为肝郁血虚之证，以疏肝解郁，养血安神之剂加味逍遥散合酸枣仁汤治之。用药月余未见显效，故加用针刺之法，主取四神聪、神庭、太阳、足三里、安眠、三阴交、内关、神门、中脘、太冲等。针刺当晚睡眠明显改善，次日心情愉悦，主动要求天天针灸。又近 1 个月，虽中间有所反复，但总体向好，情绪逐渐平稳，氯硝西泮减至 1/4 片，中西药品仍在同服，睡眠可达 5 小时左右，清晨感觉良好，月经已归正常。时至 7 月，诸症平稳，乐友隔日服，氯硝西泮每天 1/6 片。至 7 月底，乐友每周 1 次，氯硝西泮每天 1/10 片。8 月中旬停服乐友，汤药每晚 1 次，针灸隔日 1 次，氯硝西泮隔日 1/10 片。8 月底停服中西药品，针灸隔日 1 次，直至 9 月底，完全告愈，停止一切治疗。直至目前神清气爽，诸症悉除。

【临证心得】

失眠症是指一种以睡眠障碍为主的疾病，属于中医“不寐”的范畴，包括难以入睡、易醒、早醒、睡眠浅、梦多、醒后难再入睡、醒后疲乏，或白天困倦，其他症状均继发于失眠。失眠症突出的特征：一是多因情志因素而诱发，如生气恼怒、过度思虑、受惊吓等。二是疾病早期多以单纯睡眠障碍为主，病程日久多合并躯体症状，甚至易出现抑郁焦虑状况。失眠以女性患病多，现代女性负担较重，特别是中年妇女，一面忙事业，一面忙家务，事业压力大，家庭负担重，加之多愁善感之特征，因此常见肝郁气结。《医宗金鉴》说：“病多忧思忿伤情”，此之谓也。另外女子以血为主，除上述之因耗伤气血外，年近半百，血气愈见衰弱，也是规律使然。肝郁血虚之病机，就形成了失眠之主体。男子失眠也大多如此，肝郁者不占少数，饮食不节，以酒为浆，易怒伤肝，肝火旺盛，肝阳上亢，犯胃伤脾，上扰心神，导致失眠。

故失眠之症，我认为与肝密切相关，疏肝解郁为治疗之核心。当然临床上心脾两虚、心胆气虚、心肾不交者不乏有之，若非必须，我把此类作二线处之。也就是说，当主体之法历经 3 个月仍无明显疗效（主要指顽固性失眠，又经常服用多种抗抑郁抗焦虑及镇静剂的），则应重新审视治法、治方、选穴之偏差，予以修正更换。比如心脾两虚者，更改为归脾汤治之，选穴也随之改变；心胆气虚者用温胆汤加安神镇静之方、穴处之；心肾不交的则服黄连阿胶鸡子黄汤合百合地黄汤，以交通心肾之方、穴治疗。

对于慢性病，尤其是疑难之疾包括顽固性失眠，我的经验是，一旦确立了证类，认准了方向，就应该坚守，不去动摇，千万不要频繁更换方法。守方守法要有自信，灵活应用不离主旨，才有可能取效。

一般情况下，对于病程较短，即所谓急性失眠的，单用针刺治疗疗效即佳，一两次便可安枕也不足为奇。若时间较久，病史在半年以上，又经常服用抗抑郁抗焦虑药以及口服安定类药物者，我的经验是针药并举，中西同用，逐渐撤除西药、中药，最后以针灸收官。

失眠是现代社会人群中常见病、多发病，在诸多疗法中针灸具有普、简、便、廉且行之有效的特点。如若结合心理疏导，在医生指导下，根据自身之特点，规律生活、起居、饮食、睡眠、运动，达到形与神的统一，则不论什么样的失眠都有可能治愈。

失眠症的治疗中要始终贯穿疏肝调肝的主体原则，因其属于神志病范畴，针刺在选取肝经腧穴之外，还要结合督脉及心经的腧穴。若合并脾虚、肾虚情况，则可加用脾胃经及肾经腧穴，取穴以特定穴为主。汤药则选柴胡类方剂，如逍遥散、柴胡加龙骨牡蛎汤，并常合酸枣仁汤、百合地黄汤，对伴有焦虑属于心肾不交者，还应加黄连、肉桂交通心肾。

附：主体证候常用药

柴胡、当归、栀子、白芍、酸枣仁、远志、姜半夏、茯神、青皮、陈皮、黄连、淡豆豉、磁石、生龙骨、生牡蛎、百合、生地黄、合欢皮、生晒参、知母、肉桂、莲子心、麦冬、五味子。

六、针刺治疗小儿脑瘫

脑性瘫痪（cerebral palsy，CP），简称脑瘫，是指由于各种原因造成的发育期胎儿或婴儿非进行性脑损伤。临床主要表现为运动发育和姿势异常，运动功能受限。脑瘫患儿常有智力、感觉、行为异常。脑性瘫痪是小儿神经系统的常见疾病，也是儿童致残的主要疾病。

在中医传统著述中未见有与本病相对应的病名记载，但对本病的临床表现早有认识。根据症状表现，本病可归属中医的“五迟”“五软”“五硬”“胎怯”“痴呆”等范畴。

【病因病机】

脑瘫的发病原因有很多，可发生在出生前、出生时及出生后，但这些因素并不都会导致患儿发生脑性瘫痪，只能将这些视为脑性瘫痪发生的危险因素。

（1）母体因素（产前因素）　母亲妊娠期各种异常情况均可视为脑性瘫痪的危险因素，包括宫内感染、宫内窘迫、宫内发育迟缓、多胎妊娠、高龄妊娠、母亲患妊娠期糖尿病、高血压及其他疾病等。近年来研究表明，室内环境中的化学性污染、电磁辐射和放射性污染、重金属污染、噪声污染等也与此有关。

（2）分娩因素（产时因素）　主要包括缺氧窒息及机械损伤。新生儿颅内出血是造成脑性瘫痪的重要原因之一。

（3）新生儿因素　早产和低出生体重是引起脑性瘫痪的重要原因。早产儿与足月儿不仅脑瘫的患病率差异甚大，而且病变的类型也不尽相同，这与胎儿不同时期的脑组织对缺氧的敏感度不同有关。对于早产儿，胎儿脑深部组织特别是脑室周围组织对缺氧缺血敏感，脑实质出血多发生在室管膜下部分，破裂到脑室内又可引起脑室内出血，而足月儿出血部位往往在白质区或皮质区。

（4）核黄疸　胆红素脑病（核黄疸）也是造成脑性瘫痪的重要原因之一。各种原因（血型不合、溶血、感染）所致的高胆红素血症都有可能形成胆红素脑病，导致细胞变性坏死。

传统医学对脑瘫早就有所认识，如：“五迟（即立迟、行迟、发迟、齿迟、语迟）”“五硬（即头项硬、口硬、手硬、脚硬、肌肉硬）”“五软（即头项软、口软、手软、脚软、肌肉软）”等，都和脑瘫的临床症状有关。早在明代医家楼英编撰《医学纲目·小儿部》便有“五硬即痉之属，经所谓（诸）暴强直，皆属于风是也。五软即矮之属……”之说。历代医家对小儿脑瘫病因病机的认识可以概括为先天不足、后天失养或外邪内侵等，都可引起患儿气血、脏腑等功能失常进而发病，与先天之本肾与后天之本脾关系密切。先天之因有父母精血虚少致小儿先天不足、脏腑功能低下；或宫内感染、缺血缺氧等因素致使胎失濡养；或久病失于调理，肝肾亏虚，导致筋骨肌肉失于濡养、萎弱不用。后天之因包括产伤或新生儿疾病，出生时因患儿脑部血液供应不足或血行脉外，经络阻塞不通，人体的气血津液不能上达脑部和外达四肢，使脑和四肢失去濡养；或出生后体质本虚，又因外邪内侵，致经脉运行不畅，经筋失于濡养，出现筋脉拘挛等活动不利之症。

【临床表现】

脑性瘫痪以出生后非进行性运动发育异常为特征，主要表现为：

（1）运动发育落后和瘫痪肢体主动运动减少，如患儿抬头、翻身、坐和四肢运动发育落后或脱漏；

（2）肌张力异常，表现为肌张力增高，肌张力低下，肌张力高低变化不定；

（3）反射异常，多种原始反射消失延迟，痉挛型脑性瘫痪患儿腱反射活跃，可引出踝阵挛和阳性巴宾斯基征；

（4）姿势异常，常由于原始反射和异常的肌张力影响所致。如患儿头和四肢不能保持在中线位上，或呈现弓状反张，或为四肢痉挛。

临床按运动障碍性质分类可分为痉挛型、手足徐动型、共济失调型、强直型、震颤型、肌张力低下型、混合型；按受累的部位分型包括四肢瘫、截瘫、偏瘫、三肢瘫、单瘫、双瘫、双重性瘫痪。

脑性瘫痪小儿除运动障碍外，常合并其他功能异常。大约有一半的患儿合并有智力低下，尤其是痉挛型四肢瘫及强直型最常见，手足徐动型合并智力低下较少见或程度较轻。痉挛性脑性瘫痪偏瘫型大约有一半病人合并癫痫。手足徐动型及共济失调型合并癫痫较少见。

【诊断与鉴别诊断】

患儿具备以下 4 项标准并同时参考引起脑性瘫痪的病因学依据和头颅影像学佐证（磁共振、CT、B 超）等可做出脑性瘫痪的诊断。①中枢性运动障碍持续存在；②运动和姿势发育异常；③反射发育异常；④肌张力及肌力异常。

在脑性瘫痪诊断时需除外进行性疾病（如各种代谢病或变性疾病）所致的中枢性瘫痪及正常小儿一过性运动发育落后。

【辨证论治】

根据患儿的临床表现和中医四诊检查，大致分以下4个证型。

（1）肝肾不足证　肢体不自主运动，关节活动不灵，手足徐动或震颤，动作不协调，语言不利，或失听失明，或失聪，筋骨痿弱，发育迟缓，站立、行走或长牙迟缓，目无神采，面色不华，疲倦喜卧，智力迟钝。舌质淡嫩，脉细弱。

（2）肝强脾弱证　自出生之后多卧少动，手足徐动或震颤，颈强不柔，肢体强直拘挛，强硬失用，或动作笨拙，肌肉瘦削，烦躁易怒，遇到外界刺激后加重，食少腹胀纳呆。舌质胖大或瘦薄，舌苔少或花剥、白腻，脉沉弦或细弱。

（3）痰瘀阻络证　自出生后反应迟钝，智力低下，关节强硬，肌肉软弱，动作不自主，或有癫痫发作，口流痰涎，吞咽困难。舌质紫暗，苔白腻，脉弦滑。

（4）心脾两虚型　语言发育迟缓，智力低下，伴运动发育落后，发迟或发稀萎黄，四肢痿软无力，肌肉松弛，流涎不禁，弄舌，食欲不振，大便偏干或溏，神疲体倦，面色无华，唇甲色淡。舌淡胖，苔少，脉细弱。

以上中医辨证分型对可接受中药汤剂或丸、散剂治疗的患儿极其重要，是辨证用药的基础，而对于针灸治疗的重要性来说相对弱一些。这是因为头针是治疗脑性瘫痪的一个主要治疗手段，根据大脑受损部位投射到头皮相对应区域进行针刺治疗是头针选穴的主要依据。对于脑瘫患儿强调要早期发现，早期介入，早期治疗。儿童在6周岁时大脑发育基本完成，换句话说，6岁以后治疗的难度大大增加。临床证实患儿年龄越小，临床治疗效果越好。但年龄越小，接受针刺的难度越大。只要患儿囟门闭合就可接受头针治疗，针刺后不影响儿童的各种活动，接受程度很高。而体针治疗因患儿哭闹挣扎不配合，持续留针20～30分钟极其困难，临床大多以速刺法为主，根据辨证分型取穴的效果大打折扣。因此，对于能体针留针配合治疗的患儿，采取头针、体针治疗并重；对于年龄小不能配合的患儿以头针为主，结合体针速刺治疗。

【头针取穴与针法】

头针取穴：额中线、顶颞前斜线、顶旁一线、顶旁二线、顶中线、颞后线、枕下旁线。

方义：顶颞前斜线、顶旁一线、顶旁二线、顶中线相当于大脑中央前回、中央后回、旁中央小叶及顶上小叶、顶下小叶的投射区，可以治疗肢体运动障碍、感觉障碍（包括感觉减退、感觉过敏及各种疼痛）、空间定位障碍、失用证及癫、狂、痫等症。额中线相当于额叶的投射区，主要应用于精神症状，包括记忆力减退、表情淡漠迟钝、缺乏自制、注意力不集中、智力障碍、性格改变、烦躁易怒等，以及时间、地点、人物定向力障碍、睡眠障碍、癫狂痫和其他神志变化。颞后线针对听力障碍，枕下旁线针对视力障碍。

针法：一般选用30号1.0～1.5寸长的不锈钢毫针。针与头皮呈30°左右夹角快速刺入头皮下，当针达到帽状腱膜下层时指下感到阻力减小，然后使针与头皮平行继续捻转进针，根据不同穴区可刺入0.5～1寸。运针时只捻转不提插，为使针的深度固定不变及捻针方便起见，一般以拇指掌侧面与食指桡侧面夹持针柄，另三指搭于患儿头部以固定位置，以食指的掌指关节快速连续屈伸，使针身左右旋转，捻转速度每分钟可达200次左右，进针后持续捻转1～2分钟，留针2～3小时，反复操作2～3次即可起针。留针期间嘱其活动肢体（重症患儿可作被动运动），加强肢体的功能锻炼。起针后用消毒干棉球按压针孔片刻，以防止出血。

【体针取穴与针法】

体针取穴：水沟、风池、合谷、太冲、足三里、身柱、大椎。肝肾不足加肝俞、肾俞；心脾两虚加心俞、脾俞；痰瘀阻络加丰隆、血海；肝强脾弱加大敦、脾俞；语言障碍、流涎加金津、玉液；上肢加曲池或清冷渊，下肢加阳陵泉、丘墟或三阴交，腰部瘫软加腰夹脊，颈部瘫软加颈夹脊。

方义：脑为元神之府，督脉入络于脑，水沟为督脉穴，有醒脑开窍，调神导气的作用。风池可清脑明目，平肝潜阳。合谷、太冲为四关穴，既可调畅周身气机而通血脉，又能改善手足功能发育。足三里补脾益气，壮后天之本。身柱、大椎激发督脉阳气，强身健体，改善四肢功能。上肢屈曲痉挛者不取曲池而取清冷渊穴；下肢尖足者不取三阴交穴而取丘墟穴。

针法：刺水沟穴，取30号1～1.5寸毫针，向鼻中隔下斜刺，刺入3～5分深，顺时针旋转针体达180°～360°，感觉针下有缠绕感后，用雀啄手法点刺，以眼睛湿润为度，逆时针旋转回初始位置，松解针体后拔针，按压针孔。刺合谷穴时，针尖朝向劳宫穴方向，施捻转手法，以手掌张开为度。刺太冲穴时，针尖朝向涌泉穴方向。点刺儿童舌下金津、玉液时，刺中舌下系带旁即可，不必出血。对肝强脾弱加大敦时，可点刺出血1～2滴即可。其余各穴皆可仿水沟穴刺法，到达相应深度后，顺时针旋转针体达180°～360°，感觉针下有缠绕感后，用雀啄手法点刺3～5下，再逆时针旋转回初始位置，松解针体后拔针，按压针孔。此法较单纯点刺既可增加针刺效果，又因有针体缠绕，不会刺入过深，保证患儿安全。

【病案举例】

2017年1月接诊患儿葛某，男，5岁6个月。出生时发育正常，1岁时因心脏瓣膜手术后发生窒息昏迷，经过心肺复苏抢救成功后，于重症监护病房治疗20余天。后来发现运动能力退步，不会翻身，不会坐，不会说话，查头部CT示“脑白质软化”，诊断为“缺氧缺血性脑病”，于市儿童医院高压氧治疗及康复训练治疗。康复治疗2年后会翻身，不能独自坐起，不能独自保持坐位，不会爬，不能独站、独走。2014年7月患儿3岁时于大医附属一院行“选择性脊神经后根切断术”。2015年6月患儿于我院进行针刺和康复治疗。现会叫“爸爸、妈妈”等称谓，能理解简单指令，不能独坐，不会爬，不能独站、独走，关节强硬，四肢肌张力高。手指抓握功能差，腰背肌肉软弱，饮食可，口角流涎，睡眠好，无抽搐，二便正常，舌质暗苔白，脉细。

西医诊断：①脑性瘫痪（四肢瘫）；②缺氧缺血性脑病后遗症期；③言语和语言发育障碍；④精神发育迟缓。

中医诊断：五迟、五硬，痰瘀阻络证。

头针取穴：额中线、顶颞前斜线、顶旁一线、顶旁二线、顶中线。体针取穴：水沟、风池、合谷、太冲、足三里、身柱、大椎、金津、玉液、腰夹脊。每周治疗3次。经过半年治疗后，头脑反应较前敏感，喜欢玩手机，可用手指点按游戏，腰背肌力增强，虽然肌张力改善不明显，但可扶持站立、行走，语言词汇增加，口水减少。目前仍在治疗中。

【临证心得】

小儿脑性瘫痪临床分型有痉挛型、手足徐动型、共济失调型、强直型、震颤型、肌张力低下型、混合型。根据针刺治疗小儿脑瘫的原理，针刺疗法适合脑瘫的所有症型，但在临床治疗中发现，针刺毕竟是一种刺激，在四肢进行针刺操作时，不论刺到主动肌还是拮抗肌都会引起所有肌肉产生收缩反应，因此针刺对肌张力低下型最为适宜，对肌张力增高型相对逊色。点刺水沟穴、风池穴和头针治疗可激发大脑皮层功能，增加大脑皮质相应部位血流量，同时通过兴奋高级运动中枢激发整体调节作用，改善异常运动。

针刺治疗是基础，康复训练是关键。通过针刺治疗增强大脑的兴奋性，提高大脑对外界的感知能力，为康复训练提供良好的基础；康复训练能够把大脑的功能展现出来，促进正常运动的形成，巩固并发展治疗效果。对于儿童来说，日常生活能力和技能的形成是在大脑功能正常活跃的基础上训练得到的，对脑瘫患儿更是如此，所以说治疗脑瘫针刺和康复训练的结合十分必要。

七、针刺治疗小儿抽动秽语综合征

抽动秽语综合征（tourette syndrome，TS）又称多发性抽动症，是一种儿童期起病、原因不明的慢性复杂的神经精神障碍性疾病，多伴随发声抽动、运动抽动、多动、强迫等表现。该病多发于学龄期儿童，男孩多于女孩，一般病程较长，症状常反复变化不定，时轻时重，病情迁延持续，治疗较为困难。根据其临床表现可将本病归于中医学“瘛疭”“慢惊风”

"肝风"等范畴。

【病因与病机】

具体发病机制不明，许多研究认为其病因主要包括中枢神经系统发育缺陷以及遗传因素、器质性脑病变、感染与免疫因素、神经心理因素、食物因素等可诱发该病。应用多巴胺受体拮抗剂或多巴胺耗竭剂及选择性5-羟色胺再摄取抑制剂能够有效控制抽动症状，提示纹状体多巴胺能和5-羟色胺能活动过度或多巴胺受体超敏可能与其有关。

近年来部分临床学者发现抽动秽语综合征与颈椎损伤有关。因儿童脊柱椎体发育不全，寰椎横韧带较为松弛，颈部损伤后，尤其是上颈段寰枢椎移位，导致颈、头面部肌肉的张力改变，并刺激颈部交感神经节，使人体产生适应性反应，出现感觉性抽动。

中医历代文献无多发性抽动症的病名，但相关症状描述较多，如《小儿药证直诀·肝有风甚》："凡病或新或久，皆引肝风，风动而上于头目，目属肝，肝风入于目，上下左右如风吹，不轻不重，儿不能任，故目连扎也。"在《证治准绳·幼科》中描述："水生肝木，本为风化，木克脾土，胃为脾之府，故胃中有风，瘛疭渐生，其瘛疭症状，两肩微耸，两手下垂，时复动摇不已，名曰慢惊。"因此，根据其临床表现可将本病归于"瘛疭""慢惊风""肝风"等范畴。

本病病位在肝，与脾关系密切，涉及心肾。《素问·阴阳应象大论》说"风盛则动""诸风掉眩，皆属于肝"。《素问·五脏生成篇》载："在体为筋，在藏为肝，在色为苍，在音为角，在声为呼，在变动为握，在窍为目……诸风掉眩，皆属于肝……诸暴强直，皆属于风。"肝属木，主筋，其华在爪，开窍于目，在声为呼。若木失条达，肝失疏泄，则目失于濡润，筋、爪失于濡养，出现眼睛干涩，频繁眨眼，抽鼻，努嘴，摇头，耸肩，肢体或躯干的抽动，口中发出怪声秽语等，这些均与肝有关。儿童具有"肝常有余，脾常不足"的特点，若情志失调，肝气郁结，郁而化火，则引动肝风；若禀赋不足，后天失养，包括过食肥甘、寒凉，或者热病过用寒凉药物，均伤及脾胃，脾失健运，痰湿内生，痰气互结，阻遏气机，或郁而生热，或加重肝失疏泄，则风痰并起。

【临床表现】

本病临床特征是由表情肌、颈肌或上肢肌肉迅速、反复、不规则抽动起病，主要表现为挤眼、噘嘴、皱眉、耸鼻、摇头、仰颈、提肩等。部分患者症状逐渐加重，出现肢体及躯干的暴发性不自主运动，如躯干扭转、投掷运动、踢腿等。抽动发作次数多少不一，少则一日十几次，多则可达数百次。少部分患儿因口咽喉部肌肉抽动而发出重复性、暴发性、无意义的单调怪声，似如犬吠声、喉鸣声、咳嗽声等，半数有秽亵言语。85%的患儿有轻至中度行为异常，表现为注意力不集中、焦躁不安、强迫行为、秽亵行为或破坏行为。约有半数患儿可能同时伴注意力缺陷多动障碍。抽动在精神紧张时加重，精神松弛时减轻，入睡后消失。患儿的智力一般不受影响。神经系统检查除不自主运动外一般无其他阳性体征。

【诊断】

本病诊断可参照美国精神疾病诊断统计手册第4版（DSM－IV）的诊断标准：①18岁前发病；②在疾病期间有时存在多发性的运动和一或多种发声抽动；③抽动一天内发作许多次（通常是一阵阵），几乎是每天或一年多期间间歇性地发作，在此期间从未有连续超过3个月的无抽动发作；④疾病造成患者很大的痛苦或严重影响患者的社交、学习和其他重要功能；⑤疾病不是由于兴奋剂或其他疾病（如亨廷顿病或病毒胜脑炎）引起。

【鉴别诊断】

（1）小舞蹈病　早期症状不明显，表现为注意力分散，动作笨拙，坐立不安，持物易落地，四肢远端及面部轻微不自主运动等。逐渐可发展为全身性，也可以是一侧较重，主要累及面部和肢体远端，表现为挤眉、弄眼、噘嘴、吐舌、扮鬼脸，上肢各关节交替伸屈、内收，下肢步态颠簸。精神紧张时加重，睡眠时消失，一般无发声痉挛。小舞蹈病为自限性疾病，舞蹈症常在发病2～4周内加重，3～6个月内自发缓解。近期若无风湿热关节炎病史以及心脏受累证据较难鉴别。约1/3患儿可伴其他急性风湿热表现，如低热、关节炎、心瓣膜炎、风湿结节等。头颅CT有异常显示。

（2）习惯性痉挛　见于5～10岁男孩，为不良习惯，因精神因素或模仿他人行为所致。不自主动作常为刻板性、重复性、局限性和时间短，可自行消失，无言语障碍及智力减退。

【辨证论治】

（1）肝亢动风

主症：挤眉弄眼，口鼻抽动，肩抖腹抽，口中怪声连连，或发秽语，烦躁易怒，声音高亢，多动难静，饮食尚佳，夜寐不安，溲黄便干。脉弦细，舌红，苔薄黄。

治法：清肝息风。

（2）痰热动风

主症：眨眼、摇头、耸鼻、甩肩、踢腿等，伴或不伴喉中发吭、怪叫、秽语等，身易汗出，寐中躁动，大便秘结，小便短赤。舌质红，苔黄或厚腻，脉弦滑或滑数。

治法：清热化痰，平肝息风。

（3）脾虚肝亢

主症：身体肌肉抽动，如眨眼、皱眉、耸肩、伸颈、挺胸、扬手、蹬腿等症状，伴有精神不振，面黄无华，胸闷气短，纳少厌食，偏食形瘦，腹胀便溏。舌淡红，苔薄黄腻，脉沉缓或沉滑等。

治法：扶土抑木，息风定痉。

（4）心胆气虚

主症：素体禀赋不足，精神怯弱，耸鼻频繁，口角抽动，咽喉作声，时出秽语，双肩耸动，双手甩动，胆小易惊，夜寐惊叫，纳食欠佳，小便尚可，大便溏软。面色黄白，体长瘦弱。舌淡白，苔白腻，脉沉细。

治法：补益心胆、镇惊息风。

针对本病的针刺疗法是头针和传统针刺法相结合，主穴与辨证配穴、分部配穴相结合。

主穴：百会、四神聪、风池、神门、内关、太冲、合谷、头针舞蹈震颤区。

辨证配穴：肝亢动风取大椎、丘墟、行间；痰热动风取丰隆、内庭；

脾虚肝亢取中脘、足三里、太白；心胆气虚取心俞、阳陵泉。

分部配穴：面部抽动明显的用太阳、迎香、攒竹、四白、印堂；肩部抽动加肩井、肩髃、曲池；腹部抽动加中脘；异常发音、咽痒、喉中有痰者加廉泉、申脉、照海。

如果存在寰枢椎关节错位，可进行寰枢椎关节复位术，或加刺颈2~5夹脊穴。

【针法技法要点】

头针刺法：与头皮呈15°~30°角进针，刺入帽状腱膜下，每个穴位快速捻转1分钟，留针时间2小时，每隔30分钟行针1次。

双侧风池穴向鼻尖方向直刺1.0寸左右，采用平补平泻法持续操作1分钟，刺激兴奋沿颈丛的枕小神经及$C_{1\sim3}$神经传导至相应的脊髓节段，从而改善颈部肌肉、韧带等血液循环，同时随着颈部肌肉力学改变，微小关节得到调整，颈部生物力学恢复平衡。余穴平补平泻法，留针时间30分钟。

【方义】

历代医家均注重督脉对脑功能的调节作用，《难经·二十八难》："督脉者，起于下极之俞，并于脊里，上至风府，入属于脑。"督脉之百会穴位于头巅顶，又称"三阳五会"，为清阳之会，有息风醒脑，开窍启闭，升举阳气之效；风池为足少阳、阳维脉之会，主治一切风疾。二穴配合能够产生良好的镇静息风、安神宁心的功效。在百会穴行鸡爪刺（合谷刺），分别由百会刺向前顶、两侧曲鬓穴，既发挥醒脑开窍的作用，同时百会刺向曲鬓穴，相当于头针的顶颞后斜线，又治疗躯干感觉异常，减缓躯干异常抽动。四神聪为经外奇穴，《太平圣惠方》载："神聪四穴，理头风目眩，狂乱疯痫，针入三分。"与百会合用可镇静安神，清头明目，醒脑开窍。心之原穴神门、心包经络穴内关合用可宁心安神。合谷为手阳明大肠经原穴，属阳、主气，主面口之疾；太冲为足厥阴肝经原穴，属阴、主血，调肝经之患。针刺合谷、太冲又称开四关，可平衡阴阳，气血并调，升降并举。配合焦氏头针舞蹈震颤控制区，改善其抽动和发声痉挛。加刺颈2~5夹脊穴可以解除局部肌肉痉挛，使局部肌肉组织张力下降，减轻局部组织对椎功脉、神经根及颈部交感神经的直接或间接压迫刺激，改善或解除局部神经、血管等组织痉挛。

【病案举例】

孙某，男，11岁。

2007年5月7日初诊。

主政：眼、口、鼻、肩、腹抽动7年。

病史：自上幼儿园起便出现眼口鼻不时抽动，时有脖子扭动。开始家长为纠正其习惯常训斥打骂，强行制止，然症反加重。遂去儿童医院就诊，诊为“抽动秽语综合征”，给予精灵口服液、氟哌啶醇片等药口服，初期疗效较好，后仍加重。因症状频发且动作较大，影响上课，从去年起便休学在家。

来诊症见：挤眉弄眼，口鼻抽动，肩抖腹抽，口中怪声连连，时发秽语，面赤易汗，心烦易怒，饮食尚佳，夜寐不安，尿黄，大便秘结。形体胖，舌红苔黄腻，脉弦滑。

诊断：抽动秽语综合征（瘛疭）。

证型：痰热动风，脾虚肝亢。

治法：清热化痰，平肝息风，扶土抑木。

取穴：百会、四神聪、神庭、风池、太冲、合谷、太阳、迎香、四白、印堂、足三里、丰隆、中脘。

针灸治疗每周5次。

方药：龙胆泻肝汤化裁。龙胆草、焦栀子、柴胡、生地黄、当归、葛根、白芍、天麻、炒白术、石菖蒲、菊花、钩藤、远志、五味子、珍珠母、生甘草。

针药联用3个月，诸症平稳，口眼鼻腹抽动基本停止，唯肩部不时抖动。家属请求休息，停止治疗。1个月后，因感冒抽动复发如前，再来求诊。按上法加刺颈部夹脊穴，加强风池穴针刺力度，取双侧风池穴，针尖朝鼻尖方向直刺刺入1.0寸左右，采用平补平泻法持续操作1分钟。上方化裁又治疗3个月，诸症逐渐平息，抽动渐止，回校复课。追访2年未发。

【临证心得】

治疗抽动秽语综合征需要综合调理。心理行为方面需要家长很好的配合，父母过度焦虑，过度关注也可诱发或加重症状。多多普及相关知识，嘱咐家长不给孩子施加压力，要耐心说服，不要打骂。要避免诱发因素，如精神紧张，长时间看电视或打游戏，上呼吸道感染等。还要鼓励患儿参加适当的体育运动，通过运动进行调节。

八、针刺治疗偏头痛

偏头痛是一种临床常见的慢性神经血管性疾患。临床主要表现为发作性头痛，发作前部分有先兆症状，头痛多位于颞部，也可位于前额、枕部或枕下部，一侧或双侧，发作时呈搏动性头痛，中、重度，持续 4 ~ 72 小时缓解，发作期后可有疲乏、易怒、注意力不集中、头皮触痛或其他不适，影响正常的生活、工作。其以反复发作头痛为主要症状，属于中医学之“头风”范畴。

【病因与病机】

目前西医关于偏头痛的发病机制尚无明确定论，认为其可能与神经、血管、遗传因素等有关。目前普遍认为神经生物学说包括血管源学说、皮层扩布性抑制学说及三叉神经血管反射学说为可能的机制，其中三叉神经血管反射学说被认为是最可能的机制。

本病属于中医学之“头痛”“头风”范畴。中医有关头痛病名的最早记载见于《阴阳十一脉灸经》中。《证治准绳 · 头痛篇》曰：“医书多分头痛、头风为二门，然一病也，但有新久去留之分耳。浅而近者名头痛……深而远者为头风。”《类证治裁 · 头风》中“新感为头痛，深久则为头风”，提出了头痛与头风的概念及区别。中医认为头痛一病，外感与内伤均可致病，外感风、寒、热、湿之邪，内伤因虚、因风、因痰、因瘀等均可导致头痛。

有的中医教材并未把偏头痛单独从头痛中分离出来进行辨证分型，现代中医则对偏头痛的分型进行了一些研究。有学者总结偏头痛主要证候以风证、痰湿证、血瘀证及热证为多见，认为偏头痛辨证分型以痰瘀阻络及肝阳上亢为主。

我在多年的临床工作中，医治了大量的偏头痛患者。本病女性多见，其发病多与情志、劳累有关，常有明显的家族性特征，其中不乏久治不愈的病例。患者往往情绪焦虑，并常伴睡眠障碍，严重影响日常生活。偏头痛起病之初或因脾虚痰浊上扰；或因肝火上犯；或因久病入络，瘀血阻滞；或因先天禀赋体质不和，易发头痛。故头痛与肝、脾、肾、脑密切相关，其临床病因病机总以痰浊上扰、肝火上炎、瘀血阻络为核心，临床以实证为主，久病则常虚实夹杂。

【临床表现】

偏头痛发作可分为前驱期、先兆期、头痛期和恢复期，但并非所有患者或所有发作均具有上述四期。同一患者可有不同类型的偏头痛发作，部分病人头痛发作前可有激惹、疲乏、食欲改变及颈部发硬等不适症状；可出现闪光性暗点、面部和上肢为主的感觉异常等先兆症状。头痛发作时以单侧为主，也可左右交替或双侧，头痛多位于颞部，也可位于前额、枕部或枕下部，呈中至重度头痛，以搏动性头痛为主，活动后可明显加重头痛，伴有恶心呕吐、畏光畏声。头痛缓解后常可遗有疲乏、不安、注意力不集中等症。

【证候主要特征】

本病主体证候：中重度、搏动样头痛，单侧为主，恶心呕吐，畏光畏声，动则加重。

病初或发作时多见风、痰、肝阳（肝火）的特点，病久或缓解期多见痰、瘀、虚的特点。

临床所见，遇风冷加剧的多为风邪或风寒；因情志急愤而发者，或伴面红目赤，心烦易怒者多因肝火、肝阳上扰；恶心呕吐为痰浊上逆；遇劳则发，或见精神倦怠，疲乏无力者为气虚；妇女与月经来潮有关者多因肝气郁滞，肝血不足；头痛反复发作，经久不愈，或痛处固定，日轻夜重者，多为瘀血；畏光、畏声、喜卧为病的阳亢者，有遇阴则安、遇阳则甚的特点。

总体来看本病以风、痰、瘀、虚为主要证候特点，脏腑多责之肝脾，因气机升降疏泄失常而病发。

【诊断】

偏头痛的诊断主要依据家族史、典型的临床特征以及通过辅助检查排除其他疾病。目前普遍采用的是国际头痛协会的 ICHD－3β 的分类及诊断标准。

【鉴别诊断】

（1）丛集性头痛　临床少见，具有反复密集发作的特点。头痛往往在夜间入睡后突然发作而无先兆，疼痛多位于一侧眼眶或球后、额颞部，为尖锐剧痛，痛侧常有结膜充血、流泪、流涕，前额和面部出汗，可伴有 Horner 征。

（2）紧张型头痛　多为双侧枕部或全头部紧缩性或压迫性头痛，常为持续性，很少伴有恶心、呕吐。多见于青中年女性，情绪障碍或心理因素可加重头痛。

（3）痛性眼肌麻痹　为阵发性眼球后及眶周的顽固性胀痛、刺痛或撕裂样疼痛，伴随动眼、滑车和（或）展神经麻痹，眼肌麻痹可与疼痛同时出现或疼痛发作后 2 周内出现，MRI 可发现海绵窦、眶上裂或眼眶内肉芽肿病变。

（4）症状性偏头痛　缺血性脑血管病、脑出血、颅内动静脉畸形、颅内占位、高血压等疾病均可见不同程度头痛症状，但无典型偏头痛样症状，临床可发现局限性神经功能缺失体征，血压波动相关性等，可资鉴别。

【辨证论治】

（1）痰浊上扰

主症：头痛头昏，恶心呕吐，口淡不渴，倦怠乏力，小便黄，或大便溏，夜寐不宁，舌质暗淡，苔黄厚腻，脉弦滑。

治法：燥湿健脾，化痰止痛。取足少阳经、督脉、足阳明经穴为主。

取穴：百会、风池、率谷、丝竹空、太阳、合谷、太冲、足三里、丰隆。

（2）肝火上炎

主症：头部胀痛不已，连及眼眶，面红目赤，心烦易怒，口干口苦，小便黄赤，大便秘结，夜寐不宁，舌质红，苔黄或黄腻，脉弦数。

治法：清肝泻火，宁神定痛。取足少阳经、足厥阴经、督脉穴为主。

取穴：百会、风池、率谷、丝竹空、太阳、合谷、太冲、阳陵泉、悬钟。

（3）瘀血阻络

主症：头部刺痛，固定不移，心悸不寐，心烦口干，纳少，便干，舌质暗，苔薄白或黄，脉弦细或细涩。

治法：活血化瘀，通络止痛。取督脉、足少阳经、八脉交会穴为主。

取穴：百会、风池、率谷、丝竹空、太阳、内关、神门、血海、膈俞。

【方义】

偏头痛一病，因病位在偏侧，从归经上与肝胆经密切相关，又因督脉主一身之阳，头为阳位，故临床取穴以督脉及肝胆经穴为主。主取百会、风池、率谷、丝竹空、太阳穴。百会穴是督脉与手足三阳经之会，可贯达全身，通达阴阳脉络，对调节机体的阴阳平衡起着重要的作用，有醒神清热之功。风池为足少阳与阳维的交会穴，具有疏风解表、通达脑目、疏肝泻火、调和气血之功，临床用之甚为有效。率谷为足少阳与足太阳经的交会穴，具有疏通经络气血、清利头目之功。丝竹空为三焦经终点之穴，针之可调畅三焦经之气血。太阳为经外奇穴，可治疗头痛及眼眶疼痛。以上诸穴配合可疏泄肝胆经气，清肝降火，活血通络止痛。痰浊上扰可配合足三里、丰隆，以健脾化痰、和胃止呕、开窍宁神。肝火上炎可配合四关穴合谷、太冲。《难经·六十六难》："五脏六腑之有病者，取其原也。"合谷为手阳明大肠经原穴，太冲为足厥阴肝经原穴，二穴相配，一上一下，一阴一阳，可调和气血阴阳，理脏腑之功能，使肝气调达、气血通畅，头痛自止。阳陵泉为足少阳经合穴，八会穴之筋会，悬钟为八会穴之髓会，二者均为胆经远端经穴，针刺可调畅肝胆之经气，舒筋解肌止痛。血瘀头痛可配合内关、神门，心主血脉，且病久常合并不寐、情志失调，故取手少阴心经原穴神门配合手厥阴心包经络穴内关，二穴配伍可宽胸理气、宁心定志、安神助眠。另配合八会穴之血会膈俞及血海以活血化瘀，通经止痛。

【针法技法要点】

我认为本病主体证型应是痰浊上扰，肝火上炎，瘀血阻络，临床发作期以实证为主。治疗以健脾化痰，清肝降火，活血通络为主。

取穴与针法：坐位取穴。其中百会由前向后平刺10mm，头针针法，快速捻转200转/分钟以上。太阳穴直刺，针尖稍朝下内侧，用快速轻捻法约1分钟。风池直刺，方向朝向鼻尖，提插捻转泻法。丝竹空透刺率谷，进针约0.5～1寸，使针感扩散到整个颞部。合谷、太冲行提插捻转泻法，进针后捻转提插同步进行，得气后将针留在中下段，用泻法，食指向前为主，拇指稍向后拉，使气留守，握住针柄，稍向下压，其下压的深度约豆许，捻转幅度要大，速度要快，120～150转/分钟，角度180°以上，操作手法稍重，每穴5～10次，最后停在食指上，数秒后放手。另丰隆用泻法，足三里、阳陵泉、悬钟、内关、神门、血海、膈俞平补平泻法，针刺得气即可，轻捻转。每天1次，每次留针60分，中间行针3～4次。

其他选穴随症处之。

【病案举例】

李某，女性，42岁。“反复发作头痛6年余”于2012年3月1日就诊。头痛发作以左颞部为甚，呈搏动性疼痛，伴左眼胀痛。发作前多有劳累或情绪不调诱因，发作时需服去痛片方能缓解。曾于市内某医院查脑CT、脑MRI＋MRA、脑电图等均未发现异常。因反复发作，去痛片用药量逐渐增多，然效果却越来越差，经友介绍来诊。视其头痛反复，经久不愈，平素痛经，心烦急躁，夜寐不宁，舌暗淡，苔薄白，脉弦。四诊相参属肝郁化火，瘀血内阻之头痛。治宜清肝疏肝，活血化瘀。方取加味芎归汤化裁，服药2周，头痛程度有所减轻，但仍有发作。遂予加用针刺治疗，主取百会、四神聪、风池、率谷、太阳、合谷、血海、太冲。针刺当日正是头痛发作之时，拔针后即感疼痛大减。之后每周针刺4次，连续针刺4周后病人头痛发作已经完全缓解，停服中药，针刺每周1～2次，巩固月余停止，随访1年无复发。

【临证心得】

偏头痛是一种病程漫长，呈周期性、反复性发作的一类头痛，头痛常累及一侧或双侧头部，搏动性疼痛，程度重，并伴有自主神经功能症状如恶心、呕吐、畏光畏声等，严重影响病人的日常工作及生活。传统中医把偏头痛归属于“头风”或“偏头风”范畴，我在临床中诊治了大量的头痛病人，偏头痛占有一定比例。通过观察，偏头痛与其他类型头痛在病因病机上有较明显的区别，个人认为偏头痛发作时以风、火、痰、瘀为主。看其发作特点与风之善行而数变相似，且风为百病之长，其性轻扬，易袭头位；风又常与痰湿相伴，风痰上扰，引发头痛；另偏头痛发病前多可发现与情绪波动有关，肝气不舒，郁而化火，火扰清窍；再有偏头痛多病程长，反复发作不止，其久病必兼瘀血，瘀血阻于清空，发为头痛。故偏头痛与风、火、痰、瘀四者密切相关。

我们在临床上治疗偏头痛多从风、火、痰、瘀入手，常投以半夏白术天麻汤、川芎茶调散、天麻钩藤饮、加味芎归汤等对因治之。上方随证加减，也可合并应用，久病入络可加虫类药如蜈蚣、全蝎；合并痰热可加清热化痰之药，如黄连、竹茹等；合并湿邪则加羌活、苍术、茯苓等。诸方之中常重用川芎以达到行气活血，祛瘀止痛之用。临床治疗偏头痛，尤其反复发作之顽症，多采用针药并举之法，中药汤剂口服调和脏腑气血，针刺则直接作用于头痛局部，针感直达病所，常有立竿见影的功效。缓解期的预防性治疗也占有重要地位，针药俱可，以调整脏腑经络、阴阳气血之失衡，避免复发。

针药并用治疗偏头痛疗效良好，针刺选穴要局部、远端配合，太阳、风池、率谷等均为临床行之有效之要穴，针刺后有适度的针感也是疗效的关键，需细细体会。

附：主体证候常用药

川芎、当归、蜈蚣、赤芍、全蝎、桃仁、细辛、天麻、钩藤、茯神、栀子、黄芩、夏枯草、牛膝、石决明、生龙牡、郁金、远志、酸枣仁、姜半夏、枳实、陈皮、竹茹、柴胡、藁本。

九、针刺治疗面瘫后遗症

面瘫是指茎乳孔内急性非化脓性炎症引起的周围性面神经麻痹，又称为“贝尔麻痹”，多以一侧面部表情肌群运动功能障碍为主要临床表现。面瘫后遗症是指因病情严重、失治误治、年老体弱等因素导致面瘫病程超过6个月仍未恢复者。临床可见面肌功能不全，甚至出现“挛缩”“联动”“倒错”等症状。

【病因病机】

面瘫的病因可能为风寒、病毒感染或自主神经功能不稳定等引起局部的神经失养、血管痉挛，导致神经的缺血水肿。早期病理改变为神经的水肿和脱髓鞘，严重者可有轴突变性。面瘫属于针灸科常见病，大多数经过适当治疗均可完全治愈，但亦有10% ~20%的患者由于各种原因导致病情迁延不愈，甚至并发他症，而进入面瘫后遗症期。中医认为面瘫多由正气不足、脉络空虚、卫外不固，风寒或风热乘虚入中经络，导致脉络不通、气血痹阻，面肌失于濡养以致纵缓不收而发。面瘫后遗症是指面瘫日久，其病机为正虚邪恋，或邪去正虚，痰瘀阻络，筋肉失荣。

【临床表现】

面瘫后遗症仍以面肌功能不全为主症，可兼“挛缩”“联动”“倒错”等症状。临床可见患侧额纹消失或浅淡，眼眉下垂，抬眉不能或无力，眼睑闭合不全，鼻唇沟消失或浅淡，口角低垂，示齿则偏向健侧，甚或面肌痉挛，口角反向患侧，抬眉嘴角上扬，闭眼牵动嘴角，鼓嘴眼裂变小，面部僵硬，滞食，流泪等。

【证候主要特征】

本病主体证候为：口眼㖞斜，面肌挛缩，联动反应，面肌倒错。

口眼㖞斜是指额纹消失或浅淡、眼眉下垂、抬眉不能或无力，眼睑闭合不全或无力，鼻唇沟消失或浅淡，口角偏低，示齿口角偏向健侧。面肌挛缩分为“挛”和“缩”。“挛”主要表现为面部表情阵发性不自主的痉挛或抽搐，发生的部位有眼部、口角、颈阔肌等，多见于患侧，健侧较少受累。“缩”是指患侧面肌由于长期失养而日渐萎缩。联动反应是指闭目时口角向患侧运动，或是口角运动时患侧有闭眼动作。面肌倒错是由于患侧的面肌僵硬板滞，肌肉张力过高，使静态下原本歪向健侧的口角又牵扯向患侧。

面瘫初期多由人体正气不足，络脉空虚，风邪乘虚侵袭三阳经之头面部，导致面部经气阻滞不通，筋脉失养，一侧肌肉弛缓不收，受对侧牵拉，而成口僻。面瘫后遗症为面瘫日久，正虚邪恋，或邪去正虚，痰瘀阻络，面肌失濡所致。故我认为面瘫后遗症的主体为气虚痰瘀证。

【诊断】

周围性面神经麻痹病程在 6 个月以上，可伴有面肌挛缩、联动反应、面肌倒错等症。

【鉴别诊断】

（1）继发性面神经麻痹　起病缓慢，逐渐加重，多因他病继发。急性感染性多发性神经根炎可并发周围性面神经麻痹，病程进展缓慢，多为双侧性，且有前驱感染史，对称性的肢体运动和感觉障碍，脑脊液出现蛋白定量增高、细胞数正常的“蛋白 - 细胞分离现象”。局部炎症如中耳炎、腮腺炎或腮腺肿瘤、化脓性淋巴结炎等也可累及面神经，但多起病缓慢，逐渐加重，且因有腮腺及局部体征不难鉴别。后颅窝病变，如桥小脑角肿瘤、颅底脑膜炎、鼻咽癌颅内转移等原因所致的面神经麻痹常伴有听觉障碍及原发病的特殊表现。

（2）中枢性面神经麻痹　可因脑血管疾病或脑肿瘤引起，仅限于眼睑下部的肌肉瘫痪，故额纹不消失，眼睑能闭合，但多伴有意识障碍、偏瘫、偏盲、偏身感觉障碍，及其他定位体征。

【中医病证鉴别】

（1）中风　往往仅有口角㖞斜，并伴舌强语謇或意识不清，肢体不仁，病久则患侧关节挛缩，肌肉萎缩。面瘫则主见口眼㖞斜，眼睑闭合不全，且意识清楚，无半身运动及感觉障碍。

（2）痿证　是指肢体筋脉弛缓，软弱无力，日久因不能随意运动而致肌肉萎缩的一种病证，表现在眼则睁闭困难，往往有凝视、视歧，无口角㖞斜，痿证主要见于四肢、躯干肌肉，与面瘫局限在脸部肌肉有所不同。

【辨证论治】

气虚痰瘀证

主症：口眼㖞斜，额纹消失或浅淡，眼眉下垂、抬眉不能或无力，眼睑闭合不全或无力，鼻唇沟消失或浅淡，口角偏低，示齿口角偏向健侧，甚或面肌挛缩，口角偏向患侧，抬眉时嘴角上扬，闭眼时牵动嘴角，鼓嘴时眼裂变小，面部僵硬。舌淡暗，苔薄白或腻，脉细滑。

治法：益气活血，化痰通络。

处方：阳白透头维，地仓透颧髎，颊车透颧髎，率谷透太阳，瞳子髎透悬厘，四白透颧髎，翳风、肩井、完骨、足三里（双）、合谷（对侧）、太冲（患侧）。

方义：阳白透头维，地仓透颧髎，颊车透颧髎，率谷透太阳，瞳子髎透悬厘，四白透颧髎为透穴疗法，一针双穴，透穴通经，贯穿多经，调畅气血，改善血运；翳风、完骨善于祛风通络；肩井又可活络消肿；足三里长于益气健脾，化痰通络；病位在面，依据四总穴歌“面口合谷收”，再结合手阳明经交叉循行特点故选对侧合谷，既可补气通经，又可与足三里相伍共济阳明经气；面瘫取穴太冲源自于《针灸大成》，太冲为肝经之输穴，其性善动，而肝又为藏血之脏，且主疏泄，故能养血祛瘀、疏肝解郁，兼治患者久病不愈而肝郁气滞之证。

【针法技法要点】

透刺法选用1.5寸30号针，快速进针，缓慢轻度捻转，针向所透之穴，先做平补平泻之法，得气后用捻转补法。切记需轻捻轻插，一般捻转幅度不超过90°，捻转次数不大于90次/分，捻转时间30~60秒，最后大拇指向前持住针柄不动，须臾放松离针。其余穴位取用直刺、斜刺补法。

【病案举例】

周某，男，29岁，右侧口眼㖞斜3年。

病史：3年前病人因右口眼㖞斜就诊于外院，经查诊断为“右侧特发性面神经麻痹”，先后用抗病毒、激素、针灸、理疗、外敷等多种治疗方法，疗效不显著。3年来四处求医，尝试诸多方法，结果无一获效，面瘫依旧，并出现右面部联带运动。年纪尚轻，注重容貌，故十分着急，后经人介绍来中医门诊请余诊治。

来诊症见：右侧口眼㖞斜，右眼裂变小，张口咀嚼有联带运动，患侧额纹消失，蹙鼻、示牙动作不佳，口角㖞斜，漱口、刷牙漏水，纳可眠安，二便尚调。面黄形盛，舌淡白，苔薄白，脉弦滑。

诊断“面瘫后遗症”，证型为气虚血瘀，治以益气活血通络。先用补阳还五汤化裁口服，兼每周3次针刺治疗。

取穴：阳白透头维，地仓透颧髎，颊车透颧髎，颊车透地仓，率谷透太阳，四白透颧髎，翳风、完骨、足三里（双）、合谷（对侧）、太冲（患侧）。

针法：透穴先做平补平泻之法，得气后用捻转补法。余穴针用补法。留针30分钟，每周治疗5次。

1个月后停汤药，继续坚持针刺治疗3月余面瘫基本恢复。

【临证心得】

面瘫起病通常在心神俱疲、正气不足、络脉空虚之时，外出失护，或夜间贪凉，睡卧于窗下，汗出当风，风邪乘虚入侵三阳，或夹寒、或夹热、或夹湿，内外合邪，三阳经脉受阻。正如《金匮要略·中风历节病脉证并治第五》所讲：“寸口脉浮而紧，紧则为寒，浮则为虚，寒虚相搏，邪在皮肤。浮者血虚，络脉空虚，贼邪不泻，或左或右，邪气反缓，正气即急，正气引邪，㖞僻不遂。”面瘫一般经针灸治疗大约2周后开始恢复，4周左右大部分可基本痊愈。若疗效不显著，则需3～4个月方可告痊。仍不愈，则需治疗半年。若3个月即出现联动反应则后遗症实难避免。其不愈之因，大致有以下几点：①早期失治误治乱治；②体质虚弱、或有多种慢性病、或高龄气衰者；③风寒、热、湿之邪入侵深重者（按现代医学之说为炎症重、病位高）；④特殊类型面瘫，比如湿热入侵少阳，连通太阳，涉及阳明，外见耳中疱疹者，多缠绵难愈。

面瘫6个月仍无明显起色，口眼㖞斜，流泪漏气，出现面肌挛缩、联动、倒错或松弛下垂者称为面瘫后遗症。从其病程、临床表现、主要脉症来看，我认为面瘫后遗症主要病机是气虚血瘀、痰浊阻滞，故治疗之法不论用药用针皆益气通络、化痰通络。就针灸治疗而言，我的经验为：①局部取穴重在后，主取少阳耳之周。如风池、完骨、翳风、肩井等；②邻近取穴要扩充，多用透刺针向上。如阳白针尖向上透头维，瞳子髎针尖向上透悬厘，颊车针尖向上透颧髎，地仓针尖向上透颧髎等；③针行补法需捻转，每隔两日拔火罐，既补血来又活血，配合体针显神功；④远取阳明足三里，还有合谷与丰隆，健脾和胃又益气，祛除痰湿助修复；⑤久病气郁选太冲，养血通经疏理肝。

补阳还五汤原方主要用于中风后的半身不遂，我常伍入白附子、僵蚕、葛根、桂枝、忍冬藤等祛风通络之品治疗面瘫后遗症，疗效尚可。

面瘫后遗症，是顽固难愈之疾，我用上法治疗上百例，大部分较前有缓解，小部分近20%左右可以基本治愈。只要有耐心、细心、精心，就有可能明显见好。

十、针刺治疗面肌痉挛

面肌痉挛指面部肌肉呈无痛性、阵挛性收缩，抽搐呈阵发性，常始于眼轮匝肌，随病情发展可波及到口轮匝肌，甚至整个面部，病情多呈渐进性加重，有的同侧颈阔肌均可发生痉挛，眼轮匝肌严重痉挛时使眼睛不能睁开。此病常于情绪紧张、疲劳、激动时加重，安静时减轻，睡眠时消失。好发于中年以后，女性多见。

本病中医属“筋惕肉瞤”“瘛疭”“眼睑瞤动”“面风”等范畴。根据《素问·阴阳应象大论》“风胜则动”的论点，可知本病常因经脉虚，腠理开，风夹寒、湿、燥等邪入中面部经络，致使肌腠经络痹阻，气血营卫失和，肌肉筋脉失于濡养，致面肌拘急弛纵。若病久失治，会形成正虚邪实、虚实夹杂之顽疾。本病以风邪所中为主因，日久则虚实夹杂，痰瘀阻络，结合经络分布特点其病位在面部阳明和少阳经。

【病因与病机】

面肌痉挛的病因有以下几点。

（1）血管因素由于面神经出脑干区存在血管压迫所致。

（2）占位常见于桥脑小脑角的非血管占位性病变，如肉芽肿、肿瘤和囊肿、听神经瘤等因素。

（3）其他因素如面神经出脑干区以外区域的面神经脱髓鞘病变，面神经周围支损伤，面神经出脑干区以外的部位存在压迫因素，面神经麻痹后遗症等。

（4）遗传因素发病机制可能为面神经的异位兴奋或伪突触传导所致。

中医认为本病与“风”相关。《素问·阴阳应象大论》说：“风胜则动”，《备急千金要方》中云：“夫眼瞤动，口唇动，偏㖞，皆风入脉。”《圣济总录·诸风门》指出：“肌肉瞤动，命曰微风，盖邪搏分肉，卫气不通，阳气内鼓，故肌肉瞤动，然风之入脉，善行数变，亦为口眼瞤动偏㖞之病也。”风邪善动不居，易袭阳位，颜面居上为阳，乃风邪易犯之所，正如《素问·太阴阳明论》所言“伤于风者，上先受之。”面肌痉挛多数发无定时、时作时止、或急或缓，亦责之于“风善行而数变”的特性。风有外风和内风之分，外风多为病因，内风多为本源，外风为外感风邪，内风以肝风为主。病始于正气不足，经络空虚，外风趁虚而入中，正邪相搏于颜面经络，阻碍气机，经络失和，经筋挛缩，以致面肌抽搐痉挛；若内有肝风，则更有内外风相引，致使病情缠绵。

【临床表现】

常中年以后发病，女性较多。病程初期多为一侧眼轮匝肌阵发性不自主地抽搐，逐渐缓慢扩展至一侧面部的其他面肌，口角肌肉的抽搐最易为人注意，严重者甚至可累及同侧的颈阔肌，但额肌较少累及。抽搐的程度轻重不等，为阵发性、快速、不规律地抽搐。初起抽搐较轻，持续仅几秒，以后逐渐延长至数分钟或更长，而间歇时间逐渐缩短，抽搐逐渐频繁加重。严重者呈强直性，致同侧眼不能睁开，口角向同侧歪斜，无法说话。抽搐常因疲倦、精神紧张、自主运动而加剧，但不能自行模仿或控制其发作，入眠后多数抽搐停止。双侧面肌痉挛者甚少见，若有，往往是两侧先后起病，多一侧抽搐停止后，另一侧再发作，而且抽搐一侧轻另一侧轻重。双侧同时发病、同时抽搐者未见报道。少数病人于抽搐时伴有面部轻度疼痛，个别病例可伴有同侧头痛、耳鸣。

【证候主要特征】

本病的临床表现以面部肌肉抽搐、跳动为主，常以眼睑、口角阵发性抽搐，发作间隔时间和发作频率无明显规律。根据发无定时，抽搐和跳动反复发作的临床表现，属"面风"范畴；以眼睑抽搐、跳动为主要表现的可归于"眼睑瞤动"；若以眼睑和面部其他部位的肌肉抽搐、跳动为主要表现的可归于"瘛疭"。无论哪一种分型，都是面部肌肉的抽搐、跳动，因此本病都可以"面风"论治。

【诊断】

根据病史及面肌阵发性抽动特点，神经系统无其他阳性体征，脑电图检查正常，肌电图显示肌纤维震颤和肌束震颤波，可以做出诊断。

【鉴别诊断】

（1）习惯性面肌抽搐　常见于儿童及青壮年，多为双侧，为短暂的强迫性面肌运动。

（2）癔症性眼睑痉挛　常为双侧性，仅限于眼睑肌的痉挛，颜面下部肌肉并不累及，可伴有其他癔症发作症状，暗示疗法有效。

（3）局灶性运动性癫痫　虽然有面肌局限性抽搐，但抽搐范围大，多波及头、颈、肢体，仅局限于面肌者极少。脑电图上可见有癫痫波发放。

（4）Meige 综合征　又称睑痉挛－口下颌肌张力障碍综合征，多见于老年女性，主要为双侧睑痉挛，伴口、舌、下颌、喉及颈肌肌张力障碍。

【中医病证鉴别】

（1）面瘫　以突发口眼㖞斜为主要表现。

（2）面痛　以面颊抽掣疼痛为主要表现，或伴面肌抽搐。常见的是一种阵发性短暂而剧烈的疼痛，多发于一侧面部，呈突发性、反复性及顽固性。

【辨证论治】

（1）肝风上扰

主症：面肌抽搐、跳动，头胀头痛，急躁易怒，或有头晕头摇，肢麻项强，口苦，常因情志波动加重。舌质红，苔白或黄，脉弦滑有力。

治法：平肝息风，止痉。取足厥阴经、足少阳经、足阳明经穴为主。

处方：合谷、太冲、行间、内庭、丰隆、侠溪、扶突、完骨、颧髎、四白。

方义：以合谷、太冲开四关，畅通气机，清降头面亢阳。行间为肝经荥穴，五行属火，泻之以清肝火。内庭、侠溪为胃经及胆经的荥穴，五行属水，补之可滋水降火。因足阳明胃经多气多血，凡气有余化火之病症，皆需泻胃经之余火，多取荥穴内庭、络穴丰隆。肝胆经相表里，肝阳亢盛，化风化火不仅需要泻肝经之气火，胆经也需要泻之，取完骨祛风清热。又加局部取扶突、颧髎、四白以疏通经络，泻火祛风。

（2）血虚风动

主症：面肌抽搐、跳动，面色无华，倦怠乏力，失眠健忘，心悸怔忡，唇甲色淡，或见五心烦热，口燥咽干，骨蒸潮热。舌淡苔薄，或舌红少苔，脉细或兼数。

治法：滋阴养血，息风止痉。取足少阴经、足厥阴经、手太阴经穴为主。

处方：太溪、复溜、阴谷、尺泽、血海、曲泉、期门、合谷。

方义：阴血亏虚，宜滋阴养血。取肾经太溪（原穴）、复溜（五行属金）、阴谷（五行属水）、肺经尺泽（五行属水），取义金水相生，滋阴养血；取肝经募穴期门、合穴曲泉、脾经血海，以调肝养血。面口合谷收，取之以治头面疾病。

（3）风痰阻络

主症：面肌拘挛、抽搐、跳动，伴有胸脘痞闷，呕恶痰涎，头痛昏蒙，口渴不欲饮或口不渴，舌淡苔白滑或腻，脉弦滑。

治法：化痰祛风通络。取手足阳明经、足厥阴经穴为主。

处方：足三里、丰隆、合谷、太冲、风池、太阳、迎香、颧髎。

方义：痰浊之生源于脾虚，取足三里、丰隆健脾化痰。内风之动化于肝阳，取风池、太冲平肝息风。合谷调气机善治头面。太阳、迎香、颧髎疏通面部经络。

（4）风寒袭络

主症：面肌抽搐、跳动，有感冒风寒病史，或见恶寒发热，有汗或无汗，头颈项拘急不适，每遇风寒侵袭则加重。舌质红，苔白，脉浮或见浮紧。

治法：解表散寒，祛风止痉。取手三阳经及头面部经穴为主。

处方：合谷、大椎、风池、太阳、翳风、颈夹脊、风门、地仓、颊车。

方义：风寒侵袭肌表，痹阻络脉，宜解表祛风，疏通经络。取合谷、大椎、风池、太阳、翳风、风门等穴祛风寒解表，风寒之邪得散，头面部痹阻气血得以畅通。取颈夹脊穴，疏通足太阳膀胱经及足少阳胆经头面部经络，加强解表祛风之功。地仓、颊车局部取穴，浅刺通络。

【病案举例】

王某，男，55 岁，左面部不自主抽搐 3 年余。

曾应用安定、卡马西平等药物无效，后应用肉毒素治疗一度改善，但 3 个月后仍复如前。主要表现为左面部肌肉抽动不已，有间歇性缓解，倦怠乏力，心烦苦闷，情绪不稳，纳食欠佳，夜寐欠宁，小溲通畅，大便时溏。面黄形盛，舌质淡，苔薄白，脉弦滑。证属肝血不足，血虚风动，治以养血息风。针刺治疗，患侧取颧髎、完骨；健侧取太阳、四白、颧髎、迎香；双侧取合谷、足三里、丰隆。治疗 2 周症状逐渐减轻，1 个月后病情基本痊愈。

【临证心得】

面肌痉挛是神经内科的常见疾病，临床表现为一侧面部不自主抽搐。抽搐呈阵发性且不规则，程度不等，可因疲倦、精神紧张及自主运动等而加重。面肌痉挛中医属“筋惕肉瞤”“瘛疭”“风证”“痉证”等范畴。其病位在头面部，在筋脉。本病发病机制与“肝风”“血虚”关系紧密。肝主升发，其五行属木，归厥阴脉，主疏泄，主藏血，在体合筋。各种原因导致肝血不足，血虚风动，可引发面肌痉挛。另外风夹痰湿走窜头面经络，经隧不利，筋脉失调，亦可发病。

多年来，我运用针刺治疗面肌痉挛获得了良好的疗效。针刺总体的原则是患侧面部尽量少取穴，轻刺激，以远端取穴配合健侧面部取穴为主。主要取穴有足三里、丰隆、合谷、太阳、四白、颧髎、迎香等。其中足三里、丰隆健脾化痰；合谷为手阳明大肠经原穴，“面口合谷收”，可治疗头面部疾病；太阳、四白、颧髎、迎香疏通面部经络气血。诸穴合用，以达平衡经气、调和气血、舒柔经筋的目的。还可针对症状特点对症取穴并配合腕踝针、头针、针刀等提高疗效，简介如下。

（1）毫针处方

眼部痉挛：鱼腰、太阳、阳白。

面颊痉挛：下关、颧髎、四白、迎香。

口角痉挛为主者：迎香、地仓、颊车。

远端：合谷、后溪、中渚、三阴交、阳陵泉、太冲。

局部腧穴针刺宜轻，宜浅，宜少。

（2）配合腕踝针

取穴：病变同侧上 1、2、3，下 1、2、3。

部位：上 1 在小指侧的尺骨缘与尺侧腕屈肌腱之间；上 2 在腕掌侧面的中央，掌长肌腱与桡侧腕屈肌腱之间，即内关穴；上 3 靠桡动脉外侧（图 2－3）。下 1 靠跟腱内侧缘；下 2 在内侧面中央，靠胫骨后缘；下 3 在胫骨前缘向内 1 厘米处（图 2－4）。

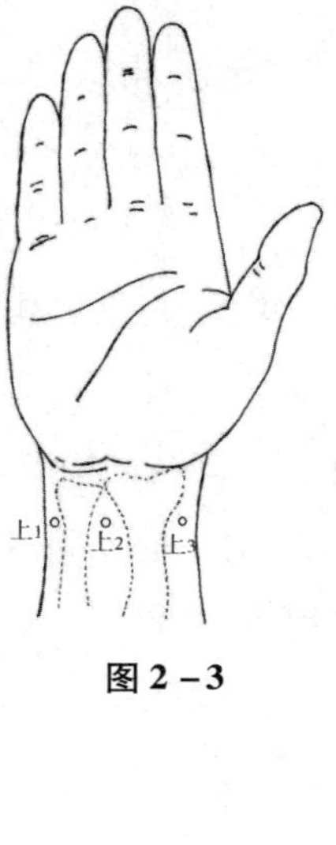

图 2－3

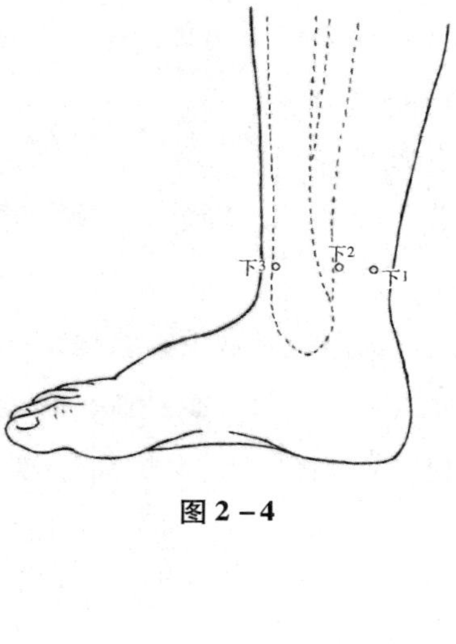

图 2－4

针法：常规消毒，左手固定进针点上部，右手夹持针柄，针与皮肤呈30°角，快速进入皮下，针贴近皮肤表面，针尖沿皮下浅表层刺入。针刺方向朝上，进入深度约1.4寸，留针30分钟，病情重或病程长者可延长一至数小时。留针期间不捻转提插。隔日1次，10次一疗程，间隔2到3天进行下一疗程。

(3) 配合头皮针

取穴：运动区、舞蹈震颤控制区、视区、平衡区（图2-5，图2-6）。

针法：避开发囊、瘢痕及局部感染处，右手持针，迅速刺入皮下，进针方向与头皮成15°~30°角，沿皮将针体快速推至帽状腱膜下层。当针到达帽状腱膜下层后，将针沿头皮针穴线推进0.5~1.5寸，捻转行针，每分钟200次以上，每次行针3分钟以上。

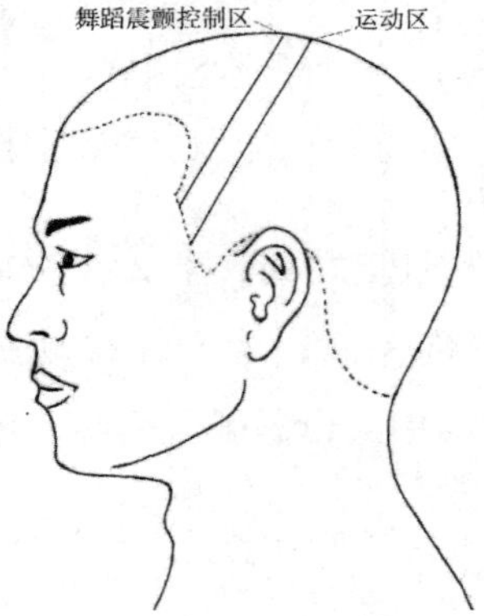

图2-5

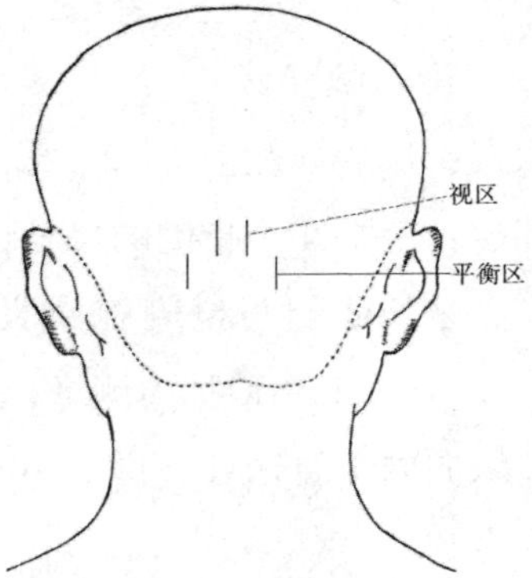

图2-6

(4) 配合针刀

治疗点：颈1、颈2横突，颈2棘突，颈1~4关节柱（图2-7，图2-8）。

针刀达骨面后点刺数下，感觉针下松则出针，不宜过度松解。

治疗要点：患侧尽量少针刺，轻刺，以毫针为主，辅助腕踝针、头皮针、针刀交替使用，可大大提高疗效，经临床观察，疗效优于单纯一种针法。

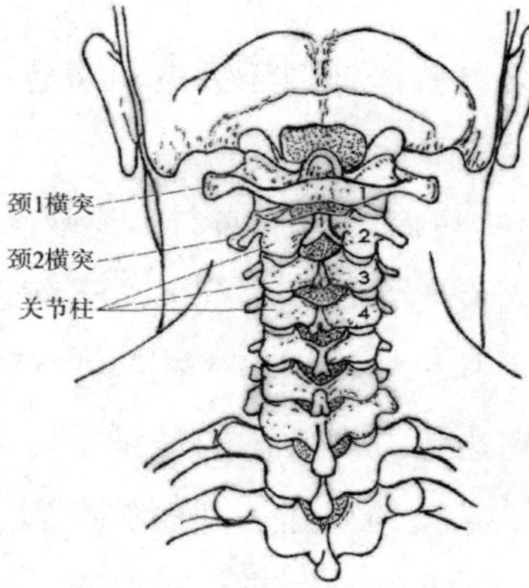

图 2－7

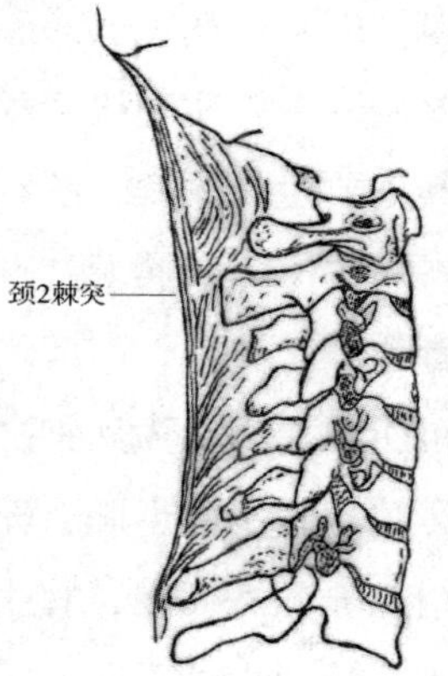

图 2－8

针刺本身也是一种刺激，用之治疗面肌痉挛若手法偏重或取穴不当反而会使痉挛加剧。故要求在痉挛部位取穴要精，认穴要准，手法要轻。我之经验发现部分患者在颧髎穴附近有“止痉点”，如针刺准确可一针止抽。另嘱患者放松情绪，不要刺激患处，减少对患处的关注，保持心情舒畅，病自易愈。

十一、针刺治疗帕金森病

帕金森病（Parkinson's disease，PD）是一种常见的神经系统退行性疾病，临床以静止性震颤、肌强直、运动迟缓和姿势平衡障碍的运动症状为主要特征，也伴嗅觉减退、快动眼期睡眠行为异常、便秘和抑郁等非运动症状。PD 造成的运动障碍使患者生活质量明显下降，给患者家庭、本人及社会带来沉重的经济及生活负担。

【病因与病机】

帕金森病的西医病因病机迄今未明，可能与年龄老化、环境因素、遗传因素等相关。目前普遍认为 PD 并非单一因素所致，可能有多种因素参与，遗传因素可使患病易感性增加。

该病的主要病理改变为黑质致密部多巴胺能神经元丢失和路易小体形成，其主要生化改变为纹状体区多巴胺递质降低。

本病中医多归属于“颤振”“筋痹”“痉病”等范畴。其为脑髓及肝、脾、肾等脏腑受损，引起筋脉肌肉失养而发生，这是本病的主要病位和根本病机所在。因脑为元神之府，与心并主神机，神机出入控制四肢百骸的协调运动；肾主骨生髓，充养脑海，伎巧出焉，即肢体的精细、协调运动由肾精充养髓海而成；脾主肌肉、四肢，肾精的充养、肝筋的滋润、肌肉的温煦，均靠脾之健运，化生之气血阴阳的源源供养；肝主筋，筋系于肉，支配肌肉肢体的伸缩收持。故脑髓、肝、脾、肾等脏腑共同的生理作用保证了头身肢体的协调运动，若病及其中的任一脏腑或多个脏腑，筋脉肌肉失养，则发生头身肢体不协调、不自主地运动而为颤振病。本病临床虚多实少，病理因素涉及虚、风、痰、火、瘀。虚以阴精亏虚为主，也有气虚、血虚甚至阳虚者，虚则不能充养脏腑，润养筋脉。风以阴虚生风为主，也有阳亢风动或痰热化风者，风性善动，使筋脉肌肉变动不拘。痰以禀赋痰湿之体为主，或因肺、脾、肾虚不能运化水湿而成，痰之为病，或阻滞肌肉筋脉，或化热而生风。火以阴虚生内热为主，或有五志过极化火，或外感热毒所致，火热则耗灼阴津，肝肾失养，或热极风动而筋脉不宁。瘀多因久病气血不运而继发，常痰瘀并病，阻滞经脉气血运行，筋脉肌肉失养而病。

在临床实践中，我接诊的帕金森病病人多为老年患者，常见肝血亏虚，肾精不足，脑髓失充，阴虚阳亢，阳亢化风，虚风内动而发病。其虚风内动为主要病机，病位与肝、肾密切相关；同时其病程多久，迁延不愈，又有夹痰夹瘀，虚实夹杂的特点，因脾主运化，运化失职，则痰浊内生，故又与脾脏密切相关。故我在临证中主要以肝、肾、脾立论。

【临床表现】

大部分 PD 患者在 60 岁以后发病，40 岁以前相对少见。起病隐袭，缓慢发展，逐渐加剧。主要症状为运动症状，包括静止性震颤、肌张力增高、运动迟缓、姿势步态障碍等，症状出现孰先孰后因人而异。初发症状以震颤最多，其次为步行障碍、肌强直和运动迟缓。症状常自一侧上肢开始，逐渐波及同侧下肢、对侧上肢及下肢，即常呈“N”字形进展，部分病例自一侧下肢开始，两侧下肢同时开始者极少见。疾病晚期症状存在着左右差异者亦不少见。其他非运动症状也是常见和重要的临床征象，而且有的可先于运动症状而发生，包括感觉症状。疾病早期即可出现嗅觉减退或/和睡眠障碍；中晚期常有肢体麻木、疼痛；有些患者可伴有不安腿综合征。自主神经功能障碍有便秘、多汗、脂溢性皮炎（油脂面）、性功能减退、排尿障碍或体位性低血压等。患者可有精神障碍，如伴抑郁、焦虑，疾病晚期可发生认知障碍乃至痴呆，以及幻觉，其中视幻觉为多见。

【证候主要特征】

本病以行动迟缓、震颤、肌强直、姿势步态障碍为主要表现。

因本病大多伴发肢颤，故目前中医统一称为“颤病”。初起发病时多以一侧上肢震颤、动作失灵巧为首发症状，此期病人多为肝肾阴虚，肝血不足，肝木失养，风阳内动而发，亦有少数因平素嗜酒肥甘，碍脾生痰，久之生热动风而致。随着病程时间延长，症状呈进展性加重，肝肾阴虚同时可出现夹痰夹瘀情况，出现肢颤扩展至下肢及对侧，行动迟缓加重，肌肉强直，其病机虚实夹杂，变得较为复杂。同时因脾主肌肉，运化水湿失职，痰湿内生，肌肉失养。脾之运化功能失常也是本病症状加重的因素。病程继续进展，晚期则可出现阴阳俱损，肝、脾、肾三脏俱虚，出现震颤不止，行动困难，甚则卧床不起。因其肝血不足，肝气失于条达，肝气不舒日久则易伴发郁症，出现情绪抑郁，心烦急躁，夜寐不宁等症。因其肝肾阴虚，阴血不足，或郁热伤津，肠道失于濡养，加之脾气亏虚，动力不足，故亦常常伴发大便干燥，排便困难之顽症。

综上，本病成因以肝肾不足为本，以脾为根，动风、痰浊、瘀血为标，本虚标实是本病的病机关键。因本病病程长，病久则常常虚实夹杂，病证较为复杂，需要随证灵活处之。

【诊断】

帕金森病的诊断主要根据中老年人隐袭性起病，缓慢进展，逐渐加重，必备运动迟缓和至少存在静止性震颤或肌强直 2 项症状的 1 项，偏侧起病，对左旋多巴治疗敏感等可做出诊断。具体诊断标准可参考2015年国际运动障碍学会（MDS）的帕金森病临床诊断新标准或《2016中国帕金森病诊断标准》。

【鉴别诊断】

（1）继发性帕金森综合征　有明确病因可寻，如感染、药物、中毒、动脉硬化和外伤等。如继发于甲型脑炎后帕金森综合征（目前已罕见）；药物或中毒性帕金森综合征；动脉硬化性帕金森综合征；头部外伤引起的帕金森综合征等。

（2）伴发于其他神经变性疾病的帕金森综合征　不少神经变性疾病除具有程度不一的帕金森样表现外，还有其他征象，如不自主运动、垂直性眼球凝视障碍（见于进行性核上性麻痹）、直立性低血压（Shy－Drager综合征）、小脑性共济失调（橄榄脑桥小脑萎缩）、早期出现且严重的痴呆和视幻觉（路易体痴呆）、角膜色素环（肝豆状核变性）、皮质复合感觉缺失和锥体束征（皮质基底核变性）等。这些疾病所伴发的帕金森症状常以强直、少动为主，静止性震颤很少见，多双侧起病，对左旋多巴治疗不敏感。

（3）特发性震颤　震颤以姿势性或运动性为特征，无肌强直和运动迟缓，各年龄段均可发病，1/3有家族史。

【辨证论治】

（1）肝血不足动风

主症：肢体颤振，项背僵直，活动减少，面色少华，步态不稳，头昏眼花，四肢乏力。舌质淡，苔薄白或白腻，脉弦细。

治法：养血柔肝，舒筋止颤。取督脉、足少阳经、足厥阴经穴为主。

取穴：主穴取百会、正营、目窗、囟会、太阳、风池、印堂，配穴取肝俞、肾俞、合谷、三阴交、太冲。便秘加天枢、气海，心悸加内关。

（2）脾虚痰热动风

主症：头摇肢颤，懒动乏力，表情呆滞，行动缓慢，或有形盛，胸脘痞闷，或烦热口干，咯吐黄痰，或头晕目眩，小便短赤，大便秘结。舌质红，舌苔黄或黄腻，脉弦滑数。

治法：清热化痰，息风定颤。取督脉、足少阳胆经、足阳明胃经穴为主。

取穴：主穴取百会、正营、前顶（交叉刺）、风池、太阳、人中，配穴取合谷、足三里、丰隆、阳陵泉、中脘。热盛者加大椎、曲池，痰多者加脾俞、肺俞。

（3）肾精亏虚兼瘀

主症：颤病日久不愈，头肢颤动不止，项背强直，肢体拘急，呆傻健忘，口角流涎，头晕耳鸣，形体消瘦，腰膝酸软，失眠多梦，溲便不利。舌体瘦小，舌质黯红或有瘀斑，少苔或剥苔，或苔微黄，脉细弦。

治法：补肾填精，活血定颤。取督脉、足少阳胆经、足少阴肾经穴为主。

取穴：主穴取百会、四神聪、神庭、风池，配穴取合谷、三阴交、太溪、血海。口干加承浆、廉泉、复溜。

【方义】

主取百会穴，百会乃督脉主穴，又为手足三阳经及足厥阴之会，针朝患侧，过足太阳至足少阳，一穴系三经，督统诸阳，醒脑活络，畅流气血。取足少阳、阳维脉之会——目窗与正营，针朝督脉之神庭、囟会穴，乃过足少阳，催发少阳之气，清利头目以息风定颤。以上重点在于调动头三阳经之经气，激发诸阳以领全身，因此为治疗颤病的主要头部选穴。四神聪可镇静安神，开窍醒神。风池穴为足少阳阳维之会，有平肝息风定颤之功。其他配合循经选穴，阳明为多气多血之经，内系脾胃，乃气血化生之源，主润宗筋，宗筋主束骨而利机关也，循经选取曲池、足三里、丰隆等要穴，以调节阳明经气，实则可通，虚则可补，调和气血，气血得复，筋脉得养，则可行动灵活。四关穴为双侧合谷、太冲，四穴均为本经之原穴，原穴是脏腑原气输注、经过和留止的部位，而气又是人体生命活动的原动力。合谷为手阳明经之原穴，阳明经为多气多血之经，合谷在上属阳，主气，清轻宣散，故合谷善调气；太冲为足厥阴肝经的原穴，肝经少气多血，肝藏血，体阴而用阳，主疏泄，且太冲在下属阴，主血，善调血。两穴相用，有调畅气机，调和气血、养肝健脾、养血柔筋之功，能起到改善震颤及迟缓的功效。肝俞、肾俞、脾俞、肺俞均为背俞穴，调整相应脏腑之经气，使脏腑功能调和，可息风定颤、养肾柔肝，化痰活血通络。

【针法技法要点】

我认为本病主体证型应是肝肾不足为本，脾虚为根，痰浊瘀血为标，治疗当以补益肝肾，健脾化痰，活血化瘀为主。

取头部百会透双侧正营，正营透囟会，目窗透神庭。按上述穴位分6段透刺，针后捻转，200次/分，每根针捻转1分钟，留针1小时。

取丰隆穴。进针后捻转提插同步进行，得气后将针留在中下段用泻法，食指向前为主，拇指稍向后拉，使气留守，握住针柄，稍向下压，其下压的深度约豆许，捻转幅度要大，速度要快，120～150次/分，角度180°以上，操作手法稍重，每穴行针5～10次，最后停在食指上，数秒后放手。

取足三里、三阴交、血海等穴。进针得气，步骤同前，拇指捻针向前为主有力道，食指向后轻拉，不用力，随针而回。要求幅度要小，速度要慢，操作手法宜轻，其捻转角度要在90°以内，转速要在90次/分以下，每穴行针5～10次，最后针停在拇指上。

取大椎、内关、脾俞、肺俞等穴，平补平泻；取风池、曲池、合谷、太冲等穴，用泻法；取肝俞、肾俞，针用补法；取四神聪，用头针针法。

其他选穴随症处之。

【病案举例】

病案一： 孙某，男，56岁。患帕金森病5年多，每天服用多巴丝肼片，每日4次，每次1片，通常可维持3～4小时。中医症见双手震颤，搓丸样动作，行动迟缓，翻身困难，走路前倾，表情呆滞，大便2～3日1行，舌质偏红，苔薄白，脉弦滑。四诊相参，诊为肝肾阴虚、内风陡动之颤证。取穴：百会、前顶（前交叉）、加太阳、印堂、人中、风池。隔日1次针刺治疗，历经4个多月，病情稳定，多巴丝肼片每日服用3次，每次1/2片，震颤基本停止，步履平稳，可行5～6里地而不衰，生活自理，目前仍在治疗中。

病案二： 于某，女，53岁。患帕金森病2年多，因初始服用西药多有不适，惧怕其副作用，故停而不用。2017年5月来门诊请求针刺治疗。当时病人面色萎黄，形体孱弱，行动迟缓，表情呆滞，精神委顿，语声低微，纳呆食少，神疲乏力，大便时溏，夜寐欠佳，舌淡白，脉沉细。四诊相参，为心脾两虚、气血不足之证。取穴：四神聪、百会（直刺），加太阳、神庭、风池、人中，体针主取足三里、内关、合谷、三阴交等。隔日1次针刺，经半年治疗病情稳定，一直未用西药，目前行走可，生活完全自理，仅表情仍有呆滞。

【临证心得】

帕金森病是发生在中老年人群中的进展性神经系统变性疾病，主要特征为静止性震颤、肌强直、运动迟缓和姿势反射障碍。据此中医常称之为“振、掉、颤”。1991年在第三届全国中医学会老年脑病学术研讨会上将此病统一命名为“老年颤证”，包括西医的帕金森病、帕金森综合征。

我体会“老年颤证”在诊治中仍有不足之处：①帕金森病、帕金森综合征常有不发生震颤的情况；②帕金森病与帕金森综合征是有区别的，故统一称为“老年颤证”恐有不妥。

学者们对颤病病机特点的认识目前基本是相同的，那就是“本虚标实”。导致本虚的原因比如年龄、情志、劳倦思虑、久病及肾，也大致一样，故肝肾阴虚、气血不足是本病常见的病理基础，并在此基础上形成了风火痰瘀等基本的病理改变，这些病理改变之间是相互影响的，从而导致本病的复杂性、疑难性。

我治疗帕金森病采用头针为主，体针为辅，配合辨证用药，根据病情灵活运用，综合治疗，临床来看还是有成效的。除上述所选之穴外，还常取百会、前顶（交叉刺）、风池、太阳、印堂、人中。另外本病常有抑郁或表情呆滞、面具脸等，若夜寐欠佳，小便较频，甚或情绪不宁等，也常用百会（直刺）、四神聪、神庭、风池、太阳、印堂、人中，体针如前可随证取之。

通常情况下，帕金森病或帕金森综合征患者若有脑血管病（脑梗死、脑出血时），以第1组穴常用，即百会、目窗、正营、囟会组穴；若老年帕金森病以震颤为主，应以第2组穴为主，即百会、前顶组穴；若表情抑郁木讷或典型面具脸，寐欠安，大便秘，情绪不宁等，就选第3组穴即四神聪组穴。

临床有主体，灵活用之亦关键。

附：主体证候常用药

白芍、山茱萸、当归、熟地黄、川芎、天麻、龟板、丹参、僵蚕、钩藤、全蝎、麦冬、鸡血藤、珍珠母、白芷、地龙、木瓜、五味子。

十二、针刺治疗脊髓炎

脊髓炎是指各种感染或变态反应所引起的脊髓炎症。临床特征为出现病变水平以下运动、感觉、自主神经功能障。中医属于“痿躄”范畴。

【病因病机】

病因不明，多数患者在出现脊髓症状前1～4周有发热、上呼吸道感染、腹泻等病毒感染症状，推测可能与病毒感染后自身免疫反应有关。部分患者于疫苗接种后发病，可能为疫苗接种引起的异常免疫反应。

中医认为其病因与客邪外袭、五脏内虚有关，客邪以热、毒、湿邪为多，脏虚以肺、脾、肝、肾为主。

若正气不足，卫表失固，温热毒邪袭表，肺受热灼，或病后余热未尽，肺热津伤，“肺热叶焦”，津液亏损，五脏不润，致筋脉失养，则痿弱不用。《素问·痿论》曰：“五脏因肺热叶焦，发为痿躄。”若湿邪浸淫筋脉，营卫受阻，郁遏生热，致气血运行不利，筋脉肌肉失濡而弛纵不收，亦可发为痿病。《素问·生气通天论》曰：“湿热不攘，大筋软短，小筋弛长，软短为拘，弛长为痿。”脾主肌肉，若素体脾胃虚弱或受损，则气血生化乏源，筋骨失养，关节不利，肌肉消瘦，麻痹不仁，肢痿不用。《素问·太阴阳明论》曰：“脾病不能为胃行其津液，四肢不得禀水谷气，气日以衰，脉道不利，筋骨肌肉皆无气以生，故不用焉。”若先天不足，房劳过度，或久病阴精气血亏损，肝肾亏虚，则髓枯筋痿，发为痿病。《素问·痿论》曰：“意淫于外，入房太甚，宗筋弛纵，发为筋痿，及为白淫。”

亦可因病理产物痰饮或瘀血阻滞经脉，致气血津液不能流通，筋脉失于濡养而致痿。

总之，本病病性有虚有实，或虚实夹杂。虚者多因脾胃虚弱或肝肾亏虚；实者多因感受温邪或湿热；虚实夹杂者常伴痰瘀为患。

【临床表现】

任何年龄均可发病，青壮年居多。部分患者在病前1～2周有上呼吸道感染或胃肠道感染的病史，或有疫苗接种史，受凉、劳累、外伤等常为发病诱因。

起病较急，首发症状多为双下肢无力、麻木、病变部位的背痛、病变节段有束带感，多在2～3天内症状进展至高峰，同时出现病变水平以下肢体瘫痪、感觉障碍、尿便障碍，呈脊髓完全横贯性损害。

（1）运动障碍　急性起病，迅速进展，早期常为脊髓休克，表现为四肢瘫或双下肢弛缓性瘫痪，脊髓休克期可持续3～4周。上颈段病变累及膈神经脊髓中枢（$C_{3\sim5}$）时，除四肢瘫外，可出现膈肌麻痹，呼吸困难。

脊髓休克期过后，肌力从远端开始恢复，损伤节段以下锥体束征阳性，肌张力及腱反射逐渐恢复。脊髓严重损伤时，常导致屈肌张力增高。轻微腹部皮肤刺激或膀胱充盈，均可引起下肢屈曲痉挛，伴有出汗、竖毛、小便溢出等症状，称总体反射，常提示预后不良。

（2）感觉障碍　表现脊髓损害平面以下深浅感觉均消失，感觉消失区上缘常有感觉过敏带或束带感。

（3）自主神经功能障碍　早期表现为尿潴留，膀胱无充盈感，呈无张力性神经源性膀胱，当膀胱充盈过度时需及时导尿。随着病情的好转，膀胱容量缩小，脊髓反射逐渐恢复，尿充盈300～400mL时会自动排尿称反射性神经源性膀胱。

病变节段以下皮肤干燥，少汗或无汗，皮肤水肿、脱屑及指甲松脆等皮肤营养障碍。病变水平以上可有发作性的出汗过度、皮肤潮红、反射性心动过缓等，称自主神经反射异常。

【证候主要特征】

本病主要以肢体瘫痪、感觉障碍、二便障碍为主要表现。

发病前期可有发热、腹泻等外感证候，为温热之邪侵袭或湿热浸淫。

温热燥邪外袭肺金，灼津耗液，津液不得宣润于四肢五体，而见肢体痿软无力，皮肤干燥，口渴咽干；或湿热浸淫筋脉，遂致筋脉肌肉弛纵不收，肢体痿软无力，麻木不仁，身热胸闷。温邪或湿热所导致的痿病，其发病较快，进展迅速，若失治误治，延绵不愈，则亦可转化为慢性进程。感受温热燥邪而致痿者，若失治误治，久治不愈，不仅可以伤津耗液致阴虚内热，还可致阴损及阳，形成阴阳两虚；若湿热浸淫，久滞不化，或被寒湿重伤，则可阳消阴长，寒湿渐盛，终至形成寒湿致痿的病机转化；若脾胃虚弱日久，不仅可因气血化源不足致痿，亦可因气血不足，血运无力，滞留脉络，出现瘀阻脉络的病机，见四肢痿软，麻木疼痛；或肝肾亏虚久治不愈，不仅可引起阴虚阳亢，阴虚内热，还可逐渐导致阳虚，最终发为阴阳两虚，见痿软肉脱，步履全废。

痿病发病因于外感者，多急性起病，病情发展迅速，多在 1 个月左右时病情停止发展，而后逐渐恢复。其早期主要以实证为主，早期治疗，效果最佳，常可缩短病程，减少肢体瘫痪的出现，促进肢体瘫软的恢复。久病则多有肌肉萎缩，以虚证为主，或见虚实夹杂之证，此时治疗的效果差。故本病应于早期治疗，防止病情的进一步恶化。

因于实者，以祛邪为主，清热生津或清利湿热；因于虚者，以补虚为主，补益脾胃或补益肝肾；虚实夹杂者，则攻补兼施，祛湿通脉，补益脾、肝、肾诸脏。

【诊断】

急性起病，病前有感染或预防接种史，迅速出现脊髓横贯性损害的临床表现，结合脑脊液检查和 MRI 检查，可做出诊断。

【鉴别诊断】

（1）周期性瘫痪　临床以四肢、躯干及颈项肌肉弛缓性瘫痪为主要表现，无传导束性感觉障碍和膀胱直肠功能障碍，多数有引起低血钾的病因，发作时血清钾离子低于 3.5mmol/L，心电图有低钾性改变，补钾后四肢软瘫迅速恢复。

（2）吉兰－巴雷综合征　为急性发病的四肢弛缓性瘫痪，与急性脊髓炎休克期相似，但其感觉障碍为末梢型而非传导束型，瘫痪远端重于近端，多无括约肌功能障碍，脑脊液有蛋白细胞分离现象。

（3）脊髓血管病　脊髓前动脉闭塞征在病变水平部位出现根痛，短时间内发生截瘫、痛温觉缺失、膀胱直肠功能障碍，但深感觉保留。脊髓出血临床少见，多由外伤或脊髓血管畸形引起，起病急骤伴有剧烈背痛、肢体瘫痪和尿便潴留，可呈血性脑脊液，MRI 检查有助于诊断。

（4）视神经脊髓炎　急性起病，临床除表现脊髓损害症状外，还出现视力下降等视神经炎的表现或视觉诱发电位异常，病变范围常超过 3 个脊髓节段，水通道蛋白 4 抗体检测阳性。视神经病变可在脊髓炎症状之前、同时或之后出现。

（5）脊髓压迫症　常见的有脊柱转移瘤、脊髓硬膜外血肿、脓肿和脊柱结核，出现脊髓横贯性损害。查体时可见脊柱畸形、棘突压痛、叩击痛，X 线检查显示脊椎破坏、椎旁脓肿，腰穿显示椎管完全性或不完全性阻塞，脑脊液蛋白含量增高。

【中医病证鉴别】

（1）痹证　亦有肢体功能障碍和肌肉萎缩等临床表现，多兼有关节重著疼痛、麻木，部分患者可因痹证日久致关节畸形、肿大、活动障碍，甚或逐渐导致肌肉萎缩。

（2）风痱　主要表现为四肢不收，废而不用。常伴舌本病变，可有神志改变，而痿病则无。

（3）偏枯　表现为一侧肢体不用，常伴有口舌㖞斜，语言謇涩，肢体麻木，突然昏仆等症。而痿病为左右肢体同时不用，尤以双下肢不用为多见。

【辨证论治】

（1）肺热津伤

主症：病起于发热，或热后突然出现肢体软弱无力，皮肤枯燥，心烦口渴，咳呛少痰，咽干不利，小便黄少，大便干燥。舌质红，苔黄，脉细数。

治法：清热润燥，益气生津。取手足阳明经、手太阴经、督脉经穴及华佗夹脊穴为主。

处方：督脉及华佗夹脊穴（选病变部位上、下各超过一个脊神经节段）、肺俞、尺泽、曲池、合谷、足三里、下巨虚、阳陵泉。

方义：病变部位督脉穴及夹脊穴行气血，调脏腑。肺俞、尺泽清肺热，生津液。曲池、合谷、下巨虚、足三里均为阳明经穴，遵《素问·痿论》“治痿独取阳明”之说，阳明为多气多血之经，与脾胃相关，脾胃为五脏六腑之海，主润宗筋，而宗筋主约束骨骼，利于关节运动。阳陵泉为筋之会穴，可通调诸筋。

（2）湿热浸淫

主症：四肢痿软，身体困重，或麻木微肿，犹以下肢多见。或有发热，伴胸痞脘闷，小便短赤涩痛。苔黄腻，脉滑数。

治法：清热利湿，强筋通脉。取足阳明经及足太阴经穴为主。

处方：病变节段督脉及华佗夹脊穴、中脘、阴陵泉、三阴交、曲池、伏兔、梁丘、足三里、解溪、内庭。

方义：病变节段督脉及华佗夹脊穴通调脏腑，行气活血。中脘为府之会穴，调腑气，理气机，助运化而消痞满。阴陵泉为脾之合穴，三阴交为足三阴经交会穴，可健脾利湿，调肝养筋。曲池为手阳明大肠合穴，用以清热利湿。伏兔、梁丘、足三里、解溪均为足阳明经穴，疏通局部气血筋脉。内庭为足阳明经荥穴，“荥主身热”，可泻本经邪热。

（3）脾胃亏虚

主症：肢体痿弱无力，逐渐加重，肌肉萎缩，食少，便溏，腹胀，面浮足肿，面色不华，气短懒言，神萎乏力。苔薄白，脉缓。

治法：补益脾胃，荣润筋脉。取背俞穴、足阳明经穴为主。

处方：病变节段督脉及华佗夹脊穴、脾俞、胃俞、气海、髀关、伏兔、足三里、丰隆、解溪、太白。

方义：病变部位督脉穴及夹脊穴行气血，调脏腑。脾俞、胃俞健运脾胃，益气生血。气海、足三里以益气养血，濡润失濡之筋。太白、丰隆原络相配，调脏脏腑经气以运化精微。髀关、伏兔、丰隆、解溪皆为足阳明经穴，润阳明宗筋以流利机关。

（4）肝肾亏损

主症：下肢痿软，肌肉萎缩，腰脊酸软，头晕耳鸣，阳痿遗泄，尿便失禁。舌红少苔，脉象细数。

治法：补益肝肾，舒筋活络。取背俞穴、督脉、足厥阴经、足少阳经、足少阴经穴为主。

处方：肝俞、肾俞、大杼、命门、腰阳关、关元、环跳、风市、阳陵泉、悬钟、伏兔、足三里、曲泉、三阴交、丘墟、太溪。

方义：肝俞、肾俞、曲泉补肝肾以养血填精。命门、腰阳关、关元壮肾阳使阳生阴长。足三里、三阴交补脾胃以助化源。髓会悬钟、骨会大杼、筋会阳陵泉，诸穴可益精髓以强筋骨。取环跳、风市、伏兔、丘墟，能疏经脉以通痹阻。太溪为肾经原穴，益肾补髓。

以上各型均可对症配选以下诸穴：①小便失禁取次髎、中极，以增膀胱之约束；②大便不禁加大肠俞、长强，以增肛门之制约；③大便秘结加天枢、承山。

【针法技法要点】

（1）针具以28号1.5寸毫针为主。

（2）强调取病变节段处的督脉穴及夹脊穴。其中，华佗夹脊穴常规定位在第一胸椎至第五腰椎棘突下旁开0.5寸，根据我的临床经验，可以向上下拓展，向上可至第一颈椎，向下可平第四骶后孔。

（3）重视取穴深度、方向及补泻手法。脊柱的督脉穴可以直刺0.5寸或沿皮刺1寸，华佗夹脊穴向脊柱斜刺0.5～1寸，膀胱经背俞穴向脊柱方向45°斜刺，胸腹四肢多以直刺。针刺深度，胸背部0.3～0.8寸，腰背部深度0.8～1.2寸，胸部0.3～0.5寸、腹部0.8～1.5寸，四肢0.5～1.5寸。胸、背部以捻转手法为主，腰、背、腹、四肢部位以提插捻转手法为主。各穴以补虚泻实为原则。

（4）背部诸穴可加艾灸和拔罐。

【临证心得】

急性脊髓炎有明显外感病史者，多是肺热叶焦型，肺热津伤出现发热、咽痛、咳嗽、恶风、口渴等肺卫表证。若身热不退，肺热叶焦，不能宣发敷布津液，遂致四肢筋脉失养，痿弱不用，运动感觉障碍，并出现膀胱、直肠和自主神经功能障碍。除用大剂量糖皮质激素冲击治疗外，我们重点采用益气养阴清肺之法。药用：黄芪30g，生晒参10g，生地黄20g，百合 20g，麦冬 15g，沙参 15g，桑叶 15g，金银花 20g，五味子 10g，黄芩 10g，芦根 20g，生甘草 10g。针刺取穴：风池、大椎、风门、肺俞、足三里、合谷、尺泽、曲池、阳陵泉、三阴交、委中、太溪、昆仑，还有运动、感觉障碍节段及上两个椎体的华佗夹脊穴。拔罐取穴：大椎、肺俞、委中，先点刺放血 0. 5mL 左右，再拔火罐。

若急性期肺津损伤不明显，而以肠道症状为主，出现腹泻或类似“胃肠道感冒”症状，大便稀溏，肛门有灼热感，通常为湿热致痿。一般在上方的基础上，去清肺生津之品，如百合、麦冬、沙参、桑叶、金银花、芦根、五味子等，而添加清化湿热之药，如黄柏、苍术、炒白术、薏米、牛膝、茯苓、忍冬藤等。取穴也要重点下移，取脾俞、胃俞、大肠俞、小肠俞等。大椎在整个治疗中均应作为取穴的重点，作为主穴不变，其他可随证取舍。

我们在门诊接诊的大部分是经西医院激素冲击疗法后出院的病人，一部分尚在口服激素、神经营养药物。这时，病人初始外感以及湿热浸淫的病症大部分已经消失，瘫痪及感觉缺失仍然明显，相当一部分还残留湿热痿的病候。此时，脾胃虚弱、肝肾亏虚当是主体，也就是虚证多，实证少。脾胃虚弱可能有肢体痿废，肌肉松弛，面色萎黄，纳呆腹胀，大便溏薄，二便失禁，病变水平以下感觉缺失或麻木不仁，若下肢痿软，身倦沉重，形盛体胖者，多有湿或湿热成分。临床我们遇到的多半是此种类型，单纯的肝肾亏虚型并不多见。我们常以上述类型为主体，兼顾其他证型。故健脾益气，化湿通络是首选之法，主体之法。

常用方药：黄芪 30 ~ 40g，生晒参 10 ~ 15g，炒白术 15g，苍术 15g，薏米 20g，陈皮 10g，忍冬藤 20g，茯苓 15g，黄柏 10g，牛膝 15g。

下肢痿软，肢体麻木，二便失禁者，加熟地黄 20 ~ 30g，桑寄生 20g，山萸肉 15g，桃仁 15g，红花 15g，丹参 15g。

病久体虚，畏寒怕冷者，加熟地黄 20 ~ 30g，制附子 7. 5g，桂枝 10g，仙灵脾 15g。

根据临床表现，补阳还五汤加三妙汤，阳和汤加虎潜丸也是我们经常应用的方子。

前面所用的腧穴，重点取足太阳膀胱经和督脉，以背俞穴为主，采用俯卧位，通常用于急性期、亚急性期，或者说是脊髓休克期。当逐渐进入慢性期，发病6周以后，针灸采用仰卧位，选胸腹部的足阳明胃经、任脉腧穴。若病程超过了半年以上，前面后面的腧穴可交替运用。

临床以下肢痿为主的病症则取：①百会三针（仿齐刺之法，百会沿督脉刺一针，再左右斜45°各刺一针）加大椎。②足三里、阳陵泉、阴陵泉、血海、梁丘、伏兔、丰隆、悬钟、三阴交、解溪、太溪、昆仑、太冲。上穴随症交替选用。

若上肢亦痿废不用则取：肩井、肩髃、肩髎、肩贞、曲池、手三里、外关、合谷、中渚等。随症选用，交替针刺。

二便失禁常用穴位：气海、关元、中极、大肠俞、小肠俞、八髎等，配合上穴用之。

经长期实践，在治疗急性脊髓炎的经验中，我体会：①急性期、亚急性期我主张中西结合，针灸不可失。②进入慢性期则逐渐撤除西药，以中药加针灸为主。③ 3 个月或更长时间不愈的，则以针灸为主。

十三、针刺治疗吉兰－巴雷综合征

吉兰－巴雷综合征（Guillain－barre syndrome，GBS），亦称急性感染性多发性神经炎，也有人称之为特发性多发性神经根病，是一种急性进行性神经疾病。临床表现主要为多发的神经根和周围神经损害，常见四肢对称性、弛缓性瘫痪，肌无力，腱反射减弱或消失，以及感觉异常，严重病例可因为呼吸肌无力导致呼吸衰竭。根据 GBS 四肢软瘫的临床主症，本病属中医“痿证”范畴。

【病因与病机】

GBS 的病因和发病机制西医学尚不明确，至目前为止公认为本病是由细胞免疫和体液免疫共同介导的自身免疫疾病。主要病理改变是周围神经组织中小血管周围淋巴细胞与巨噬细胞浸润以及神经纤维的节段性脱髓鞘，严重病例出现继发轴突变性。

本病属于中医“痿证”范畴。痿证之名，首见于《内经》，由于病因病机有异，故《内经·痿证》将其分为痿躄、肉痿、筋痿、脉痿、骨痿等类型，并指出“五脏使人痿”。《丹溪心法》又将痿证分成“湿热、痰湿、气虚、血虚、瘀血”五种证候。

当今医家主要将其分成“肺热津伤、湿热阻络、寒湿下注、脾胃虚弱、肝肾亏虚、瘀阻脉络”等多种证候。

临床中我接诊了许多吉兰－巴雷综合征的病人，其病初起多半在夏秋之交，暑湿之季，汗出津津之时，正气虚衰之际，或外感湿热病毒而起，或涉水淋雨，卧居湿地，湿留不去，郁久化热，浸淫筋脉，经络受阻而发。故致病之因乃本虚不固使然，究其根本为脾虚湿盛之故。病在筋脉、肌肉，与脾、肺、肝、肾相关，其主脏在脾，属本虚标实之证。病变初期，多以标实为主，有的会出现呼吸困难，甚至亡阴亡阳之险症。

【临床表现】

首发症状常为四肢远端对称性无力，很快加重并向近端发展，或自近端开始向远端发展，可涉及躯干和颅神经，严重病例可累及肋间肌和膈肌，导致呼吸麻痹。瘫痪为弛缓性，腱反射减弱或消失，病理反射阴性。初期肌肉萎缩可不明显，后期肢体远端有肌萎缩。感觉障碍一般比运动障碍为轻，表现为肢体远端感觉异常和手套－袜套样感觉减退，也可无感觉障碍。某些患者疼痛可很明显，肌肉可有压痛，尤其是腓肠肌的压痛。颅神经损害以双侧面神经麻痹最常见，其次为舌咽和迷走神经麻痹，表现为面瘫、声音嘶哑、吞咽困难。动眼、外展、舌下、三叉神经的损害较为少见，偶可见视神经盘水肿。自主神经功能损害有出汗、皮肤潮红、手足肿胀、营养障碍、心动过速等症状。罕见出现括约肌功能障碍，血压降低。本病常见的并发症是肺部感染、肺不张，少见的是心肌炎和心力衰竭。

【证候主要特征】

本病主体证候：四肢软瘫、肢麻酸痛、语言謇涩、时有呛咳、呼吸困难、唇甲紫绀。

四肢软瘫之特征多从下肢开始，四肢呈对称性弛缓性瘫痪，2～3 天内发展到上肢。肢瘫一般下肢较重，也有少数病人单纯出现双下肢或单纯上肢瘫。本病初发之症多半表现为四肢对称性远端皮肤肌肉麻木、酸胀、疼痛或有虫行感，单纯面瘫、语謇、呛咳者较为少见。严重的会出现呼吸困难、喘促憋闷、唇甲紫绀、心慌气短，以至于抢救无效而死亡。

通常情况下，本病初起急性期多出现脾虚湿侵或湿热阻络证候。随着病情的进展，湿邪渐化，正气受损日渐明显，表现为脾胃虚弱、肝肾亏损之象。部分病人湿邪留恋不去，或致血瘀，或可伤阳，此时虚多实少，多在恢复后期出现。历经3个月左右治疗的大部分病人或可康复。尽管国内医家对本病证类分型有多种，但我的实践经验是三种足矣。可能在主体框架中不会出现单一的某种证候类型，虽有变化，但主体不易变，这就需要随证灵活处之。

【诊断】

诊断标准：①常有前驱感染史，呈急性起病，进行性加重，多在2周左右达高峰；②对称性肢体和延髓支配肌肉、面部肌肉无力，重症者可有呼吸肌无力，四肢腱反射减低或消失；③可伴轻度感觉异常和自主神经功能障；④脑脊液出现蛋白－细胞分离现象；⑤电生理检查提示远端运动神经传导潜伏期延长、传导速度减慢、F波异常、传导阻滞、异常波形离散等；⑥病程有自限性。

【鉴别诊断】

（1）低钾型周期性麻痹　为急性起病的两侧对称性肢体瘫痪，病前常有过饱、饮酒或过度劳累病史，常有既往发作史，无感觉障碍及脑神经损害，发作时血钾低及心电图呈低钾样改变，脑脊液正常。补钾治疗有效，症状可迅速缓解。

（2）重症肌无力全身型　可表现为两侧对称性四肢弛缓性瘫痪，但多有症状波动，如休息后减轻、劳累后加重，即所谓晨轻暮重现象。疲劳试验及新斯的明试验阳性，脑脊液正常，重复电刺激低频时呈递减反应，高频时正常或递减反应，血清抗乙酰胆碱受体抗体阳性。

（3）急性脊髓炎　病变部位在颈髓时可表现为四肢瘫痪，早期肌张力减低呈弛缓性，但损害平面以下有传导束型深、浅感觉消失，伴尿便潴留。脊髓休克期过后表现为四肢或双下肢肌张力升高，腱反射亢进，病理反射阳性。

【中医病证鉴别】

（1）痹症　日久肢体运动艰难，久废不用逐渐痿瘦与本病相似，但痹症以肢体关节疼痛的表现更为突出。

（2）风痱　以四肢不收，废而不用为主症，与本病相似，但无四肢感觉异常，且风痱常伴舌体病变，语言不利。

【辨证论治】

（1）湿热浸淫

主症：始有发热，热退后出现身体困重，胸脘满闷，大便黏腻，小便短赤，肌肤微肿，或麻木不仁有对称性手套、袜套样感，四肢进行性弛缓无力，以远端明显，亦有甚者出现语謇、呛咳、呼吸困难。舌红苔黄腻，脉滑数或濡数。

治法：清热利湿，通利筋脉。取手阳明经、足阳明经穴为主。

取穴：大椎、肩井、合谷、少商、阴陵泉、八邪、八风、丰隆、内庭。局部取麻痹部位水平上下相应华佗夹脊穴，上肢瘫以胸夹脊为主，下肢以腰夹脊为主，均刺向督脉。语言謇涩者加风池、翳风。

（2）脾气虚损，湿阻筋脉

主症：起病数周后肢体痿软无力日重，可有肌肉萎缩，麻木感减退，面色虚浮无华，神疲乏力，食少纳呆，腹胀便溏。舌淡苔薄白，脉细弱。

治法：健脾祛湿，益气通脉。取足太阴经、足阳明经穴为主。

取穴：曲池、合谷、阴陵泉、足三里、丰隆、脾俞、胃俞、中脘、公孙、太白。局部取麻痹部位水平上下相应华佗夹脊穴，上肢瘫以胸夹脊为主，下肢瘫以腰夹脊为主，均刺向督脉。

（3）脾虚湿恋，肝肾虚损，筋脉失养

主症：本病后期肌肉瘦削，腰背酸软，行动困难，双下肢痿软无力，可有足、腕下垂，头晕目眩，失眠耳鸣。舌红少苔，脉沉细无力。

治法：补益肝肾，健脾祛湿，濡养宗筋。取足少阴经、足阳明经穴为主。

取穴：气海、手三里、阳陵泉、足三里、丰隆、解溪、三阴交、太溪，肌肉萎缩处可局部多针排刺。

【方义】

阳明为多气多血之经，内系脾胃，乃气血化生之源，主润宗筋，宗筋主束骨而利机关也；阳明经与冲脉会于气街，冲脉为“十二经之海”，有涵蓄十二经气血的作用。因此治疗本病以手足阳明经为主，循经选取合谷、手三里、曲池、足三里、丰隆、解溪、内庭等要穴，以调节阳明经气，虚则可补，实则可通，补气调气，生血活血，使气血恢复常态，则肌肉筋骨得以濡养，痿证自愈。局部近取华佗夹脊穴，上肢瘫以胸夹脊为主，下肢瘫以腰夹脊为主，均刺向督脉。本病的病位主要在周围神经、神经根及脊髓，特别是神经根发生明显水肿，呈节段性脱髓鞘改变。而夹脊穴邻近脊髓，其部位正位于每个节段的神经根处，故取之可直达病所，对病灶处的气血有直接调整作用，能有效改善局部血液循环，消除水肿。上述二者远近相伍，其效相得益彰。泻少商、曲池、三阴交、丰隆、阴陵泉等穴以清热利湿；补脾俞、胃俞、中脘、气海等穴，旨在健运中土，补益气血以润宗筋。此外，根据肢瘫之主症，配用筋之会阳陵泉，髓之会绝骨，使强筋益髓壮骨之效更宏。

【针法技法要点】

我认为本病主体证型应是脾虚湿盛，总的治疗大法当以益气健脾、清化湿热为主。

在病之初期，湿热壅盛，应急泻热除湿，以治其标。选取大椎、肩井、合谷、少商、阴陵泉、八邪、八风、丰隆、内庭等穴泻之。其中丰隆为足阳明经之络穴，既可祛痰利湿，又能补养气血，为本病之主穴。手法以此为例，进针捻转提插同步进行，得气后将针留在中下段，用泻法，食指向前为主，拇指稍向后拉，使气留守，握住针柄，稍向下压，其下压的深度约豆许。捻转幅度要大，速度要快，120～150 次/分，角度 180°以上。操作手法稍重，每穴 5～10 次，最后停在食指上，数秒后放手，此为泻法。少商、八邪、八风浅刺即可。我之经验是少商、八邪、八风对四肢麻木有显效。

在病之后期，肝、脾、肾失养，湿邪留恋，肌肉萎缩，筋脉受损。故治以补益肝肾，健脾祛湿，濡养宗筋，以固其本。选足三里、三阴交、气海、阳陵泉补之。进针得气，步骤同前，拇指捻针向前为主，要有力道，食指向后轻拉，不用力，随针而回。要求幅度要小，速度要慢，操作手法益轻，其捻转角度要在90°以内，转速要在90次/分以下，每穴5～10次，最后针停在拇指上，此为补法。若病及头面，出现面瘫，则多用透刺法。阳白透太阳，四白透迎香，地仓透颊车，承浆透地仓，太阳透下关，平补平泻。四白、颊车用滞针、甩针法，向上向后牵拉5～6次。出现吞咽困难配风池、翳风，针尖刺向对侧咽喉，平补平泻。如上肢病变为主加肩髃、外关，平补平泻；曲池、手三里、合谷用补法。下肢病变为主加阴陵泉、绝骨补之。其他选穴随症处之。

【病案举例】

2000年曾收治一名经市某院用激素疗法十余天不效之范姓男患。来诊时留存低热，下肢痿软不用，上肢麻木不仁，面黄形盛，身倦体重，脉象弦滑。湿热之邪未解，故除对症治疗，逐渐减小激素量外，急取清热利湿，运脾通络之法，针药并施。

头针取穴：百会。

体针取穴：足三里、丰隆、三阴交、解溪、梁丘、悬钟、阴陵泉、公孙、八邪、八风、中脘、风池、肩髃、曲池、手三里、外关、合谷。

针法：百会沿督脉向下刺一针，再左右斜45°各刺一针，行头针法；丰隆、八风、八邪、风池、曲池、外关、阴陵泉针用泻法，足三里、三阴交、梁丘、悬钟、手三里、合谷针用补法，解溪、公孙、中脘、肩髃平补平泻。

方药：苍术、黄柏、茯苓、薏米、牛膝、忍冬藤、乌梢蛇、当归、赤芍、厚朴、滑石、藿香、陈皮、枳实、车前子（包煎）。

前后共治疗40余天，诸症基本缓解，后转至门诊，针刺为主，再月余痊愈。

【临证心得】

吉兰－巴雷综合征其主症之一是四肢对称性、弛缓性瘫痪，凭此则与中医痿证大体相同，故以痿证处之则属正本。然其属于痿证，却不能等同痿证，它只是痿证的一种，或者说是一种较有特点的类型。凡肢体痿软不用者皆可曰痿，比如重症肌无力、运动神经元病、多发硬化、脊髓炎、外伤性截瘫等。诸多痿证各有其特点，吉兰－巴雷综合征也是如此。它突出的特征是：一是有较明显的季节性，夏秋之交，暑湿当令之时，天之暑气下，地之湿气上，暑湿交蒸，人在气交中，脾困体倦，时令之邪极易侵袭；二是本病前驱症状也较明显，初起身热不扬，筋肉疼痛，大便溏薄等。外感湿热病毒或湿热直中胃肠，数日湿热之邪益昌，筋脉肌肉受损，脉络不通而成湿热痿。故清热化湿首当其冲，此期我之体会，应中西结合，针药并用，清化湿热。

本病通常在急性期为标实，以湿热之邪为主，然脾虚体倦在前，故病因之本乃体虚不固，脾虚湿盛。我之心得是脾虚湿盛乃发本病之主要病机。因此，尽管在急性期以除湿邪为主，但是切记要健脾运脾以助湿化，以防重伤脾胃而湿恋。

吉兰－巴雷综合征在急性期可有凶险难治之型，出现呼吸困难，甚或有亡阴亡阳之变，其他诸型也常有不能完全康复的。我所遇见的大部分脾胃虚弱，脾肾两虚的主体证候即非易治，其中复发型就更棘手。4 年前接诊一位来自辽阳市的女性患者，患吉兰－巴雷综合征 1 年多，曾在北京协和医院治疗，因疗效不显，回家调养。经我以健脾益气，化湿通经之法，针药并用其效甚佳，生活已能自理，高兴地重返家园，临行前还赠送锦旗一面。2 年后因人工流产而病情复发，来连住大连医科大学附属一院，用激素冲击等疗法病情虽得控制，但双下肢痿软无力，自理困难，面黄形瘦，纳呆便溏，心悸失眠，情绪低落，脉象沉细似无，舌淡白瘦小。其脾虚胃弱，心脾两虚，气血双亏，虚劳之象十分明显，并有肝郁之证。证情复杂，故我之辨证，只有主体，方随证转，灵活处之。以针药并用，补脾益气，养血安神，佐以疏导，病情日渐好转。

在吉兰－巴雷综合征诸多类型中，我曾接诊过不少单纯颅神经受损之双侧面瘫患者。回想二十年前不曾认知此病，故按普遍面神经炎针刺治之，仍然有效，但进度较慢，大部分可在三至四个月左右治好。每每想之，总感费解，时至近年方觉可能为吉兰－巴雷综合征也。后再遇类似病患，结合脾虚湿侵之中医认知，针刺除局部取穴之外，远取足三里、丰隆、三阴交、太冲、内庭等足太阴、足阳明经穴，健脾化湿，通经活络，其效也速。如 2017 年 4 月、5 月连续接诊 2 例此类面瘫，均在较短时间治愈。

十四、针刺治疗多系统萎缩

多系统萎缩（multiple system atrophy，MSA）是一组神经系统变性疾病，临床表现为不同程度的自主神经功能障碍、对左旋多巴类药物反应不良的帕金森综合征、小脑性共济失调和锥体束征等症状。根据其病变特点和临床表现，可归属于中医“眩晕”“喑痱”“骨摇”“颤病”等不同的范畴。

【病因病机】

目前西医对于由何种原因导致本病的神经元变性死亡尚不清楚。

中医认为其病机以肝、脾、肾亏虚为本，痰浊瘀血为标，虚实夹杂常贯穿于疾病发展过程中。

肾为“先天之本”，藏精、主骨、生髓，精髓上注于脑，故肾精充足，髓海充养，则筋骨强健有力，活动正常。肾精亏虚，不能上荣于脑，脑髓失养，故见头晕目眩，视物昏花，言语不利，步态不稳，肢软乏力。肾气虚衰，固摄无权，可见腰膝酸软，小便淋沥而下，甚则阳痿不举，性欲低下。肝肾同源，肝阴亏虚，肝木失养而风气内动，故肢体强直、震颤、行动迟缓。肾为先天之本，脾为后天之源，二者互相依赖。肾阳虚，脾脏不得肾阳的温煦，或脾胃素弱，运化功能失调，气血衰少，中气不足，清阳不升，血不上达，精明失养，发为头晕甚则厥证。肝、脾、肾功能紊乱，水液代谢失调，酿生痰浊，气血运行不利，则瘀血阻滞筋脉官窍，而出现各种变证。

【临床表现】

成年期发病，50～60 岁多见，缓慢起病，逐渐进展。首发症状多为自主神经功能障碍、帕金森综合征和小脑性共济失调，少数患者也有以肌萎缩起病的。不论以何种神经系统的症状群起病，当疾病进一步进展都会出现两个或多个系统的神经症状群。既往 MSA 包括 Shy - Drager 综合征（SDS）、纹状体黑质变性（SND）和橄榄脑桥小脑萎缩（OPCA）。目前 MSA 主要分为两种临床亚型，其中以帕金森综合征为突出表现的临床亚型称为 MSA - P 型，以小脑性共济失调为突出表现者称为 MSA - C 型。

（1）自主神经功能障碍　为多系统萎缩各亚型的共同特征，往往是首发症状，常见的表现有尿失禁、尿频、尿急和尿潴留、男性勃起功能障碍、伴有晕厥的直立性低血压，此外，还可出现汗少、皮温低、皮肤粗糙等症状。

（2）帕金森综合征　是 MSA - P 亚型的突出症状，也是其他亚型的常见症状之一。主要表现为运动迟缓、肌强直和震颤，双侧同时受累，但可轻重不同。抗胆碱能药物可缓解部分症状，多数对左旋多巴治疗反应不佳，1/3 患者有效，但维持时间不长，且易出现异动症等不良反应。

（3）小脑性共济失调　是 MSA - C 亚型的突出症状，也是其他 MSA 亚型的常见症状之一。临床表现为进行性步态和肢体共济失调，从下肢开始，以下肢的表现为突出，并有明显的构音障碍和眼球震颤等小脑性共济失调。检查可发现下肢受累较重的小脑病损体征。当合并皮质脊髓束和锥体外系症状时常掩盖小脑体征的发现。

（4）其他

1）精神与智能改变：常出现情绪低落、淡漠，可发展为抑郁状态，20% 的患者出现轻度认知功能损害。

2）常见吞咽困难、发音障碍等症状。

3）睡眠障碍，包括睡眠呼吸暂停、睡眠异常和 REM 睡眠行为异常等。

4）其他锥体外系症状：姿势异常、肌张力障碍、局灶性反射性肌阵挛、肢体挛缩等。

5）部分患者出现肌肉萎缩，后期出现肌张力增高、腱反射亢进和巴宾斯基征、视神经萎缩。少数有眼肌麻痹、眼球向上或向下凝视麻痹。

【证候主要特征】

本病的临床表现较为复杂繁多，主要有眩晕甚则晕厥发作、尿便失禁、行动迟缓、动作笨拙、行走摇摆不稳、言语含糊不清等。根据患者不同阶段、不同证型的主要临床特征，将以运动迟缓、肢体震颤为主者归为“颤证”；以头晕、晕厥和尿便障碍为主要表现者分别归于“眩晕”“厥证”及“遗尿”“便秘”等范畴；以双手笨拙、动作失灵、取物不准、站立不稳、步履不正、行走摇摆、手足震颤、躯体晃动、动则加剧等运动失调症状为主要临床表现者，归为“风痱”病；表现为舌强、舌萎的言语不能，下肢或上下肢体活动不利，与《奇效良方·风门》中描述的“喑痱之状，舌喑不能语，足废不为用”相仿，应归为“喑痱”病。

MSA无论何种分型，最终均会出现肢体痿废不用、吞咽不能、言语不能、尿失禁等，可以“痿证”论治。

【诊断】

根据成年期缓慢起病、无家族史、临床表现为逐渐进展的自主神经功能障碍、帕金森综合征和小脑性共济失调等症状及体征，应考虑本病。临床诊断可参照2008年修订的Gilman诊断标准。

【鉴别诊断】

（1）帕金森病　可有自主神经功能不全，但不如本病严重。伴有自主神经功能不全的帕金森病的特点是严重的直立性低血压、餐后低血压、对去甲肾上腺素敏感，为节后交感神经病变。MSA－P虽有帕金森病样症状，但以强直为主而少有震颤，对多巴胺类制剂治疗反应极差，在早期即出现尿动力学异常及肌电图检查异常。

（2）进行性核上性麻痹　常发生于40岁以上，临床表现为站立或行走中身体突然向后倾倒，逐渐出现视物模糊、双眼垂直性注视麻痹、步态不稳、步距增宽、肢体震颤、言语含糊和吞咽困难，可合并认知功能障碍。神经影像学检查提示中脑顶盖部和四叠体区明显萎缩。

（3）皮层基底节变性　好发年龄60～80岁，临床表现有不对称的帕金森综合征、构音障碍和智能减退等，还可见失用、肌张力不全、肌阵挛、强握反射和异己手征，头颅CT和MRI提示为非对称性的皮质萎缩。

（4）路易体痴呆　肌强直较运动缓慢和震颤更严重，较早出现的认知功能障碍，特别是注意力和警觉性波动易变最突出，自发性幻觉，对抗精神病药物过度敏感，极易出现锥体外系等不良反应。

（5）家族性 OPCA　发病年龄小于 MSA，而存活时间较 MSA 长。其有家族遗传的倾向，表现为常染色体显性或隐性遗传。眼肌麻痹更常见，可出现视网膜变性和视神经萎缩，80% 以上的患者可出现不同程度的痴呆，而 MSA 则无。

【中医病证鉴别】

（1）中风风痱　中风风痱也有运动失调、构音困难，但起病急速，起病前多有诱因，病后大多趋于稳定或不同程度缓解。而风痱病势迟缓，病情逐渐加重，最终生活不能自理。

（2）瘛疭　多见于急性热病或某些慢性疾病急性发作，其症手足屈伸牵引，常伴见发热，头昏，两目窜视，头、手颤动。颤病则为慢性疾患，以手头颤动、振摇为主要临床表现，一般无发热、神昏及其他特殊神志改变症状，手足颤动而无抽搐牵引。

（3）痹病　是以肢体关节肌肉疼痛、重着、麻木、屈伸不利、关节畸形为主症，后期可出现肢体废用，不能行走。

【辨证论治】

（1）脾肾阳虚，痰湿内阻

主症：头晕、头昏，震颤，步履不稳，吞咽困难，言语謇涩，喉中有痰，精神萎靡，反应迟钝，小便不利或失禁，大便无力或秘结，阳痿，畏寒肢冷。舌质淡苔白腻，脉沉滑。

治法：健脾温肾，化痰健脑。取督脉、任脉、足阳明经、足太阴经、足少阴经穴为主。

处方：百会、足三里、丰隆、脾俞、肾俞、命门、次髎、委中、合谷、三阴交、气海、关元。

方义：百会属督脉，督脉为手足三阳交汇之脉，又称“阳脉之海”，主全身之阳气，使气血上注于头面，针百会可温经通阳，补益脑髓。脾俞、气海益气扶土，振奋脾阳。肾俞、命门，温肾壮阳，益火生土。关元为足三阴经与任脉之会，为小肠之“募穴”，补命门真火，助小肠泌别清浊。次髎、委中为足太阳膀胱经穴，理气利湿益肾。足三里为胃经“合穴”，健脾和胃，升清降浊。丰隆为胃经“络穴”，健脾化痰。合谷为大肠经“原穴”，补气升阳。三阴交为足三阴经之会，健脾益肾，化气利湿。

（2）肝肾阴虚，瘀血阻滞

主症：头晕，耳鸣，肢体强直、震颤，腰膝酸软，阳痿，五心烦热，少汗或无汗，皮肤粗糙。舌暗红少津苔薄白，脉细弦或弦涩。

治法：滋补肝肾，活血通脉。取足厥阴、足少阴经穴为主。

处方：三阴交、太溪、血海、太冲、肝俞、肾俞、殷门、阳陵泉、昆仑。

方义：太溪属足少阴肾经之原穴，是治疗阴虚精亏的常用要穴，具有滋阴补肾之功。三阴交为足三阴经的交会穴，滋补肝肾，调和气血。太冲乃足厥阴肝经的原穴，能平肝息风、调理气血。肝俞为足太阳膀胱经的背俞穴，是肝脏精气输注于背部之处，内应于肝，与三阴交相配，可养血以柔肝。肾俞为肾之精气输注之处，专功补肾，可补肾滋阴、填精益髓。阳陵泉为足少阳胆经之合穴，是八会穴之“筋会”，可舒筋活络。殷门、昆仑为足太阳膀胱经下肢穴，可补肝肾、强腰膝。血海为脾血归聚之海，具祛瘀生新之功，配三阴交行气血，散瘀结，畅经脉。

（3）阳虚气陷

主症：头晕、晕厥，步态不稳，肢体震颤，视物模糊、黑蒙，语音低微，倦怠乏力，心悸气短，阳痿、排便障碍、小便不利或失禁。舌淡苔薄白，脉沉。

治法：补中益气，升阳举陷。取督脉、任脉、足阳明经穴为主。

处方：百会、足三里、气海、关元、膻中。

方义：百会升举阳气。足三里补脾益气。气海、关元培元固本、益气升阳。膻中为“气会”，乃宗气之海，补益宗气。

以上诸型可对症配穴：①震颤：取舞蹈震颤区、风池息风止颤；②小便不利或失禁：取中极、秩边、水道助膀胱气化，通利水道；③吞咽困难，言语不利：取廉泉、内关通利官窍；④步态异常，步态不稳：取平衡区、风池、天柱以补益脑髓。

【针法技法要点】

我对多系统萎缩的针刺治疗，常以下法为主。

主穴如下。

百会（三针）：用28号1.5寸毫针，行鸡爪刺，左右交叉各刺1针，朝向曲鬓方向，中间1针向前直刺（图2-9）。采用头针手法，快速捻转，200转/分钟，持续30~60秒，间断行针3~4次。

脑户、脑空（头后三针）：针法同上，向下平刺1寸（图2-10）。

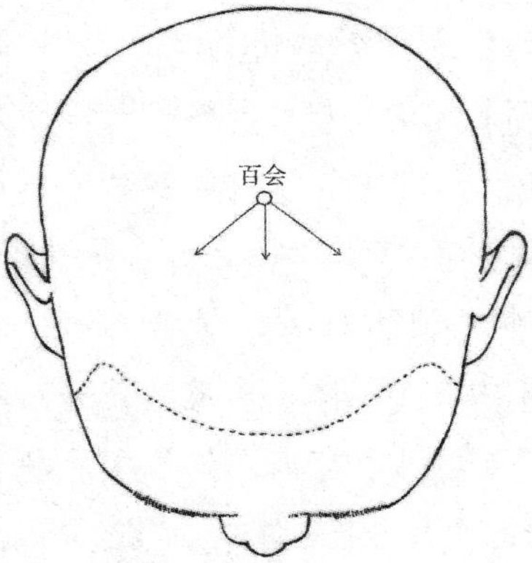

图2-9

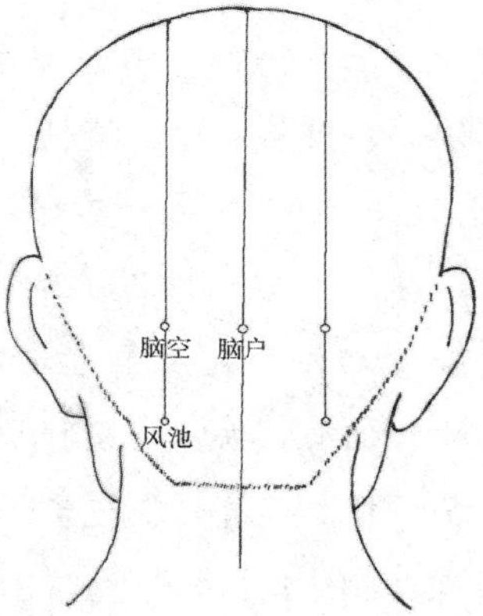

图2-10

率谷：针法同上，针向角孙，平刺1寸（图2-11）。

风池：体针法，平补平泻，针向喉结，刺入1寸。

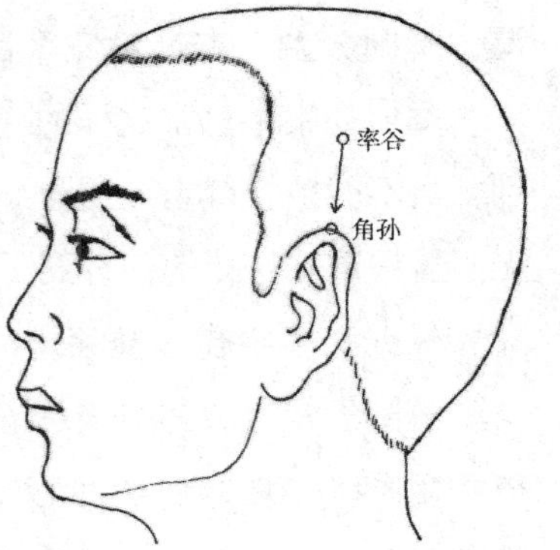

图2-11

配穴如下。

第一组体针包括以下。

关元（气海）：交替取穴，针用补法。

中脘：平补平泻。

足三里、三阴交、太溪：用补法。

丰隆、太冲：用泻法。

内关、神门：用补法。

以上诸穴均选1.5寸28号毫针，直刺。

第二组体针包括以下。

大椎、筋缩、命门：取3寸28号毫针，沿脊柱正中向下沿皮刺入2.5寸，进针后行捻转手法，平补平泻，使局部产生酸胀感。

肝俞、脾俞、肾俞、次髎、殷门、委中、承筋、昆仑、曲池、合谷：取28号毫针直刺1.5寸，平补平泻法，留针30分钟，中间行针2次。

第一组和第二组穴位每半个月交换1次，主穴不变。

【病案举例】

男患，董某，62岁。3年前发现走路不稳，常常走偏，慌张步态，小步前冲，上身前倾，不能立刻停稳。渐出现头晕，病情加重，走路摇晃，偶有摔倒，动作发僵、笨拙、不灵活，言语不清。去大医附属一院经住院检查，诊断为“多系统萎缩”，因无良方而来门诊求治。来诊时病人面黄形盛，身高体重，逾200斤，头晕，语涩，不能独立行走，乘轮椅而来，腰膝僵硬无力，大便难下而稀溏，夜尿频，溲常失控，精神委顿，舌淡胖，脉象弦细。据脉症属肝肾亏虚，脾虚湿热之痿证。采用针药并用之法治疗5个月，可起坐、迈步，尽管十分缓慢，耐力有限，但基本能独立完成，其头晕好转，言语转清，目前仍在治疗中。

【临证心得】

多系统萎缩其核心是“多”字，它是一组神经系统变性疾病，中医认为其有多脏腑参入，互相影响，有主有次，据临床表现不同而有不同称谓、不同分型。有针对性、目的性的治疗常可获效。

类似病案举例中这样的病患现在还有4例，与董某相比，有轻重不同之别。虽不能独立行走，需坐轮椅来治疗，但他们的病情基本处在平稳阶段，无明显加重。这让他们看到了希望，3年来一直坚持隔日1次的针灸治疗。

根据我多年临床经验，治疗本病要头针、体针联用。以头针为主，来调动诸阳经经气，达到统摄全身的作用。五脏调，血脉通，补虚泻实，振奋病变系统，使之起痿回春。以上诸穴均为阳经交会穴，或清热息风，或醒脑开窍，或解痉通经。更有百会聚诸阳经气，与厥阴肝脉相通，率上穴引领全身，再与体穴相伍，上下联动，互为补充，正扶血通，焉能无效。

十五、针刺治疗运动神经元病

运动神经元病（motor neuron disease，MND）是一组以上、下运动神经元损害为突出表现的慢性进行性神经系统变性疾病。临床表现为上、下运动神经元损害的不同组合，特征表现为肌无力和萎缩、延髓麻痹及锥体束征，通常感觉系统和括约肌功能不受累。西医根据病变部位及症状，将本病分为肌萎缩性侧索硬化（amytrophic lateral sclerosis，ALS）、进行性肌萎缩（progressive muscle atrophy，PMA）、进行性延髓麻痹（progressive bulbar palsy，PBP）和原发性侧索硬化（primary lateral sclerosis，PLS）。

本病多为散发，其中80%为ALS。ALS患病率随年龄增大而增高，30岁以前少见，40～50岁发病人数增加，年龄更大患病率又下降，男性较女性多发，平均存活时间一般为31～43个月。本病起病缓慢，肢体无力，肌肉萎缩等表现与中医的“痿病”相似，若见发音、吞咽障碍为主者，亦可归属“喑痱”的范畴。

【病因与病机】

MND的病因和发病机制尚不清楚，目前有多种假设：遗传机制、兴奋性氨基酸的毒性作用、神经营养因子障碍、自身免疫机制、病毒感染及环境因素等。由于观察到家族性ALS和散发型ALS表现型上有很大的重叠性，故许多学者支持MND是由遗传易感个体暴露于不利环境而发病的假设。

中医言痿，其病因病机首由《内经》始。在痿证中强调本病之病理主要为“肺热叶焦”，肺燥不能输精于五脏，五体失养而成。其病因则有情志内伤，外感湿邪，劳倦色欲等均可损伤内脏精气，导致筋肉失养。根据病因病机以及证候之不同，痿证分为痿躄、脉痿、筋痿、肉痿、骨痿或分为皮痿、脉痿、筋痿、肉痿、骨痿五类痿证，统称为“五痿”。后世医家历经千余年，直至明清，方在痿证病因病机以及辨证施治等内容上有了比较全面的认识。现代医家多认为本病以本虚为主，或虚实夹杂。其中本虚以脾、肾、肺、肝等亏虚为主，标实多为风、痰、瘀或湿、热、毒邪等，晚期则见阴阳俱损。

因本病主要症状为手足痿弱无力，我从临床出发，根据中医脾主四肢肌肉的理论，认为本病病机以脾虚为主，日久及肾，间夹痰湿、风动、瘀血等实邪。正如《素问·太阴阳明论》所说："四肢皆禀气于胃，而不得至经，必因于脾，乃得禀也。今脾病不能为胃行其津液，四肢不得禀水谷气，气日以衰，脉道不利，筋骨肌肉，皆无气以生，故不用焉。"脾失健运是导致本病发生的根本原因，故治疗大法历来遵循《内经》"治痿独取阳明"之说。

【临床表现】

通常起病隐匿、缓慢进展、偶见亚急性进展者。由于损害部位的不同，临床表现为肌无力、萎缩、延髓麻痹及锥体束征。

（1）肌萎缩性侧索硬化　多在40岁以后发病，男性多于女性。多数患者以单侧上肢的下运动神经元损伤症状起病，表现为手指运动不灵和力量减弱，伴同侧伸腕困难。部分患者以整个或上肢近端无力起病，随后大、小鱼际和蚓状肌等手部小肌肉萎缩，逐渐向前臂、上臂及肩胛带肌发展，伸肌无力较屈肌明显。与此同时，或以后出现下肢痉挛性瘫痪、剪刀步态、肌张力增高、腱反射亢进和Babinski征阳性等，后期累及至躯干可见腰背酸软无力。肌束颤动是最常见的症状，可在多个肢体及舌部发生。延髓麻痹通常出现在晚期，但也可于手部肌肉萎缩不久后出现，少数情况为首发症状，表现为构音障碍、吞咽困难、舌肌萎缩伴震颤。部分患者可出现假性球麻痹性情感障碍，如强哭强笑等。病变不累及眼外肌及括约肌，无客观感觉障碍。本病预后不良，多在3~5年内死于呼吸肌麻痹或肺部感染。

（2）进行性肌萎缩　发病年龄20~50岁左右，略早于ALS，男性较多。运动神经元变性仅累及脊髓前角细胞和脑干运动神经核，表现为下运动神经元损害的症状和体征。首发症状常为单手或双手小肌肉萎缩、无力，逐渐累及前臂、上臂及肩胛带肌群。少数病例肌萎缩可从下肢开始。受累肌肉萎缩明显，肌张力降低，可见肌束颤动、腱反射减弱，病理反射阴性。一般无感觉和括约肌功能障碍。许多患者后期会出现上运动神经元损害的体征，而且通常是在首发症状出现的2年内出现，此时被称为下运动神经元起病的ALS。本型部分患者进展较慢，病程可达5年以上或更长。

（3）进行性延髓麻痹　本病变主要累及延髓和脑桥运动神经核。多在中年后发病，饮水呛咳，吞咽困难，咀嚼、咳嗽及呼吸无力，检查可见上腭低垂、咽反射消失、舌肌萎缩及肌束震颤。进展较快，预后不良，多在1～3年内死于呼吸肌麻痹或肺部感染。

（4）原发性侧索硬化　本病极少见，平均发病年龄为50岁。选择性损害皮质脊髓束，导致肢体上运动神经元功能缺损。首发症状多为双下肢对称的痉挛性无力，逐渐波及上肢，出现四肢肌张力增高、腱反射亢进及病理征，痉挛较无力明显。无肌萎缩，不伴肌束震颤，感觉正常。皮质延髓束受累后出现假性延髓麻痹，伴情绪不稳、强哭强笑。病程多为缓慢进行性，一般为数年到10余年，偶有长期生存报告。

【证候主要特征】

本病主体证候：①肌力减退；②肌肉挛缩、萎缩；③肌束颤动；④构音不清、饮水返呛、吞咽困难；⑤呼吸困难。

四肢肌肉无力、挛缩、萎缩、肌束颤动是本病发病征象，为本病主要证候。当今医家多据症将本病分为燥热伤津、湿热浸淫、肝肾阴虚、脾肾不足等证型。然本病错综复杂，各种症状夹杂出现，如此单一的分型往往不能充分归纳解释本病。我据多年的临床经验，概括将本病分为上痿、下痿和全痿。上痿即上肢痿，以单纯的上肢痿软无力、活动不灵为主要症候，多是肺热叶焦，热伤气阴，血虚生风所致；下痿即下肢痿，以单纯的下肢无力，肌肉萎缩、痉挛，行走困难为主要症候，多是脾肾两虚，瘀血阻络，血瘀风动所致；全痿即全身痿，以全身酸软无力，肌肉广泛性萎缩包括舌肌萎缩、瞤动，构音不清、吞咽困难为主要症候，多是脾肾两虚，肝风内动，风痰阻窍所致。上痿下痿最终皆能发展成全痿，至本病后期、晚期常上传心肺出现呼吸困难，大肉尽脱，脉象浮数等亡阳或阴阳俱虚之证。

【诊断】

根据中年以后隐袭起病，慢性进行性加重的病程，临床主要表现为上、下运动神经元损害所致的肌无力、肌萎缩、延髓麻痹及锥体束征的不同组合，无感觉障碍，肌电图呈神经源性损害，脑脊液正常，影像学无异常，一般不难做出临床诊断。

【鉴别诊断】

（1）脊髓型颈椎病　该病亦为慢性进行性疾病，症状与 ALS 也多有相似，如手部肌肉萎缩，腱反射亢进等，但脊髓型颈椎病无舌肌萎缩和束颤，无延髓麻痹，且常伴有颈肩部疼痛，客观检查常有根性分布的感觉障碍，胸锁乳突肌肌电图正常，可与本病鉴别。

（2）延髓和脊髓空洞症　该病常出现手部小肌肉萎缩，肌束颤动，也可出现锥体束征。但其伴有典型的节段性分离性感觉障碍。颈部 MRI 检查可明确诊断。

（3）多灶性运动神经病（multifocal motor neuropathy，MMN）　呈慢性进展的局灶性下运动神经元损害，临床多见非对称性肢体无力、萎缩、肌束颤动，腱反射存在。当单个神经支配障碍形式的无力而不是节段性分布的无力出现时，应该考虑 MMN。50%～60%的患者血中抗神经节苷脂抗体滴度增高，静脉注射免疫球蛋白有效，可与之鉴别。

【中医病证鉴别】

（1）痹症　肢节痹病日久，肢体运动艰难，久废不用逐渐痿瘦与本病相似，但痹症以肢体关节疼痛的表现更为突出。

（2）偏枯　偏枯后期因肢体久不活动，可出现肌肉萎缩与本病相似，但偏枯临床以突然昏仆、半身不遂、口眼㖞斜、语言謇涩为主，肌肉萎缩为单侧。而运动神经元病起病缓慢，起病时无神昏，以双下肢瘫或四肢瘫为多见，多伴有筋惕肉瞤，不难鉴别。

（3）痉病　以颈项强直，口噤不开，角弓反张，四肢抽搐为主症，与本病广泛的肌肉瞤动，在幅度、范围、强度上都截然不同而易于鉴别。

【辨证论治】

（1）上痿（肺热叶焦，热伤气阴，血虚生风）

主症：多首见手掌肉削，握力减弱，肌束颤动频繁。继而上肢痿软无力，不能上举，肌肤干枯，肌肉萎缩，甚者手部拘紧呈鹰爪。两颧赤红，神疲乏力，身热喜凉，咽干不利，大便干涩。舌淡苔薄黄干涩，脉细数。

治法：滋阴清热，健脾益气，养血息风。取手阳明经穴为主。

取穴：百会、风池、大椎、颈夹脊、肩髃、肩贞、尺泽、手三里、外关、阳池、合谷、八邪。

除颈夹脊平补平泻外，余穴皆用补法。颈夹脊处斜刺，针尖斜向督脉。百会用两根针交叉刺。大椎选用3寸粗长针沿督脉向下平刺。

（2）下痿（脾肾两虚，瘀血阻络，血瘀风动）

主症：以足背下垂起病，腰膝酸软，下肢进行性无力，逐渐萎缩，举步维艰，肌肉挛缩疼痛，肌肤甲错，面色晦暗，纳少便溏。舌紫暗苔白，脉沉细或细涩。

治法：健脾益肾，活血息风。取足阳明经穴为主。

取穴：百会、风池、中脘、气海、伏兔、阳陵泉、足三里、血海、三阴交、悬钟、太溪、公孙。

诸穴皆用补法。百会用两根针交叉刺。

（3）全痿（脾肾两虚，肝风内动，风痰阻窍）

主症：全身酸软无力，肌肉广泛性的萎缩、瞤动，行动困难，站立不稳，不耐久坐，举头费力，构音不清，吞咽易呛，喉中痰鸣，呼吸困难，强哭强笑。舌暗萎缩苔白，脉弦数或弦滑。

治法：温补脾肾，豁痰息风。取督脉穴为主。

取穴：百会、风池、翳风、咽后壁、金津、玉液、夹脊、大椎、至阳、命门、脾俞、肾俞、肩髃、曲池、手三里、外关、合谷、足三里、丰隆、悬钟、三阴交、公孙。

咽后壁、金津、玉液等点刺不留针，其余诸穴皆用补法。百会用两根针交叉刺。大椎、至阳、命门等皆选用3寸长粗针沿督脉向下平刺。斜刺萎缩部位相应的夹脊穴，针尖向脊柱。

【方义】

本病以肌肉萎废不用为主症，后期出现呼吸困难，大肉尽脱等阳虚或阴阳俱虚之证，故治疗中当以脾胃为中心，扶阳固脱为要点。《内经》云“治痿独取阳明”，阳明经多气多血，内连脾胃，补之可健脾胃，益气血，通脉络，故补阳明经贯穿整个治疗的全过程。督脉为阳脉之海，主一身阳气之盛衰，用粗长针连刺督脉、交叉刺百会皆是为提升阳气，振奋诸阳以起痿。夹脊穴为督脉之旁络，又与膀胱经第一侧线的脏腑背俞相通，可调脏腑，行气血，刺之既能佐督脉行阳气，通脉络，又与阳明经补后天以固先天相呼应。从西医角度看，本病病理基础为选择性侵犯脊髓前角细胞、脑干后组运动神经元、皮质锥体细胞及皮质锥体束。夹脊穴正邻近脊髓前角，故取之可直达病所，对病灶处的气血有直接调整作用。在其余诸穴中，风池穴有很好的醒脑通络息风的作用，对改善延髓和脑干的局部血液循环有很大帮助，配合咽后壁、金津、玉液可增加局部气血，缓解延髓麻痹。取八邪祛风泻热，合太溪、悬钟、肾俞、三阴交滋水涵木，补肝肾而息风。取中脘、气海、手三里、足三里、脾俞、丰隆、公孙以健脾祛痰，益气养血。诸穴相配益阴扶阳，补气养血，健后天补先天。

【针法技法要点】

本病虽症状多变，涉及部位广泛，但脾肾亏虚是内在发病根本，期间可伴有痰湿、风动、瘀血。故治以健脾补肾，扶正固脱为主，佐以祛痰息风通络。

取穴可分为仰卧位、俯卧位两组交替运用。

仰卧位取穴：百会、风池、大椎、中脘、气海、足三里、太溪、公孙。

俯卧位取穴：百会、风池、大椎、至阳、命门、夹脊、脾俞、肾俞、悬钟。

针法：百会用两根针以百会为交点交叉刺入，并大幅度快速捻转，转速200次/分以上，角度180°以上，捻转3分钟。中脘、气海、足三里、太溪、公孙、脾俞、肾俞、悬钟皆用补法。进针后捻转提插同步进行，得气后将针留在天部，而后拇指捻针向前为主，有力道，食指向后轻拉，不用力，随针而回。要求幅度要小，速度要慢，操作手法益轻，其捻转角度要在90°以内，转速要在90次/分以下。最后针停在拇指上，握住针柄，稍向下压，其下压的深度约豆许，使气留守，针留在人部，每穴5～10次。大椎、至阳、命门选用35号3寸长粗针，自大椎向下，顺督脉沿皮刺入，留针1小时。夹脊穴选萎缩部位相对应的夹脊穴，针尖斜向脊柱，刺入横突间隙或肋间隙。

上肢萎缩：大椎、肩贞、外关用平补平泻法；曲池、手三里、阳池、合谷用补法。

下肢萎缩：伏兔、血海、阳陵泉、足三里、丰隆、公孙、悬钟用补法。

构音不清：咽后壁、金津、玉液点刺不留针；风池、翳风针尖刺向咽喉，平补平泻。

【病案举例】

2010 年时我曾接诊一名王姓男患，患运动神经元病 1 年余。

来诊时见面黄形瘦，四肢无力，上肢较重，右手大、小鱼际肌、骨间肌明显萎缩，左手肌肉亦轻度萎缩，行走困难，言语不清，时有呛咳，周身肌肉瞤动，不欲饮食，大便稀溏，舌淡苔薄白，脉沉细无力。

治以健脾胃，补气血之法，针药并用。

方药：黄芪 40g，生晒参 15g，炒白术 15g，当归 15g，白芍 15g，远志 10g，生山药 20g，茯苓 15g，陈皮 15g，枳实 15g，熟地黄 20g，砂仁 5g（后下），肉桂 5g（后下），川芎 15g，炙甘草 10g。日 1 剂，水煎，早晚分服。

1 组取穴：百会（交叉刺）、风池、大椎、中脘、气海、足三里、合谷、曲池、阳池、八邪；2 组取穴：大椎（选用 3 寸长粗针向下沿皮刺，留针 1 小时）、夹脊、脾俞、胃俞、肩井、风池。两组穴位每 2 周更换 1 次，另足三里、气海、中脘加用灸法。

2 个月后症状逐渐平稳，肢体无力好转。继针药并用 2 个月后，停中药，仍针灸坚持治疗。从发病到 2017 年共计 9 年，病情平稳，未再进展，生活可自理。

【临证心得】

运动神经元病至今病因不明，西医缺乏有效的治疗手段，且本病死亡率高，存活时间短。中医按痿证治疗确有一定疗效，然每有不尽人意之处。究其原因，运动神经元病虽属于痿证范畴，但病机上仍有其独有的特点。本病多发于中年正气衰退之时，起病隐匿。多首见肢体肌力减弱，缓慢进展，肌束颤动，逐渐肌肉萎缩，这皆是后天脾土虚衰的表现。脾主四肢肌肉，脾失健运，气血无以化生，气血精津无法供养四肢百骸，故肌肉萎缩无力。气虚无力行血，瘀血阻滞，则肌肉挛缩。营血亏虚，水不涵木，肝风内动，则见肌束颤动。肝属木，肝风愈盛则愈克脾土，所以临床中肌束颤动越频繁，病情进展越快。脾失健运，痰湿内生，肝风夹痰湿上阻清窍，可见构音困难、饮水呛咳、喉中痰鸣。脾失健运日久，先天肾精失养，损伤元阴元阳，可见腰背酸软，大肉尽脱，胸闷气短，呼吸困难，或有面色潮红，脉象浮数等虚阳外越之证。治疗当以健脾补肾，扶正固脱为主，随证佐以祛痰息风通络。

通常本病初起多为气阴两虚，阴虚风盛，锥体束症明显。至病后期，肌束颤动大减，但易累及心肺出现呼吸困难，大肉尽脱，脉象浮数等亡阳亡阴之危重证。此时当复阳固脱，切不可只见脉数便以为热盛，而率用寒凉药。针灸治疗中重用督脉及夹脊穴亦因于此，并要始终遵循《内经》“各补其荥，而通其俞，调其虚实，和其逆顺”的治疗原则。

运动神经元病为缓慢进展性疾病，临床治疗中我主张针药并用，坚持主证不变，主法不易，兼证随证加减变化治疗。

张天文针灸医案

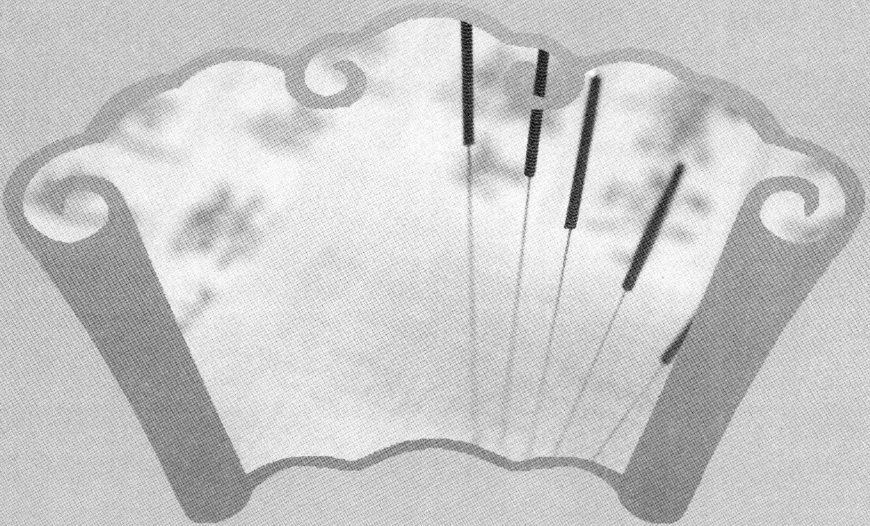

一、脑梗死案

刘某，男，59岁。

初诊时间：2017年7月13日。

主症：左半身不遂，言语不清2周。

病史：2周前清晨如厕时出现左侧肢体无力，双眼右斜，视物昏花，言语含糊不清。急送至市中心医院，查头CT“未见明显异常”，以“脑梗死”诊断收入院。住院第2天，症状加重，左上肢全瘫，卧位时左下肢仅可略抬离床面，瘫痪在床，二便失禁。查头MRI“右侧枕叶、额叶深部、左侧脑室旁多发梗死，脑白质脱髓鞘”，头MRA“双侧大脑中动脉闭塞”，颈部血管彩超“双颈动脉硬化混合斑块”。住院治疗2周，病情稳定出院，即来中医门诊求治。

来诊症见：面黄形瘦，精神不振，气弱懒言，双眼向右凝视，视物昏花，右侧偏盲，言语不清，饮水呛咳，左半身不遂，卧床时左上肢仅能床面平移，左下肢可略抬离床面，二便失禁。舌淡白，脉微细。

既往烟酒史及高血压病史。

诊断：脑梗死（中风）。

证型：气虚血瘀，痰浊阻络。

治法：益气活血，化痰通络。

取穴：头部取百会（针向右侧）、目窗、正营、前顶、风池。患肢侧取肩髃、曲池、手三里、外关、合谷、环跳、阳陵泉、丰隆（交替取足三里）、悬钟（交替取三阴交）、昆仑（交替取太溪）、太冲。舌咽部取金津、玉液、咽中（咽后壁正中）。

针法：嘱患肢端坐椅子上，用三联运动针法，针入百会透向正营，目窗透向神庭，正营透向囟会，正营透向曲鬓，前顶透向百会。先做患侧下肢被动抬举运动20次，同时快速捻转头针3～5分钟，鼓励患者独立站立站稳。然后试着单独步行，结果病人自行迈6步至床边。嘱卧位，再按三联运动针法顺序和方法针刺肢体穴位。肢体诸穴直刺，提插捻转手法，多以透刺法，如：外关透内关，合谷透劳宫，悬钟、三阴交互透，昆仑、太溪互透，太冲透涌泉。舌咽部穴位点刺法，不留针。头针留针60分钟，体针留针30分钟，隔日1次。

治疗结果：共治疗不足3个月，患者病情基本痊愈，言语正常，偏视及偏盲恢复，饮食不呛，二便自主，左上肢力量基本正常，左下肢唯迈步启动时稍感无力，行走两三步即可正常。目前仍在巩固治疗中。

【按语】脑梗死以大动脉粥样硬化性脑梗死最常见，部分病人在早期病情会进展加重，多遗留明显的后遗症。临床以猝然昏仆，半身不遂，口舌㖞斜，言语謇涩为主症。因其起病急剧，变化迅速，故中医以“中风”称之。中风病是在人体气血内虚的基础上，因劳倦内伤、忧思恼怒、久嗜烟酒肥甘等，致脏腑阴阳失调，气血逆乱，脑脉痹阻而发病。如《景岳全书·非风》提“本皆内伤积损颓败而成”，《景岳全书·论气虚》云：“凡病此者，多以素不能慎，或七情内伤，或酒色过度，先伤五脏之真阴。”“阴陷于下而阳乏于上，以致阴阳相失，精气不交，所以忽尔昏愦，猝然仆倒……”本患发病亦是源于内虚，风痰痹阻经脉。初期以邪盛为主，经过救治，邪气未去，正气虚衰，表现为气虚血瘀，痰浊阻络的证候。故以益气活血，化痰通络为则。主取百会，为督脉、手足三阳经及足厥阴之会，针朝患侧，过足太阳至足少阳，一穴系三经，督统诸阳，醒脑活络，畅流气血。目窗透督脉之神庭，正营透督脉之囟会，正营透曲鬓，催发少阳之气，清利头目以息风。前顶透向百会，强化督统诸阳作用以升益气机。风池平肝息风，醒脑开窍。辅选下肢诸穴，太冲透涌泉，平肝潜阳，滋阴息风；三阴交、悬钟互透，太溪、昆仑互透，滋水涵木，调理阴阳；环跳、阳陵泉疏通经络、壮筋舒筋；足三里、丰隆补脾益气，祛痰通络；诸穴主治下肢不遂。辅选上肢诸穴，合谷透劳宫，外关透内关，理气行血，通畅经脉；肩髃、曲池、手三里属阳明多气多血之经，宣通气血，强健关节；诸穴主治上肢不遂。舌咽部诸穴金津、玉液、咽中清咽利窍，主治言语不清及吞咽呛咳。我治疗中风病主要应用的就是“头手足三联运动针法”，以头针为主，辅以肢体穴位，结合被动、主动肢体运动，即刻疗效明显。许多患者针后即能自主活动，信心大增，对疾病康复大有裨益，远期疗效亦非常显著。

二、脑梗死失语案

钟某，男，56 岁。

初诊时间：2016 年 6 月 14 日。

主症：言语不利、右侧肢体活动不利 4 月余。

病史：4 个多月前患者晨起如厕后起立时自感头晕，站立不稳，行走欲仆，即卧床休息，渐觉右半身麻木无力，言语不利，发音不清。由家人急送市某医院，行头 CT 检查除外脑出血，收入院治疗。次日行头 MRI 平扫示“左基底节、顶叶、颞叶多发脑梗死”。住院治疗半个月，病情平稳出院。出院后口服药物及康复治疗，肢体瘫痪有所恢复，但失语没有丝毫改善。经朋友介绍来诊。

来诊症见：言语不利，命名困难，右半身不灵，头昏头胀，项强板滞，情绪不稳，烦躁易怒，纳食尚可，小便频数，大便秘结，面黄体胖。舌暗，苔白腻，脉弦滑。

查体：血压 150/100mmHg，不完全运动性、命名性失语，伸舌右偏，右上肢近端肌力 3 级，远端肌力 2 级，右下肢肌力 3 级。

既往高血压病史。

诊断：脑梗死（中风失语）。

证型：气虚血瘀，痰浊阻络。

治法：益气活血，化痰通络。

头针取穴：百会、目窗、正营、前顶、风池、语言一区、语言二区。

体针取穴：患侧上肢取肩髃、极泉、曲池、手三里、内关、神门、合谷；下肢取环跳、风市、阳陵泉、足三里、丰隆、三阴交、解溪、昆仑、太冲。

舌针：金津、玉液。

针法：头手足三联针法为主，肢体诸穴多透刺、深刺，金津、玉液点刺出血。

治疗结果：经半年治疗，中间停针数次，共针刺60余次，基本痊愈，生活大部分可自理，失语已恢复。

【按语】失语是脑血管病的主要症状之一，常见于优势半球病变。不同部位病灶会出现不同的失语综合征，如运动性失语、感觉性失语、命名性失语、失读、失写等。中医可归于“喑痱”“中风不语”等范畴。中医认为中风失语的病机属风、火、痰、瘀阻闭舌窍而致，病变涉及心、肝、脾、肾等脏及脑腑。急性期以风、火、痰、瘀等邪实为主，缓解期以气虚、血瘀、痰阻之虚实兼夹多见。本患来诊时已近中风后遗症期，久病气耗，痰瘀阻滞，故以益气活血、化痰通窍为则。针灸取穴以头面为主，肢体为辅。百会位于巅顶，益气升阳，化痰开窍。前顶可清利头目，助百会之力。目窗、正营可调动少阳生发之气，开窍醒神。风池祛风开窍，清利头面。言语一区、二区主要治疗运动性及命名性失语。金津、玉液通利舌窍。上肢活动不利，病变主要涉及肩、肘、腕三个关节，故分别取对穴肩髃配极泉、曲池配手三里、内关配神门，以疏通局部经络。合谷除能改善掌指关节灵活性外，又善醒脑开窍、利咽开音，如《针灸大成》言其治“喑不能言”，《普济方》云其治“卒中风，口眼㖞斜，语言不得”。下肢活动不利，病变也主要涉及髋、膝、踝三个关节，故取对穴环跳配风市、阳陵泉配足三里、解溪配昆仑以通利关节。丰隆是胃之络穴，有健脾理气化痰之功。三阴交为足三阴（肝、脾、肾）经的交会穴，此穴可调补肝、脾、肾三经气血，以健脾和胃，补益肝肾，行气活血，疏经通络，又能治下肢痿痹，如《针灸甲乙经》言其能治“湿痹不能行”。太冲穴为肝经原穴，而肝经向上经前额到达巅顶与督脉交会入脑，故可治疗头部疾病，其还可与合谷配伍以开四关而治喑哑。

三、后循环缺血案

王某，女，60岁。

初诊日期：2016年5月30日。

主症：头晕反复发作4年余，加重半个月。

病史：病人于4年前始出现头晕反复发作，伴站立不稳、恶心，症状每次发作持续约10分钟缓解。既往有高血压、糖尿病、高脂血症病史，目前口服苯磺酸氨氯地平、厄贝沙坦、二甲双胍、阿托伐他汀钙、阿司匹林肠溶片等药物及注射胰岛素控制病情，血糖、血压控制尚好。半个月前清晨起床如厕时突发头晕、恶心、站立不稳，扶墙上床平卧休息，仍不能缓解，先后起床3次均不成功，口服地芬尼多片、阿普唑仑片乃眠。次晨勉强慢慢起床，头晕有所缓解，转身行动仍感不稳，不欲食，时恶心，项强板滞，神疲乏力。因属夙疾，未去就医，然半个月来，症久不愈，而来中医院就诊。

来诊症见：面黄形瘦，眩晕恶心，纳呆便溏，口干欲饮，双眼干涩，项强板滞，夜尿频多，易汗心慌。舌淡边红，舌苔少津，脉象弦滑。

诊断：后循环缺血（眩晕）。

证型：气阴两虚，心脾不足。

治法：益气养阴，补益心脾，佐以活血。

取穴：太阳、印堂、百会、四神聪、风池、足三里、三阴交、内关、合谷。

针法：取28～30号1.5寸针，体针直刺，平补平泻法，头针沿皮刺，行头针法。体针留针30分钟，头针留针60分钟，隔日1次。

方药：黄芪30g，天麻15g，葛根15g，赤芍15g，丹参15g，薏苡仁20g，焦术15g，远志10g，菊花15g，姜半夏10g，陈皮15g，生地黄20g，泽泻20g，人参10g，牛膝15g，甘草5g。7剂，每日1剂，水煎，早、晚分服。

治疗结果：针刺3次，服药1周，眩晕已解。停中药，继行针刺3次，以资巩固。其后1周轻度复发，再用针刺之法，2周共治6次，渐渐平复。随诊半年，病未再现。

【按语】后循环缺血是指椎－基底动脉系统短暂性脑缺血发作和脑梗死，其常见症状包括：头晕或眩晕、肢体或头面部麻木、肢体无力、平衡障碍、短暂性意识丧失、视觉障碍、头痛、步态不稳或跌倒、呕吐、复视。常伴发肢体瘫痪、感觉异常、眼球运动障碍、构音或吞咽障碍、共济失调等症状。本病中医属“眩晕”范畴，中医内科学将眩晕分为肝阳上亢、气血亏虚、肾精不足、痰浊中阻、瘀血阻窍等证型。《景岳全书·眩运》曰：“原病之由，有气虚者，乃清气不能上升，或汗多亡阳而致，当升阳补气；有血虚者，乃因亡血过多，阳无所附而然，当益阴补血，此皆不足之证也。”本案女性，年已花甲，气血皆衰，脏腑多损，加之旧有高血压、糖尿病之疾，故气阴两虚必然。近年眩晕反复发作，身体日渐衰弱。今饮食不进，纳呆食少，化源不足，气血难续，大便溏薄，精微流失，心脾两虚，无以上奉，供血不足。疾病日久，阴虚内伤，火灼气阴，脑失所养，进一步加剧眩晕，形成反复。本案病人眩疾日久，故治疗之初取针药并用之法。穴取头部百会、四神聪、风池、太阳、印堂，用以清脑明目，祛风止眩，增加供血；体针足三里、三阴交、内关、合谷，用来补脾益气，益血养心。方选半夏白术天麻汤、人参归脾汤、《金匮》泽泻汤三方合一增裁而成，目的是补益心脾，升清降浊，息风止眩。针药相合，使化源足，血得充，气得复，眩晕岂能不愈？

四、脑出血案

王某，男，53岁。

初诊时间：1988年2月3日。

主症：右半身不遂、语謇30天。

病史：1987年11月初于午后与朋友聚会饮酒，正当兴高采烈之时，突然出现头痛、头晕、恶心。须臾，右半身麻木无力，继则倒地，言语不清。急送至市某院，查CT示“左基底节区出血，约50mL”。当即入院，给予对症治疗。3周后病情稳定出院，转门诊治疗。

来诊症见：右半身瘫，饮水呛咳，语謇，面黄形盛，纳可，便秘，心烦易怒。舌淡红，边有齿痕，脉象弦滑。

查体：血压140/90mmHg，神清，完全运动性失语，右上肢近端肌力2级，远端肌力0级，右下肢近端肌力4级，远端肌力2级，右巴氏征（+）。

诊断：脑出血（中风、中经络）。

证型：气虚血瘀，痰浊阻络。

治法：益气活血，化痰通络。

头针取穴：百会、目窗、正营、囟会（左侧）、语言区、风池。

体针取穴：上肢取肩髃、曲池、外关、合谷、内关、神门、中渚；下肢取环跳、阳陵泉、丰隆、三阴交、太溪、太冲、解溪、昆仑。均取患侧。

舌针取穴：金津、玉液、咽中（咽后壁正中）。

针法：头部风池穴针用泻法，余穴用头针法。体针用补法。舌针点刺不留针。

方药：黄芪100g，当归15g，地龙15g，远志10g，橘红15g，川芎15g，红花15g，牛膝15g，石菖蒲10g，桃仁15g，赤芍15g，枳实15g，天竺黄10g，桔梗10g。

每日1剂，水煎，早、晚分服。

治疗结果：用药4周，停中药，单纯用针刺治疗3个月基本痊愈，可简单交流，饮水呛咳好转，可行走。查体：不完全运动性失语，右上肢肌力近端4级、远端3级，右下肢肌力近端5^-级、远端4^-级。

【按语】病人年过半百，阴气自半，复因过食肥甘醇酒，脾失健运，聚湿生痰，痰郁化热，引动肝风，夹痰上扰，横窜脉络，蒙塞心窍而发病。近人张山雷《中风斠铨》强调：“肥甘太过，酿痰蕴湿，积热生风，致为暴仆偏枯，猝然而发，如有物击之使仆者，故曰仆击而特著其病源，名以膏粱之疾。”急性期多表现为风、火、痰、瘀，以邪盛为主，因病邪耗伤正气，进入恢复期则以气虚痰瘀为主要特点。治以益气活血，祛痰通络。

我根据多年的针灸临床经验，首创“头手足三联运动针法”，治疗中风取得了很好的疗效。头部取穴：百会透正营，正营透曲鬓，正营透囟会，目窗透神庭。头部用直径 0.4mm×50mm 毫针，按上述穴位分四段透刺，针后捻转 2 分钟，捻转频率 150～200 转/分钟，间隔 15 分钟后再捻转，共留针 1 小时。针刺头部穴位后，再行内关透外关，合谷透劳宫，太冲透涌泉，太溪透昆仑。得气后再大幅度提插并捻转，稍停数秒再小幅度轻轻捻转，使针感不散，留针 0.5 小时。留针期间鼓励患者进行主动或被动活动患肢，不能活动者用意念想象患肢运动，最后较缓起针，按捺针孔。百会乃督脉主穴，又为手足三阳经及足厥阴之会，针朝患侧，过足太阳至足少阳，一穴系三经，督统诸阳，醒脑活络，畅流气血为君；二取足少阳、阳维脉之会目窗与正营，针朝督脉之神庭、囟会穴，乃过足少阳，催发少阳之气，清利头目以息风为臣；再取督脉、太阳、阳明之会神庭穴，针朝百会，强化督统诸阳作用，以为佐使。如此则重点调动了头三阳经之经气，激发诸阳以领全身。另外，遵照“上病下取”原则，辅选远端诸穴，调和经脉，疏通气血，祛痰通络，以手足阳明大肠经、胃经腧穴为主，辅以膀胱、胆经穴位。在此基础上，鼓励患者做患肢的自主运动，调动其主观能动性，更有利于康复。

汤药以《医林改错》补阳还五汤化裁，佐以化痰通络之药。王氏讲：“元气既虚，必不能达于血管，血管无气，必停留而瘀。”我认为中风恢复期应重用黄芪，其量独大，是其他药量的 5～10 倍，突出补气，为“气虚立论”之体现。活血通络药用量小，总量仅是黄芪的 1/5 到 1/10，仍然突出补气，推动血液运行，达到祛瘀通脉的效果。既不伤正，又能体现补气为本，化瘀为辅的立法宗旨。方中又加石菖蒲、远志、橘红、天竺黄、桔梗化痰通络。

五、偏头痛案

鞠某，女性，36 岁。

初诊时间：2017 年 4 月 7 日。

主症：头痛反复发作 4 年余，加重 1 周。

病史：4 年来常于劳累时出现头痛，偏于右侧，呈搏动性疼痛，其痛甚剧，难以忍受。伴恶心，时有呕吐，畏光，活动时加重，休息片刻，似有减轻。通常在月经期前或劳累、睡眠不足、情绪波动时诱发。每次发作短则 6 ~ 7 小时，长则 1 ~ 2 天，严重时止痛药无效。多次去市某医院就诊，行头 MR、头 CT、脑电图、血尿常规检查未见异常，诊为“偏头痛”。因久治不愈，经朋友介绍来诊。

来诊症见：面色黄白，精神委顿，右侧头颞部胀痛不已，畏光，时时恶心，纳谷不佳，夜不安枕，心烦易怒，便溏溲黄，月经将至时则双乳胀痛。舌质偏红，苔薄黄，脉沉弦。

诊断：偏头痛（头痛）。

证型：肝郁火旺，气滞血瘀。

治法：疏肝降火，活血通络。

取穴：患侧太阳、丝竹空、阳白、攒竹、头临泣、头维、率谷、风池、合谷、阳陵泉、悬钟、太冲。

针法：取 28 ~ 30 号 1 ~ 1.5 寸毫针。头临泣、头维用头针针法，针刺得气后快速捻转，每分钟 200 转以上。太阳穴直刺，针尖稍朝下内侧，用快速轻捻法约 1 分钟。风池直刺，方向朝向鼻尖，提插捻转泻法。合谷、太冲用泻法。丝竹空透刺率谷，进针 0.5 ~ 1 寸，使针感扩散到整个颞部。阳白、攒竹针刺得气即可，轻捻转。其他诸穴用平补平泻法。治疗每天 1 次，每次留针 60 分，中间行针 3 ~ 4 次。

治疗结果：针刺 2 次，头痛缓解，6 次后痊愈。

【按语】偏头痛是临床上常见的反复发作的慢性头痛，发作时明显影响正常工作和生活，给病人带来很大的困扰。西医治疗常有止痛药应用逐渐效弱及成瘾等弊端，预防类药物也常有副作用多而不耐受的情况。偏头痛属于中医“头痛”范畴，中医称为“头风”“偏头风”。中医学认为，头痛是脏腑功能失常、气机失调、经脉瘀阻、气血不足等原因造成的，常因情绪、精神、劳累、月经、饮食等因素影响而诱发。《东垣十书》曰：“足少阳胆经之脉，起于目锐眦，上抵头角，病头角额痛，如头半边痛者，先取手少阳阳明，后取足少阳阳明，此偏头痛也。”“经脉所过，主治所及。”故针刺治疗偏头痛取穴以少阳经为主。本例病人证属肝郁火旺，肝胆经互为表里，根据局部取穴与远端循经取穴原则，取手少阳三焦经局部经穴丝竹空，足少阳胆经局部经穴阳白、头临泣、率谷、风池，远端经穴阳陵泉、悬钟。丝竹空透刺率谷，丝竹空为三焦经终点之穴，针刺丝竹空可调畅三焦经之气血，率谷为足少阳经与足太阳经的交会穴，具有疏通经络气血、清利头目之功。风池为足少阳经与阳维脉的交会穴，具有疏风解表、通达脑目、疏肝泻火、调和气血之功，临床用之甚为有效。阳陵泉为足少阳经合穴，八会穴之筋会，悬钟为八会穴之髓会，二者均为胆经远端经穴，针刺可调畅肝胆之经气，舒筋解肌止痛。配合四关穴合谷、太冲，《内经》言“五脏六腑之有病，皆取其原也”，合谷为手阳明大肠经原穴，太冲为足厥阴肝经原穴，二穴相配，一上一下，一阴一阳，可调和气血阴阳，理脏腑之功能，使肝气调达，气血通畅，头痛自止。攒竹为足太阳膀胱经穴，善治头痛及眉棱骨痛。头维穴是足阳明胃经与足少阳胆经、阳维脉之交会穴，有疏肝利胆、治头痛之功。

针刺治疗头痛可直达病所，故用之常效验如神。上述取穴，不单适用于偏头痛，其他类型头痛辨证为肝经火旺者，皆可用之。临证加减，可灵活用于各型头痛中。

六、紧张型头痛案

樊某，男，57岁。

初诊时间：2017年9月20日。

主症：头痛、头昏、头胀3年余。

病史：3年前诱因不明出现头痛、头昏、头胀，尤其顶部及两颞部较重，有紧束、紧箍之感，其痛虽不甚，但难受不已。渐至情绪低落，闷闷不乐，夜寐欠佳。曾去市里多家医院查头颅CT、MRI、血管超声、心电图、血常规等检查均未见异常，神经内科诊为“紧张型头痛”，亦有医院诊为“抑郁症”，对症用止痛药、抗抑郁药、安定等治疗，但均无明显效果。后也寻求中医治疗，服用过天麻丸、正天丸、安神补脑液、牛黄上清丸等中成药，以及汤药100余剂，也无济于事。无奈之际，经友人介绍来诊。

来诊症见：头痛、头昏，钝痛如箍，昏胀如裹，头顶沉重，时泛恶心，面黄神萎，体倦乏力，情绪低落，纳呆食少，夜寐欠佳，小便尚可，大便溏薄。舌淡苔白，六脉弦细。

诊断：紧张型头痛（头痛）。

证型：肝郁脾虚，痰湿阻络。

治法：疏肝解郁，健脾化湿，升阳通脉。

取穴：取百会、四神聪、神庭、太阳、风池、率谷、合谷、丰隆、足三里、三阴交等穴。

针法：取1.5寸28号毫针，百会、四神聪、神庭按头针法针刺，太阳、率谷、风池、合谷、足三里、三阴交针用补法，丰隆用泻法。留针1小时，中间行针3~4次。每周治疗5次。

治疗结果：用上法1个月，头部拘紧感已缓解。2个月头痛基本缓解，睡眠亦见改善，可以睡4~5个小时。再治疗2个月，夜寐基本安稳，情绪平稳，纳食、二便正常，病告痊愈。

【按语】紧张型头痛是最常见的头痛，通常位于头双侧，多为压迫感、紧束感、胀痛、钝痛或酸痛等，疼痛多为轻至中度痛。病情可持续数月甚至数年。长期滥用药物者可伴有药物依赖性头痛，这时的治疗就非常棘手。其病中医属“头痛”范畴，从其头痛的性质及伴随症状来看，有湿邪致病的特点。《素问·生气通天论》云：“因于湿，首如裹。”《素问·至真要大论》言：“太阴之复，湿变乃举，体重中满，食饮不化……头顶痛重。”治以健脾化湿、通络止痛。本案患者久病兼郁，故同时治以疏肝解郁。百会为督脉之穴，督脉过项入脑，配合四神聪，善治头痛、眩晕、失眠、健忘、癫痫等神志病证。太阳为经外奇穴，主治两侧头痛。风池、率谷为足少阳胆经之穴，善祛风通络止痛，主治偏侧头痛。合谷为大肠经原穴，属阳主表，宣泄气中之热，升清降浊，疏风散表，宣通气血，镇静止痛，可用来治疗各种头痛。足三里、丰隆为足阳明胃经之穴，有健脾和胃、消食助运、化痰利湿之功。三阴交为足太阴脾经穴，为足三阴经（肝、脾、肾）的交会穴，有调和肝脾之效。

七、痛性眼肌麻痹案

孙某，男，73岁。

主症：左眼疼痛伴复视15天。

初诊时间：2017年2月14日。

主症：患者半个月前因洗澡致头部受凉，出现左头颞部剧烈疼痛。至第2天，疼痛部位扩大至左眼球后及眶周围，疼痛程度也愈加严重，如刀割斧切，不可忍受，伴头晕眼花、恶心欲吐、复视。去市某医院检查诊为“痛性眼肌麻痹”，经对症治疗后疼痛减轻，有左眼睑下垂，左眼球活动受限，视物重影。出院后至中医门诊寻余针灸治疗。

来诊症见：神疲乏力，表情痛苦，扶入诊室，左眼球后及眶周围持续性胀痛，偶有撕裂样剧痛，左眼睑下垂，目珠内偏，转动失灵，向上、向外侧活动受限，视物昏花，视一为二，口干目涩，寐安能食，二便如常。舌淡胖苔白，脉沉弦。

诊断：痛性眼肌麻痹（风牵偏视）。

证型：风痰阻络，肝血不足。

治法：疏风化痰，通络止痛，养肝明目。

取穴：左侧太阳、阳白、瞳子髎、头临泣、丝竹空、四白；双侧风池、合谷、足三里、光明、三阴交、太溪。

针法：太阳、阳白、头临泣、丝竹空、四白、风池针尖向眼球，刺入0.5寸，得气后平补平泻。瞳子髎向曲鬓平刺1寸，平补平泻。余穴皆用补法。每次留针1小时，1周针3次。

治疗结果：治疗3周后目痛已除，眼睑下垂得缓。6周后痊愈，追访1年无复发。

【按语】 痛性眼肌麻痹亦称为Tolosa－Hunt综合征，是指因海绵窦、眶上裂或眶尖部非特异性肉芽肿性炎症导致的痛性眼肌麻痹。主要表现为一侧眶周痛或头痛伴同侧眼球运动神经麻痹、眼交感神经麻痹以及三叉神经眼支和上颌支分布区感觉减退，有复发和缓解过程。该病在临床中较少见，据其特点可归属于中医“风牵偏视”范畴。其病多因风热外袭，上攻头目，阻滞气血，筋脉失养，眼动失常。治疗当以疏风化痰，通络止痛，恢复眼肌为重点。本案患者疼痛部位为眼外眦后方，眼球亦不能向外、向上转动，可见其以展神经、动眼神经麻痹为主。少阳经脉循行于头颞侧至目外眦，故取手、足少阳经脉的起止穴——瞳子髎、丝竹空，以增强二经的联系，疏风散邪，通络止痛。辅以经外奇穴太阳，太阳穴本身即主眼疾，又位于手足少阳经脉的交接处，可确保二经连接的通畅，而达“通则不痛”之目的。头临泣为足少阳与足太阳经交会穴，配以足阳明经之四白以及阳白、太阳、瞳子髎、头临泣等眼周诸穴，鼓舞三阳经气，活运眼周气血使眼肌得复，而复视自除。配伍风池、合谷祛风活血，下合光明以止痛明目，《针灸大成》言：“眼痒眼痛，光明五会。”本病多易复发，故取足三里、三阴交、太溪滋阴养血，固本培元，以防反复。诸穴相伍，标本兼治，病痛虽剧，亦能痊愈。

八、三叉神经痛案

张某，男，50岁。

初诊时间：2016年10月18日。

主症：右面部疼痛反复发作5年余，加重1周。

病史：5年前始出现右侧面部阵发疼痛，呈电击、刀割样疼痛，位于右侧面颊、连及齿龈。曾于当地医院查头MRI正常，耳鼻喉科及口腔科除外其他疾病，诊为“三叉神经痛”。针灸治疗后一度好转，后间断发作，口服卡马西平片可以缓解。本次因生意赔本，上火后复发，遂来诊。

来诊症见：面色萎黄，形体偏瘦，右侧面痛，痛如刀割、针刺、烧灼样，张口合牙稍有不慎，则其痛钻心，进食困难，只能进流质或半流质饮食，心烦易怒，大便干结，夜寐不安，需口服阿普唑仑片方可小眠，现口服卡马西平片，每次0.1g，每天3次，痛方稍缓。舌苔黄厚腻，脉弦滑。

诊断：三叉神经痛（面痛）。

证型：肝郁火旺，热入阳明，面络阻滞。

治法：清泻肝胃之火，疏通面部经络。

局部取穴：下关（直刺）、四白透迎香、颧髎透迎香、人中透迎香、地仓透颧髎。

远部循经取穴：手阳明经合谷、足阳明经足三里、足厥阴经太冲。

备用穴：三间、丰隆、行间、隐白、悬钟。

针法：取28号1.5寸毫针直刺下关1.0～1.2寸，提插捻转手法，针入一定部位出现针感后，缠针下压，使感应扩散，然后出针。局部透穴以常法处置，亦可用滞针法。合谷、足三里、太冲均直刺，大幅度捻转与提插，使针感强烈度要超过三叉神经痛的强度为佳。针刺顺序是先针局部穴位，后针远道穴位。

治疗结果：针刺1次痛缓，坚持每日1次治疗，3天后痛止，停服卡马西平片，连续治疗2周，痛止，如常。

【按语】三叉神经痛属中医“面痛”“头风”等范畴，大多为单侧发病，临床以上颌支、下颌支受累多见。病因有外感、内伤之别。外感为风夹寒、热、痰邪，内伤则与肝胆郁热、胃火上炎、阴虚阳亢等有关，导致头面气血瘀滞，阻塞经络，不通则痛。其又以实火致病居多，如《证治准绳·杂病》云：“面痛皆属于火。盖诸阳之会，皆在于面，而火阳类也……暴痛多实，久痛多虚。”本患此次发病有明显情志因素，肝郁化火，阳明受累，循经上壅，面络阻滞。治以清泻肝胃，疏通面络。主取下关穴，其为足阳明经的面部腧穴，又是足阳明、足少阳经的交会穴，功在清泻肝胃之火，散邪通络止痛。配合面部诸穴透刺，以疏通面部经脉。远取合谷、足三里清宣阳明经气，太冲清泻厥阴之火热瘀滞，并调气血，宣畅气机。又以三间、行间泻阳明、厥阴之热，隐白引经脉阳热之气外达，有“火郁发之”之义。丰隆降胃浊，悬钟泻胆火，以折上炎之势。总体用穴有泻、有宣、有降、有通，使邪热瘀滞多途而解。我治疗三叉神经痛时，对于上颌支病变的以下关为主穴；下颌支病变的以颊车、地仓下3~5分为主穴。必配远道取穴以引邪下行。手法上强调强刺激，以痛治痛，可较快地缓解症状。

九、三叉神经感觉性神经病案

案一：李某，女，42岁。

初诊日期：2017年4月26日。

主症：面部麻木4个月。

病史：缘于4个月前，在一次洗浴汗蒸后，出门感冷风扑面，略觉不适。其后面部即感异常拘紧难受，继则麻木，先自太阳穴前额始，渐渐向下扩展至面部、口唇、口角周围。曾多次去医院经脑CT、MRI、诱发电位、多项血液检查均未见异常，定性为周围神经病变，给予维生素B_1、维

生素 B_{12} 等治疗3个月无明显效果。经亲友介绍，于2017年4月26日来求针灸治疗。

来诊症见：面黄形瘦，精神委顿，夜寐欠佳，纳呆食少，大便溏薄，畏寒肢冷，面部拘急、麻木，时如虫行。舌淡红，苔白，脉象沉细。

诊断：三叉神经感觉性神经病（麻木）。

证型：阳虚血少，风邪袭络。

治法：扶正养血，祛风通络。

取穴：太阳、印堂、四白、迎香、地仓、下关、风池、合谷、足三里。

针法：合谷、足三里针用补法，余穴针用泻法。每日1次。

治疗结果：针灸6次，症状痊愈，随诊半年无复发。

案二：董某，女，68岁。

初诊日期：2016年1月5日。

主症：右面舌麻木5个多月。

病史：5个多月前，原因不明感觉右面部轻麻木。初未介意，其后渐渐加剧，并面积扩大。1个月前舌右侧亦感麻木，咀嚼时加重，张口不灵，说话笨拙。曾去市内西医院，行头部MRI、CT检查未见异常，多项生化检查亦无阳性结果，诊为“三叉神经病”，用营养神经药及对症治疗3个月无效。经朋友介绍于来中医门诊请求针灸治疗。其宿有胃疾，患慢性萎缩性胃炎。

来诊症见：面色萎黄，形体瘦弱，右侧面、舌、口、颊麻木，右太阳及颞部拘急发紧，运动无力，自觉僵硬，以针刺之感觉不敏，痛觉减退，口中无味，纳呆食少，夜寐尚安，二便自调，大便溏薄。舌淡，舌体中部舌苔厚腻，脉象沉细。

诊断：三叉神经感觉性神经病（麻木）。

证型：脾虚湿侵，面络阻痹。

治法：健脾化湿，活血通络。

取穴：下关、颊车、迎香、颧髎、地仓、太阳、率谷、风池、合谷。

针法：右下关直刺1.2～1.5寸，捻转提插得气，针之以胀感向周围扩散最好。颊车向地仓透刺，针法同前，得气酸胀。迎香斜平刺，得气以放散为佳。颧髎直刺1.0寸，平补平泻，针下沉紧即可。地仓透向颊车，针法如颊车，得气酸胀。太阳斜刺，平补平泻，得气即可。率谷透太阳，沿皮刺，得气酸胀为佳。风池针向喉结，平补平泻，得气即可。合谷直刺，平补平泻，得气即可。以上均选30号毫针，留针1小时，中间行针3次。

治疗结果：经3次治疗麻木全失，巩固2次，病愈。

【按语】三叉神经感觉性神经病由WilfredHarris于1935年描述，1959年Spillane和Wells为描述一种涉及三叉神经一个或以上分支区域内的孤立麻木感为特征的面部持续性感觉障碍，首先使用了三叉神经病的名称。孤立的面部麻木或伴感觉异常是本病的特征表现。通常急性发病，也可隐匿或慢性，病程数周或数年。临床分为三型：急性特发型的面部麻木快速发生，没有疼痛或其他临床表现，过程可以迁延，但是多能完全或者部分恢复；慢性特发型的感觉缺损常趋于不可逆或进展性，可以累及双侧，以三叉神经的Ⅱ、Ⅲ支受累最多，起病隐匿或急性，常先有或者伴有疼痛或感觉异常；某些患者有免疫学的异常，容易发生自身免疫疾病，或者发现特异性和非特异性自身抗体，而患有系统性硬化、混合性结缔组织病、干燥综合征等的称做伴结缔组织病的慢性型。本病目前西医缺乏特效治疗。其属中医“麻木”范畴，麻木一证属气血的病变。临床上常见正虚邪实、虚实夹杂的复杂病机变化。麻木虚证多属气虚或血虚，或气血两虚。气虚不仅可导致血虚，而且往往又是形成痰瘀的原因。实证多由外感风寒湿邪或里之湿痰、瘀血阻闭经脉气血，导致气血运行不畅，皮肉筋脉不能充养引起局部或全身肌肤发麻有如虫行、甚至全然不知痛痒。清代张璐在《张氏医通·麻木》说：“麻则属痰属虚，木则全属湿痰死血，一块不知痛痒，若木然似也。”沈金鳌在《杂病源流犀烛·麻木源流》指出麻的病因为“气虚为本，风痰是标”，木则由“死血凝滞于内，而外挟风寒，阳气虚败，不能运动”。案一患者此次发病因阳虚血少，营卫失和，脉络空虚，风邪入络，致气血痹阻，面部筋脉失养，而出现面部麻木。治疗以扶正养血，祛风通络。针刺取太阳、印堂、四白、风池、合谷等穴疏风散寒；迎香疏风通络；地仓、下关祛散风邪，舒筋活络；足三里补益气血。案二与案一不同，乃一老年女性，内伤为本。其宿有胃疾，患慢性萎缩性胃炎，大便溏薄，脾虚胃弱，湿浊内蕴可知。今时值秋季，寒温不定，忽冷忽热，不但风寒可以表侵，也极易与内在之湿相合，阻痹阳明面经，波及少阳。故临床表现以面部麻木为主，与案一之有如虫行有别。案一邪在表浅之皮层，案二则病深在肌层，湿邪侵深，风行表浅，故针刺之法也深、浅有别，此经验之谈。

面部感觉障碍、麻木比较多见，检查又多无异常，虽属小恙，但治疗并非易事，中药、西药都不尽理想，只有针刺最为有效。我之经验，即使针刺也不是随意针之，宜浅刺、轻刺、透穴刺，相当于古代针法之“半刺”。

十、动眼神经麻痹案

蔡某，男，79岁。

初诊时间：2016年11月26日。

主症：视物重影伴头晕、头痛2个月。

病史：2个月前因生气后出现头晕、恶心、头胀闷痛，继而视物模糊、重影。急至市某院，经查诊为“动眼神经麻痹”，住院治疗，然效果并不明显。出院后头痛减轻，头晕仍作，且左眼睑下垂，眼球活动受限，视物重影，视一为二，以致不敢独立行走。又至多家医院治疗，疗效皆不理想，经友人介绍来诊。

来诊症见：家属搀扶行走，面容痛苦，头晕眼花，左眼半睁，左眼球活动不灵，向上、向内活动受限，视物双影，步履困难，头晕头痛头重，头痛尚轻，纳便尚可，心烦易怒，少寐多梦。舌红苔腻，脉沉弦滑。

诊断：动眼神经麻痹（风牵偏视）。

证型：肝阳上亢，风痰阻络。

治法：平肝潜阳，祛痰明目。

取穴：左侧太阳、攒竹、阳白、四白；双侧风池、合谷、丰隆、三阴交、太冲、太溪。

针法：攒竹透睛明，阳白透鱼腰，太阳、风池、四白针尖均向眼球，刺入0.5寸，得气后平补平泻。合谷、丰隆、太冲直刺，得气后用泻法。三阴交、太溪直刺，用补法。1周针3次，每次留针1小时。

治疗结果：治疗1个月后头晕头痛已无，直视时无重影。2个月后诸症痊愈，追访半年无复发。

【按语】 动眼神经麻痹是神经科的常见症，病因复杂，主要有颅内动脉瘤、脑血管病、糖尿病、炎症、外伤、肿瘤等。临床表现为上眼睑下垂、复视、眼球运动受限等，相当于中医的“风牵偏视”范畴。本案患者年近耄耋，其性易怒，症又见头晕眼花，头胀痛，此皆为阴虚阳亢之证。《素问·五脏生成篇》云：“故人卧血归于肝，肝受血而能视。”今肝血已亏，风痰又随肝气上扰清窍，乃致突发视物昏花，头晕头痛。故治疗上，近取太阳、攒竹、阳白、四白疏通眼周经络气血以通络明目；远配太冲、合谷开四关，以平肝潜阳；风池、丰隆疏风祛痰；三阴交、太溪补益肝肾以治本。本案取穴虽少，然配伍精当，故病日虽久，仍能速愈

我认为针灸对非占位性病变之动眼神经麻痹有良好的疗效，当优先使用，且越早治疗疗效越佳。

十一、外展神经麻痹案

安某，女，28岁。

初诊时间：2005年7月13日。

主症：复视、左眼球活动不灵1月余。

病史：1月余前患者不慎伤风，出现头痛发热，自服抗感冒药及抗生素药物，上症缓解。但几天后出现视物不清、重影，仔细观察发现左眼球活动不灵，不能外展。去市某医院检查头颅CT、MRI、胸腺MRI，并多次抽血化验等均未见异常，经眼科及神经内科诊为“外展神经麻痹”。予甲

钴胺、维生素 B_1 等药物口服，治疗 1 个月仍不见效。经朋友介绍来中医院请余针灸治疗。

来诊症见：面色皖白，形体瘦弱，复视，左眼球内收，不能外展，头晕头昏，情绪不宁，易怒心烦，纳食可，眠欠安，二便调。舌淡，中有薄黄之苔，脉沉弦细。

诊断：外展神经麻痹（偏视）。

证型：风邪袭络，郁热扰目。

治法：祛风清热，明目利窍。

取穴：取患侧太阳、丝竹空、瞳子髎、攒竹、阳白，双侧风池。

针法：选 1～1.5 寸 30 号毫针。太阳、丝竹空直刺；阳白斜刺，针尖向太阳；瞳子髎向后斜刺。针刺 0.5～1 寸，进针得气后，轻快捻转，以泻法为主，留针 60 分钟，中间行针 3～4 次。攒竹用 1 寸毫针轻刺、轻补。取双侧风池，右侧针向对侧眼球，左侧针向同侧眼球，施以平补平泻针法。

治疗结果：6 次痊愈，巩固 3 次，共针 9 次，随访 3 个月未再复发。

【按语】外展神经麻痹多因外伤、炎症、肿瘤等原因导致一侧或双侧外展神经受累，从而造成所支配的眼外肌麻痹、运动受限。临床常见复视、斜视、头晕、头痛等症。外展神经麻痹中医属“偏视”范畴，多因脾胃虚弱，气血不足，脉络空虚，风邪乘虚而入，目系失调；或因肝肾亏虚，目失精血所养，目系不利；或因外伤瘀阻，目系不灵。针刺治疗以健脾和胃，补益肝肾，益气养血，活血通络为原则，以局部取穴为主，循经和辨证配穴为辅。该患病起于伤风之后，风为阳邪，郁而化热，热扰目系，故见目珠活动不灵。太阳、丝竹空、瞳子髎、阳白均为眼周之穴，通过针刺眼周腧穴，疏通局部气血，祛风清热。风池属足少阳胆经之穴，能祛风通络、清散郁热。我认为引起外展神经麻痹的原因不同，其预后也不同。西医多以营养神经为主，有原发病者，同时针对病因治疗。久治不愈、疗效差者也可采取手术治疗，但存复发可能性，而且创伤较大。针刺治疗该病疗效确切，是保守治疗的首选方法。

十二、舌咽神经痛案

修某，女，58岁。

初诊时间：2017年2月23日。

主症：舌、咽、左耳阵发疼痛1年余。

病史：1年前因工作繁忙、加班加点，出现咽痛，吞咽则痛甚。后逐渐加重累及舌根、后咽部及左耳，呈阵发性疼痛，痛如针刺、电击样，每因进食、讲话诱发。于市中心医院就诊，经CT、MRI等检查未见异常，诊为“舌咽神经痛”。口服卡马西平片0.2/次，3次/日，症状时好时坏。后建议手术治疗，因畏惧而来求针灸。

来诊症见：面黄形胖，舌根、咽部及左耳阵发疼痛，不敢说话，稍有不慎则疼痛剧发，便干溲黄。舌红无苔，脉弦。

诊断：舌咽神经痛（喉痹）。

证型：心肝火旺，热壅血滞。

治法：清热泻火，通经止痛。

取穴：金津、玉液、舌中（舌正中沟中后部，图3－1）、廉泉、风池、翳风、内关、合谷、太冲、太溪、照海、阳陵泉。

针法：金津、玉液点刺出血即出针；舌中向舌根方向刺入1寸；廉泉向咽部刺入0.5寸，行捻转手法，使针感放散至舌根及咽部，均不留针；风池、翳风直刺，捻转手法为主，使针感向耳内、咽部放散；余穴均直刺，提插捻转泻法。每日治疗1次，每周5天。

治疗结果：针刺1次，疼痛减轻，可进食吞咽。针刺5次，疼痛症状消失。继续治疗2周，病情痊愈。

【按语】 舌咽神经痛是一种较少见的疾病，临床表现为发生在舌咽神经分布区域的阵发性剧烈疼痛，疼痛位于扁桃体、舌根、咽、耳道深部，可因吞咽、谈话、哈欠、咳嗽而触发，疼痛性质与三叉神经痛相似。其中医属

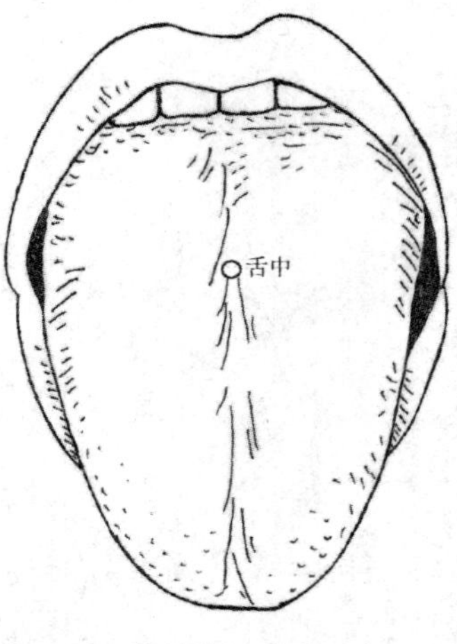

图 3－1

“喉痹”范畴。《素问·阴阳别论》云：“一阴一阳结，谓之喉痹。”这里的“一阴”指厥阴，手厥阴心包经、足厥阴肝经；“一阳”指少阳，手少阳三焦经、足少阳胆经。肝胆属木，易化火，心包、三焦属火，四经皆从热化，其经脉并络于喉。若邪结厥阴与少阳，则郁而化火，火性炎上，循经上行熏蒸咽喉，消灼阴液，出现咽喉疼痛，吞咽不爽。病性属火，病位在心、肝。故以清热泻火，通经止痛为则。金津、玉液点刺出血可清心泻火；舌中与廉泉清利咽喉，通经止痛；风池属足少阳胆经，平肝清热；翳风属手少阳三焦经，可消散壅滞，清泻郁热；内关为手厥阴心包经络穴，可清泻心火，行血止痛；合谷、太冲为四关穴，理气行血而止痛；太溪为肾经原穴，肾经循喉咙，挟舌本，照海亦属肾经，通阴跻脉，阴跻脉循行至喉咙，二穴滋阴降火，清利咽喉；阳陵泉为足少阳胆经合穴，清泻肝胆郁火。诸穴清心肝之火，消郁滞之热，通经脉之滞。

十三、枕大神经痛案

赵某，男，47 岁。

初诊时间：2010 年 5 月 5 日。

主症：右后侧头痛阵发 3 年余，频发加重半个月。

病史：3 年前出现右后侧头痛，起先偶发，渐渐频发，隔 10 天半个月 1 次。常服用去痛片止痛，最多每天用 20 片，最少 4～5 片。近半个月因生气上火头痛频发，用止痛药无效。于市某医院就诊，经查头 MRI、头 CT、脑电图及血尿常规检查均无异常，诊断为“枕大神经痛”。予口服酒石酸麦角胺、镇静安定类药、卡马西平等均无大效，且感头昏乏力，无精神，恶心纳呆不欲食等。故放弃西医治疗，经介绍转至中医门诊请求针灸治疗。

来诊症见：面黄形盛，头右后侧疼痛，痛如锥刺，阵阵发作，其痛剧烈，难以忍受，甚则不敢触碰，若有不慎轻触则有如电击，直冲顶颞，寐不安枕，心烦易怒，口唇紫暗，大便秘结，小溲黄赤。舌质偏红，脉象沉涩。

诊断：枕大神经痛（头痛）。

证型：肝郁火旺，气滞血瘀。

治法：清肝泻火，活血祛痛。

取穴：患侧风池、完骨、翳风、率谷、浮白、百会、前顶、承灵、合谷、阳陵泉、悬钟、太冲。

针法：取毫针1.5寸，先针头穴，最后取远端体穴合谷、太冲。肢体诸穴行提插捻转手法，幅度要大，刺激要强，针感要烈，一般要求针感要强于头痛，以引火下行，速缓疼痛。近取风池、完骨针感亦要较强。其他穴按头皮针法，沿皮透刺1～1.2寸，留针时间长，可大于1小时，留针即可，可不用行针。治疗每日1次。

治疗结果：针刺1次即痛减，3次疼痛缓解，10次痊愈。2017年因其他疾病来诊，询问头痛7年未发。

【按语】 枕大神经痛是以枕部针刺样跳痛为主要症状，并传导至同侧颞顶部，疼痛呈持续性或间歇性发作，伴有阵发性加剧的脊神经疾病。属中医“头痛”“项痛”范畴，按照经络循行位置属于少阳经头痛，中医学认为本病多由感受风寒之邪所致，涉及太阳经脉。故针刺主取少阳、太阳经穴治疗。风池穴为枕大神经穿出之处，针刺风池针感直达病所，为治疗枕大神经痛之要穴、效穴。风池又是足少阳、阳维交之会穴，与足太阳、少阳之会完骨、手少阳经之翳风相配，有疏通少阳、太阳之经气，祛风定痛之神效。其针刺针感要强，以活血通络，通则不痛。百会、前顶属督脉，有开窍醒神止痛之功。另取足少阳经之率谷、浮白、承灵，均为枕大神经神经分布区域局部取穴，可疏通局部经络气血，通经止痛。《标幽赋》载：“泻络远刺，头有病而脚上针。”故取远端足少阳之经穴、八会之髓会悬钟，足少阳之合穴、八会之筋会阳陵泉，采用泻法，清肝胆之火，舒筋活络，活血止痛。《标幽赋》：“寒热痹痛，开四关而已。”取四关穴之合谷、太冲，一阴一阳，一升一降，可调畅气机，调整阴阳。

十四、特发性面神经麻痹案

案一：俞某，女，55岁。

初诊日期：2016年3月10日。

主症：右侧口眼㖞斜2天。

病史：2天前清晨起床时发现刷牙漏水，照镜子发现右眼不能闭合，右侧额纹浅，右侧皱眉蹙鼻困难。急到市某医院行脑MRI检查未见异常，诊为“特发性面神经麻痹”，予口服抗病毒药物及B族维生素。次日就诊于中医门诊，请求针灸治疗。

来诊症见：右侧口眼㖞斜，额纹消失，眼裂扩大，闭目露睛、流泪，右眼睑闭合不全，右鼻唇沟平坦，右口角下垂，鼓腮漏气，刷牙漏水，纳食尚可，夜寐欠宁，二便调。舌质淡红，苔白，脉象沉细弦。

诊断：特发性面神经麻痹（面瘫）。

证型：风寒袭络。

治法：益气祛风，通经活络。

取穴：患侧风池、翳风、阳白、攒竹、地仓、颊车、四白、迎香、下关、太阳；健侧合谷。

针法：①风池、翳风穴得气后要持续轻捻转，使针感保留时间长，需30秒至1分钟，最后持住针柄，大拇指向前捻转，轻滞针，再放手。②颊车得气后亦持住针柄，用飞法向一个方向使针滞住，再用手拉动针柄向外3～5次。③阳白斜刺，向太阳穴透刺；太阳穴向下关方向透刺，深度不应小于1～1.5寸。

治疗结果：2天面瘫即有恢复，4次大部恢复，5次基本恢复，巩固2次，共9天治愈。

案二：刘某，女，54岁。

初诊日期：2016年5月18日。

主症：右侧口眼㖞斜3周。

病史：3周前出现右侧口眼㖞斜，外耳道疱疹疼痛，于外院就诊诊为“特发性面神经麻痹、带状疱疹”。先后于多家医院以药物外敷、针刺、拔罐、药物口服及输液等治疗3周，疱疹好转，面瘫症状无改善。其心情焦急，经友介绍来诊。

来诊症见：右侧口眼㖞斜较重，额纹消失，闭目不全，口角下垂，右耳疱疹大部消退结痂，舌觉无味，纳呆，恶闻噪声，夜寐差，二便调。舌质淡红，苔白，脉象弦滑。

诊断：特发性面神经麻痹（Hunt综合征）。

证型：气虚血瘀，风痰阻络。

治法：益气活血，息风祛痰。

患侧取穴：风池、翳风、耳宫、率谷、下关、颊车透地仓、阳白透太阳、太阳透阳白、四白透迎香、地仓透颊车、承浆透地仓、地仓透颧髎、颊车透颧髎。

健侧取穴：合谷。

针法：平补平泻，得气后行滞针法。

治疗结果：历经3个月治疗方有好转，近5个月病情大部分恢复，基本痊愈。

【按语】特发性面神经麻痹是因茎乳孔内面神经非特异性炎症所致周围性面瘫。中医属“面瘫”，病由人体正气不足，络脉空虚，风邪乘虚入中头面脉络，阻塞面部阳经，尤其是手太阳和足阳明经筋，致功能失调而发病。如《诸病源候论·偏风口歪候》云：“偏风口歪是体虚受风，风入于颊口之筋也，足阳明之筋，上夹于口，其筋偏虚，而风因乘之，使其筋脉偏急不调，故令口㖞邪也。”其病位多在阳明经，如《医学纲目·口眼㖞斜》云：“凡半身不遂者，必口眼㖞斜，也有无半身不遂而㖞斜者，多属阳明经病。”案一为面瘫急性期，患者乃风邪正盛夹寒客于肌表，故选阳白、四白、太阳、翳风、风池、合谷等穴来疏风散寒，用透刺法联络手足阳经来温经通络。在面瘫急性期提倡应及早给予针灸治疗，以减轻面神经水肿，但切记初期不宜过多用穴，不宜杂治，以免加重面神经损伤，影响预后。在针刺操作过程中多用透穴法，针感要缓缓扩散，逐渐增强。面瘫是临床常见病，虽然治愈率高，但也有少数恢复不完全、遗有并发症、后遗症的顽固性面瘫，这是治疗中的难点，案二就属此类。它与案一的区别是右耳内外红肿灼痛，疱疹四布，并耳后疼痛明显。可以看出这是一种湿热毒邪壅阻少阳、阳明之证，加之治疗失当，湿热毒邪未能尽除，滞留二阳，络脉受阻，缠绵不去。一般情况下，此类面瘫顽固难医，多留有后遗症。此类型面瘫通常称为“Hunt 综合征”，是由带状疱疹病毒侵及膝状神经节引起面神经炎，特点是在外耳道或鼓膜出现疱疹。对于那些面瘫日久不愈，或失治、误治者，多会耗伤气血。故针灸治疗时用阳白透太阳、太阳透阳白、四白透迎香等透刺，以提升患肌；颊车透颧髎，颊车透地仓，地仓透颊车，以破结通络；承浆透地仓、地仓透颧髎以治疗气虚下垂之证。面瘫是常见病，是针灸科的主治病种和治疗强项。但若治疗不及时，治疗不得当，刺法不准确，或病毒重、病位深，机体正气虚弱，均会影响预后。

十五、面神经麻痹后遗症案

孔某，女，57 岁。

初诊时间：2013 年 9 月 6 日。

主症：右侧面瘫 5 年。

病史：5 年前因受风后出现右侧口眼㖞斜，遂就诊于市某医院，诊断为“右侧特发性面神经麻痹”，先后用抗病毒、激素药物、针灸、理疗、中药外敷等多种治疗方法，疗效不显著。半年后仍右侧口眼㖞斜，面目拘紧不适，流泪，眼裂变小，并有口眼联动。因影响面容仍不断各处求治，历经3年，面瘫、拘紧、联动如故，渐失信心而停治。闻中医门诊有类似患者治愈的情况，前来请余治疗。

来诊症见：右侧口眼㖞斜，肌肉轻度萎缩，右额纹消失，右面部肌肉瘫痪不动，左口角下垂，上下口唇错位，右眼裂小，流泪，口眼联动。形体肥胖，面色晦暗，平素易汗。舌淡红苔薄白，脉弦。

诊断：特发性面神经麻痹后遗症（面瘫）。

证型：气虚痰阻，三阳脉络不通。

治法：益气化痰，通络三阳。

取穴：阳白、攒竹、瞳子髎、角孙、头临泣、四白、迎香、人中、承浆、颊车、地仓、内地仓、听会、翳风、风池、肩井、足三里（丰隆穴）（双）、合谷（对侧）、太冲（患侧）。

针法：阳白向头维透刺，瞳子髎向角孙透刺，头临泣直下透阳白，攒竹向下内眼角刺或向鱼腰透刺，四白向颧髎透刺，地仓向颧髎透刺，颊车向颧髎透刺（图3－2），听会直刺，人中向健侧透刺，翳风向斜下刺，风池向鼻尖直刺，肩井横向上斜刺（使针感向上扩散）。丰隆穴与足三里相交替取穴，内地仓（张口后颊内咬合线）与地仓相交替取穴透向颊车。

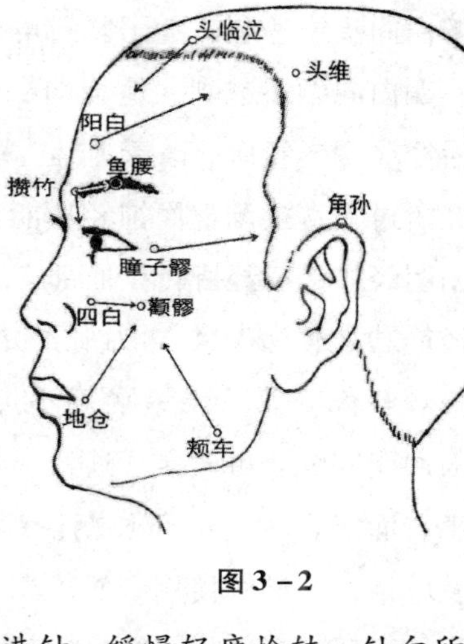

图3－2

透刺法选用1.5寸30号毫针，快速进针，缓慢轻度捻转，针向所透之穴。先做平补平泻之法，得气后用捻转补法。切记需轻捻轻转，一般捻转幅度不超过90°，捻转次数不大于90次/分，捻转时间30～60秒。最后，大拇指向前持住针柄不动，须臾放松离针。其余穴位采用直刺、斜刺补法。

每次留针30分钟，隔日针刺，3个月为一疗程。连续治疗3个月后休息1个月。连续四个疗程。

治疗结果：1个月后面部拘紧感改善，流泪停止。3个月后面部瘫痪渐有恢复，口角轻度运动，额纹显现，精神面貌好转。半年后面动恢复，仍有面肌萎缩，口角轻歪。四个疗程后除联动外，基本恢复。

【按语】面瘫是指茎乳孔内急性非化脓性面神经炎引起的周围性面神经麻痹，多以一侧面部表情肌群运动功能障碍为主要临床表现。面瘫的病因可能为风寒、病毒感染或自主神经功能不稳定等引起局部的神经失养、血管痉挛，导致神经的缺血水肿。早期病理改变为神经的水肿和脱髓鞘，严重者可有轴突变性。因病情严重、失治误治、年老体弱等因素导致面瘫病程超过6个月仍未恢复者被称作顽固性面瘫。临床可见面肌功能不全，甚至出现“挛缩”“联动”“倒错”等症状。中医认为面瘫多由正气不足、脉络空虚、卫外不固，外邪乘虚入中经络，导致脉络不通、气血痹阻，面肌失于濡养以致纵缓不收而发。顽固性面瘫是指面瘫日久，正虚邪恋，或邪去正虚，痰瘀阻络，筋肉失荣。

阳白向头维透刺、瞳子髎向角孙透刺、攒竹向下内眼角刺或向鱼腰穴透刺、四白向颧髎透刺、地仓向颧髎透刺、颊车向颧髎透刺，一针双穴，透穴通经，调畅气血，改善血运。翳风、风池善于祛风通络，同时穴下为面神经所过，直接调整面神经功能。肩井为足少阳经穴，足三里、合谷为手足阳明经穴，三经皆行于面部，远取诸穴可通调三阳经脉，促进面部经脉、经筋功能恢复。太冲为肝经之原穴，肝藏血，主疏泄，故能养血祛瘀，疏肝解郁，兼治患者久病不愈而肝郁气滞之证。足三里、合谷、丰隆、太冲诸穴配合可养血、通经、疏肝、柔筋。

患者面瘫日久，历经长期治疗，其面部诸穴反复针刺、强刺、久刺，必伤及脉络，若继续使用必然敏感性下降，而且增加病患痛苦。因此，对于顽固性面瘫患者应尽量减少局部针刺，而扩大针刺范围，将连通三阳经脉之治疗不局限于面部，而向头顶、颞部扩大，配合远道取穴足阳明经足三里、丰隆；手阳明经合谷；足少阳经肩井、阳陵泉、悬钟以及肝经太冲穴，疗效会明显增加。诸症之中的联动现象较难治愈，但随着面部萎缩肌肉恢复，肌力增加，面纹改善，会相对减轻。对于顽固性面瘫，只要有耐心、细心、精心，就有可能明显见效。

十六、面肌痉挛案

案一：辛某，女，36岁。

初诊时间：2016年9月20日。

主症：左眼睑跳动反复1个月，加重1周。

病史：1月前出现左眼睑跳动、抽动，时跳时停，每日发作数次。近1周来因情志不舒，心烦意乱而抽动发作的频率增加，范围扩大，面部口角亦偶发痉挛。至外院行MRI、CT等检查均未见异常，诊为"面肌痉挛"，用药不效，遂至我院寻求中医治疗。

来诊症见：左眼睑不时抽动，面部拘紧，偶有痉挛，口角上吊，夜寐欠安，心烦焦虑，面赤形瘦，精神不振。舌红，脉象沉细。

诊断：面肌痉挛（筋惕肉瞤）。

证型：阴血亏虚，虚火上炎，经络失养。

治法：养血息风，舒筋止搐。

取穴：瞳子髎、四白、颧髎、攒竹、地仓、迎香、对侧合谷。

针法：浅刺挂针法。面部穴位选30号1寸毫针，进针深度0.2寸左右，让针尖在皮肤的表面形成一个皮丘，然后让每一针如胡须一样的悬挂于皮肤表面。留针30分钟，留针期间不行任何手法。合谷采用直刺，平补平泻。每周5次，针5天休息2天。

治疗结果：针刺1周后病情明显好转，针刺3周后病情基本痊愈。

案二：顾某，女，58岁。

初诊日期：2017年5月6日。

主症：左面部不自主抽搐5年余。

病史：5年前无明显诱因感左眼睑下方肌肉不自主跳动，当时未介意，其后越发频繁，并向下延伸。2016年5月始几乎左侧整个面部在抽动，睡眠不良，情绪激动，甚至哭笑伤悲均可诱发。多次在市内某医院经脑MRI、

CT及神经科之多项检查未见异常，诊为“面肌痉挛”。曾口服艾司唑仑、卡马西平、甲钴胺、维生素类药物无效，最后用肉毒素注射治疗一度缓解，但不足3个月复发如初。后经友介绍来门诊求针刺治疗。

来诊症见：左面部不时痉挛抽动，发作时眼裂拘挛变小，无法睁开，口角抽动向左歪斜，劳累、紧张、激动、兴奋、悲伤则痉挛不已，心烦意乱，纳呆食少，失眠多梦，面黄神萎，形体偏瘦。舌质淡白，苔薄黄，脉弦细。

诊断：面肌痉挛（筋惕肉瞤）。

证型：心肝血虚，阴虚风动。

治法：滋阴养血息风。

近取健侧（对应法）：四白透迎香、颧髎（直刺）、迎香（斜刺）、太阳（斜刺）；患侧：颧髎、目窗、风池、肩井。

远取（循经）健侧：合谷；患侧：足三里、太冲、后溪。

健侧备用穴：太阳、下关、地仓、合谷、三阴交、悬钟。患侧备用穴：行间、阴陵泉、丰隆。

针法：健侧诸穴平补平泻。患侧颧髎直刺，针刺方向朝向风府，深度约1.0～1.2寸，进针要轻、快，轻轻缓缓向前捻动，手法越轻越好，不怕没有针感，只要针下有沉紧感则可停针，留针期间不再捻转。其他穴位约10～15分钟捻动1次。后溪直刺针向劳宫，其深在1.2寸左右，平补平泻得气后不可停，继续保持针感，若病人忍受力较强，则可进一步强刺之，有时面痉当即可解。足三里、太冲均在得气后停行针，要求有针感，尽量不出现痛感。

治疗每周3次。

治疗结果：2周后症状逐渐减轻，睡眠已安。继续巩固治疗，1个月后病情基本痊愈，随访1年未复发。

【按语】面肌痉挛是神经内科的常见疾病，临床表现为一侧面部不自主抽搐，起病多从眼轮匝肌开始，然后涉及整个面部。其病位在头面部，病在筋脉，中医属“筋惕肉瞤”“瘛疭”“风证”“痉证”等范畴。我认为本病发病机制与“肝风”“血虚”关系密切，肝气升发，其五行属性为木，属厥阴，主疏泄，主藏血，在体合筋。各种原因导致肝血不足，血虚风动，可引发面肌痉挛，正如《审视瑶函·睥轮振跳》讲："此症谓目睥不待人之开合，而自牵拽振跳出。""属肝脾二经络之患，人人皆呼为风，殊不知血虚而气不知顺，非纯风也。"以上两个病例考虑本虚为主，肝血不足，血虚风动为标。针刺方面，总体原则是患侧面部尽量少取穴，轻刺激，以远端配合健侧面部对应取穴为主。

第一个病例以浅刺挂针为主，通过浅刺刺激皮部，皮部是十二经脉在皮肤的分布，便可以通过皮部－孙络－络脉－经脉这一途径疏通经络，使气血调和，面部肌肉得以濡养，使过度兴奋的神经和肌肉恢复正常。明代汪机在《针灸问对》中说："惟视病之浮沉，而为刺之浅深。"我治疗本病独特的地方是采用浅刺挂针法，可激发穴位浅层的经气，局部整体兼顾，经脉、络脉并举，疗效甚捷。

第二个病例主穴是颧髎、后溪，二者均属手太阳小肠经。颧髎乃手太阳与手少阳之交会穴，有祛风止痉，疏通经络作用。后溪为八脉交会穴，通于督脉，能宣通诸经阳气，同时又为本经之输穴，与颧髎上下呼应，既能缓筋脉之急，又能疏本经之气。选其他诸穴，意在从本，平肝息风，养血止痉。

十七、梅杰综合征案

肖某，男，38岁。

初诊时间：2015年4月15日。

主症：双眼睑痉挛2年。

病史：2年来因工作紧张，压力大，夜间经常失眠，自觉双眼睑拘急，双目干涩。期初不以为然，点眼药水或有一时之效。然渐渐加重，双睑拘紧内收，目不能睁，心情越发急躁，而痉挛之症也越发严重。2年来曾去过市内多家医院，经查诊为"眼睑痉挛症"。医生建议用肉毒素注射治疗，因惧副作用而未接受，服用安定类药物及神经营养剂未见疗效。闻针灸可治，而来中医门诊。

来诊症见：面黄神萎，双睑痉挛，欲睁不能，畏光，胸闷心烦，头脑昏胀，失眠多梦，纳谷减少，大便时溏。舌淡苔黄白相间，脉沉弦。

诊断：梅杰综合征、眼睑痉挛型（痉症）。

证型：肝郁脾虚。

治法：解郁健脾，祛风止痉。

局部取穴：太阳、阳白、攒竹、目窗、率谷、百会、风池（或翳明）。

远端取穴：足三里、阴陵泉、丰隆、三阴交、太冲、合谷。

针法：攒竹取30号毫针从眉头沿眶上缘缓缓进针，直至鱼腰下，针要轻捻转，用补法。风池（或翳明）针向对侧眼球。阳白、目窗、率谷、百会平刺，余穴直刺，平补平泻法。

隔日针1次。

治疗结果：治疗1个月后症状好转，治疗3个月渐至痊愈。

【按语】梅杰（Meige）综合征病因不明，以双侧眼睑痉挛为基本症状，常伴有口周围的不随意运动。其属中医“痉证”“肝风”等范畴，临床较为少见。从中医病机分析，当有内因和外因之别。内责之于肝郁或肝火化风，外责之于风邪侵袭，外风引动内风，核心原因在于“风”。此病人工作压力大，又经常失眠，致肝郁化火化风，表现在所开之窍出现双眼拘急干涩，这种病情又使病人情绪激动急躁，加重肝火和肝风的郁发，致使病情加重。因此治疗以解肝郁，清肝火，调畅气机为主。病人还出现了便溏，纳谷少的脾虚表现，亦需兼顾健运脾土。先取局部太阳、阳白、攒竹、目窗、率谷、百会、风池（或翳明）等穴，以缓急解痉，疏通经络之气。攒竹刺法亦为解痉挛而设。远端取合谷、太冲开四关，以解郁调肝；取足三里、丰隆、阴陵泉、三阴交，以健脾化痰，通调脏腑气机。由于此病非一日而成，日久病深，需坚持治疗。此患能遵医所嘱，历经3个月调治，终获良效，病得痊愈。

十八、症状性癫痫案

彭某，男，61岁。

初诊时间：2017年3月1日。

主症：发作性意识不清、右半身抽搐5年余。

病史：5年前，于晚间入睡时突然尖叫一声，人事不省，右侧肢体抽搐，口吐白沫，双目上视，约10分钟症状缓解，意识苏醒。由急救车送至市中心医院，查头CT示“陈旧梗死灶”，脑电图见“痫样放电”，诊为“症状性癫痫”，对症治疗1周出院。此后反复出现痫性发作，愈来愈频，从3~5个月发作1次渐至每月发作1~2次，均未系统治疗。近3个月来每周可发作1~2次，医生建议口服抗癫痫药物，患者拒绝。1周来痫发2次，内心惊慌不已，而来门诊求治。

来诊症见：面黄不华，精神不振，右半身不遂，肢僵履艰，言迟语謇，纳呆食少，大便稀溏。舌淡白苔薄白腻，脉沉弦。

既往7年前患“脑梗死”，表现为右半身偏瘫、失语，经治病情改善。

诊断：症状性癫痫（痫病）。

证型：气虚血瘀，风痰蒙窍。

治法：益气活血，涤痰息风。

取穴：百会、目窗、正营、神庭、风池（双）、太阳（双）、颞三针（耳尖直上发际2寸处及前后各1寸，见图3-3）、人中、合谷（双）、内关（双）、丰隆（双）、太冲（双）。

针法：用28号1.5寸毫针，百会透向正营，目窗透向神庭，正营透曲鬓，神庭透向囟会，均沿皮刺，采用头针手法，快速捻转，200转/分钟，持续30~60秒，留针期间间断行针3~4次。风池向喉结方向刺入1寸，捻转泻法。太阳直刺3分。颞三针垂直向下沿皮平刺1寸，行捻转手法。人中向上斜刺5分，捻转泻法。余穴均直刺，合谷、内关、丰隆行提插捻转补法，太冲泻法。

隔日治疗1次。

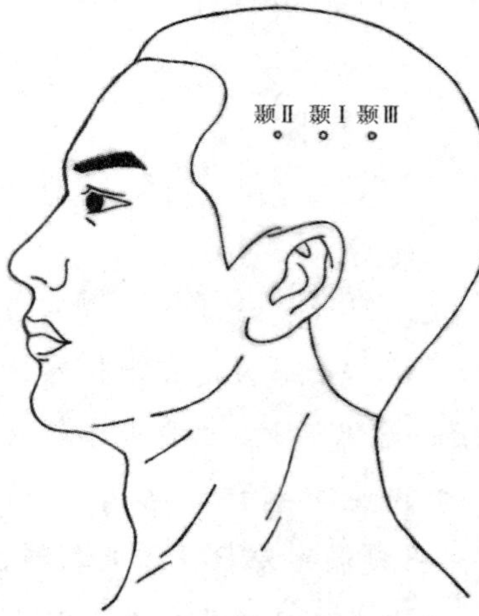

图3-3

治疗结果：治疗6次（2周）痫病未发。治疗4周痫发1次，又连续治疗3个月，发作1次。休针2周，再针刺2个月后休针，半年内均无发作。续行针刺治疗1个月，第8个月发作1次。再针刺治疗2个月停针，至1年无痫性发作。继续间断治疗，观察2年无复发。

【按语】 症状性癫痫的病因较多，老年人群以脑血管病所致常见，中医属“痫病”范畴。关于中风后痫病的机理，明代医家汪机在《医学原理·痫门》中论述：“痫之为病……有因中风不治，郁液成痰，痰因火动，上泛闭于心窍而致者……此症大率宜乎寻痰寻火而治……但痰火不能自生，必由中气不充，以致津液凝结成痰，郁而为火，且惊亦是气夺邪乘虚入，皆中气亏败所致，治法必须调补中气为主，导火寻痰为标……苟能中气充实，其痰自除，其火自息。”故其本为中气亏虚，其标为中风后痰、瘀之邪留滞经脉，每因风、火引动而发，上蒙清窍而使神机失用，元神失控，发为痫病。病理因素多为风、痰、火、瘀。本患久病元气耗伤，气虚则痰湿内生，血运不畅，脉络瘀阻。久病则气血不足以养肝，肝性失柔，风阳升动，挟痰浊瘀血蒙蔽清窍，发为痫病。故益气活血，涤痰息风。主取百会，为“手足三阳、督脉之会”，针向正营以贯通诸阳之经，既可升阳益气，又可降逆息风。目窗、正营、风池属足少阳胆经，平肝息风，镇惊止痫。太阳平肝息风。颞三针为手、足少阳经分布区域，可疏通肝胆经络之气血，平肝息风，清肝泻胆，鼓舞少阳升发之机。人中属督脉，督脉并脊入脑与足厥阴肝经会于巅顶，本穴醒神开窍，祛风镇痉，主治癫、痫、闭、厥、惊风等清窍被蒙、意识昏迷的病证，为痫性发作时首选。合谷配太冲为“四关穴”，合谷调气中之血，太冲理血中之气，二穴调理脏腑，平衡阴阳，通达气血。内关配丰隆，理气豁痰，化瘀行血，清心安神。诸穴相配，补气行血，息风化痰，使气血调和，气机调畅，清窍得展，神机得用，痫病自除。

十九、急性脊髓炎案

李某，男，60岁。

初诊时间：2017年11月17日。

主症：双下肢瘫、上肢麻木力弱，二便失禁1个月。

病史：1个月前出现咽痛、咳嗽、咳痰，就诊于某医院，以“肺炎”诊断住院。抗感染治疗1天后，出现双下肢瘫软无力，尿便失禁，转院。入院时又出现上肢麻木无力，下肢感觉减退，诊断为“急性脊髓炎”。经激素、抗生素、抗病毒、营养神经等药治疗，病情稳定出院。出院时上肢肌力4级，下肢肌力3级。即来中医门诊求治。

来诊症见：面黄形盛，精神不振，双下肢瘫软，不能站立，双上肢麻木无力，二便失禁，时有轻咳，纳可，寐安。舌淡苔薄黄，脉沉弦滑。

诊断：急性脊髓炎（痿证）。

证型：肺热叶焦，脾肾亏虚。

治法：清热润肺，补脾益肾。

第1组取穴：关元、气海、足三里、丰隆、血海、三阴交、悬钟、解溪、太冲、曲池、外关、合谷、八邪。

第2组取穴：大椎、脾俞、肾俞、大肠俞、命门、八髎、委中、太溪。

针法：两组交替针刺，第1天针第1组穴位，第2天针第2组穴位。第1组中的曲池、外关、合谷、八邪行泻法，余穴补法；第2组中的大椎、委中行泻法，大椎加拔罐，余穴补法。

治疗结果：治疗8次，肌力改善，可自行走路，然下肢发软，走路不稳。治疗12次，小便可控，肢体活动功能恢复明显，走路及日常生活可不用照顾。治疗18次，大便亦可控。

【按语】急性脊髓炎是指各种感染后变态反应引起的急性横贯性脊髓炎性病变，出现病变水平以下运动、感觉、自主神经功能障碍，表现为肢体瘫痪、感觉障碍、尿便障碍等。中医属“痿证”范畴。《素问·痿论》：“五脏因肺热叶焦，发为痿躄。”《儒门事亲·指风痹痿厥近世差玄说》：“大抵痿之为病……总因肺受火热叶焦之故，相传于四脏，痿病成矣。”本患为病由正气不足，卫表失固，温热毒邪袭表，肺受热灼，肺热津伤，即“肺热叶焦”，津液亏损，五脏不润，肾水下亏，胃不行津，精血耗损，脾肾亏虚，不能濡养筋骨肌肉致四肢痿弱不用。治以清热润肺，补脾益肾。第1组穴位的曲池、外关、合谷、八邪清宣肺热；血海、三阴交补脾益气，养血益阴；关元、气海补益脾肾；足三里、丰隆、解溪补益脾胃，宣畅阳明经气；悬钟为髓会穴，补益肝肾，填精补髓；太冲养肝血，疏肝气，配合谷行气理血，调和阴阳。第2组穴位的大椎、委中清热散邪，宣导气血；脾俞、大肠俞补益脾胃，健固肠腑，涩肠止禁；命门、肾俞培元补肾，固脬止遗；八髎固摄直肠，约胞止溺，主治二便失禁；太溪补肾益髓，强壮筋骨。第1组穴位适合仰卧取穴，第2组穴位适合俯卧取穴，交替取穴方便操作和治疗，又属前后配穴之法，可以调和脏腑，燮理阴阳，使“阴平阳秘”，脏腑和调，疾病向愈。

二十、多发性硬化案

闫某，女，43岁。

初诊时间：2014年8月11日。

主症：双下肢疼痛无力伴右下肢萎缩2年余。

病史：2年前任高三班主任，于高考前期持续熬夜工作后出现右下肢疼痛。随后几天内发展至双下肢疼痛无力，并相继出现后背疼痛并有束带感，双眼视物重影等症状。至市某院住院，诊为“多发性硬化”，用激素等西药治疗。出院后病情并无改善，亦未再进展。后又至北京、沈阳等地多家医院，皆诊为“多发性硬化”。经系统西医治疗症状缓解，后又复发，至中医院寻求中医治疗。

来诊症见：面色晦暗，神情萎靡，后项连及右肩疼痛，后背板滞有束带感，视物双影，步履蹒跚，步行最多二百米左右，双小腿外侧疼痛僵硬易痉挛，右下肢肌肉萎缩，失眠，情绪郁闷悲观，咽干痛，纳食可，大便时溏，月事三月未潮。舌体胖淡暗少苔，脉沉弦细。

诊断：多发性硬化（痿证）。

证型：肝肾阴虚，督脉瘀阻。

治法：补益肝肾，通督养髓，养血荣筋。

组1俯卧位取穴：百会、印堂、风池、太阳、阳白、丝竹空、颈百劳、肩髎、臂臑、外关、合谷、大椎、筋缩、命门、肝俞、脾俞、肾俞、三阴交、阳陵泉、太溪。

组2仰卧位取穴：百会、四神聪、印堂、风池、太阳、阳白、廉泉、膻中、中脘、气海、臂臑、内关、合谷、血海、曲泉、三阴交、太溪。

针法：百会穴用两根针以百会为交点交叉刺入，并大幅度快速捻转，转速200次/分以上，角度180°以上，捻转3分钟。大椎、筋缩、命门选35号3寸长针，自大椎向下，顺督脉接针沿皮刺入。太阳、丝竹空斜刺，取45°进针向后刺，得气后平补平泻。臂臑向上斜刺或平刺1~2寸，透入三角肌中，得气后酸胀感可向整个肩部扩散。阳陵泉刺入和行针时手法要轻。颈百劳、肝俞、脾俞、肾俞、中脘、气海、血海、三阴交、太溪均用补法。余穴平补平泻，留针1小时。隔日1次，二组交替使用。

方药：熟地黄30g，桑寄生20g，牛膝15g，生晒参10g，炒薏米20g，茯苓15g，桃仁15g，当归15g，赤芍15g，红花15g，狗脊15g，生山药20g，补骨脂15g，合欢皮15g，炒枣仁25g，木瓜15g，炒麦芽15g。

每日1剂，水煎，早晚分服。

治疗结果：针药并用1个月后束带感消失。2个月后已无复视，后背肩部疼痛亦解。半年后病情稳定，右腿萎缩的肌肉逐渐恢复，力量增加，可行一千米左右，然双腿仍偶有疼痛，情绪时有抑郁。之后不定期治疗，至今未再复发。

【按语】多发性硬化是一种中枢神经系统炎性脱髓鞘疾病，具有多部位受累和反复发作的特点。西医尚无特效的治疗方法。本病症状多样，涉及多个中医病证。我认为其病机关键是因肝血不足。《素问·五脏生成篇》云："故人卧血归于肝，肝受血而能视，足受血而能步，掌受血而能握，指受血而能摄。"肝在体合筋，肝血不足，血不养筋，则筋脉挛缩，肢废不用；肝血不足，无以上奉，故头晕复视；肝血亏损，疏泄失司，气血瘀滞，则僵硬麻木，失眠抑郁。又如《辨证奇闻》中讲："盖目之系，下通于肝，而上实属于脑。脑气不足，则肝之气应之，肝气太虚，不能应脑……治之法，必须大补其肝气，使肝足以应脑，则肝气足而脑气亦足也。"然乙癸同源肝血久虚，肾必不足，髓海必亏，脑为髓海，下通督脉，久虚则瘀，督脉瘀阻轻则出现束带感，重则截瘫。治宜肝肾同补，通督养髓，养血荣筋。故选肝俞、肾俞、三阴交、曲泉、太溪补益肝肾；百会、印堂、大椎、筋缩、命门用长粗针通督脉以养脑髓；再佐脾俞、中脘、气海、血海、阳陵泉养血荣筋以起痿。针对兼症，取风池、太阳、阳白、丝竹空通络明目，以治复视；取颈百劳、肩髃、臂臑、外关活络止痛；取四神聪、膻中、内关、廉泉、合谷疏肝解郁，潜阳安神。前后诸穴相伍，主旨不变又可兼顾本病的多个受累病位，且交替取穴张弛有度，确保针之得气，针感明显，故病程虽长，亦可渐愈。

二十一、慢性炎症性脱髓鞘性多发性神经病案

唐某，男，34岁。

初诊时间：2014年6月26日。

主症：四肢麻木无力，走路不稳8个月。

病史：2013年盛夏不明原因出现双下肢无力、双足麻木，并逐渐加

重。经市某院诊为“吉兰－巴雷综合征”，并予以激素及免疫球蛋白治疗，效果不显。后四处寻医，经中西医多方治疗无果。至2013年底四肢麻木部位已由远端进展到肘膝关节处，行走也越发困难，且双手出现不自主抖动，不能用筷子，不能顺利书写。不得已再次住院，某三甲医院诊为“慢性炎症性脱髓鞘性多发性神经病”。出院后，经友人介绍，在家属搀扶下至中医门诊就诊。

来诊症见：精神萎靡，面黄形盛，身沉困重，四肢无力，右下肢明显，勉强可独立行走，步履艰难，不能上楼梯，四肢肘膝关节以下麻木，双手颤抖，不能持箸，寐安，纳可，心烦燥热，身热不扬，口干不欲饮，大便黏腻。舌红苔黄白厚，脉滑数。

诊断：慢性炎症性脱髓鞘性多发性神经病（痿证）。

证型：湿热浸淫，风动络阻。

治法：清热利湿，祛风通络。

取穴：百会、正营、曲池、合谷、足三里、阴陵泉、八邪、八风、丰隆、三阴交、气海。

针法：取28号1.5寸毫针，刺入百合交叉透向左右正营，刺入帽状腱膜下层后用头针法，快速捻转，频率在200次/分以上，持续30秒至1分钟。丰隆、阴陵泉直刺，得气后用泻法。足三里、三阴交、气海直刺进针，得气后用补法。曲池、合谷直刺，得气后平补平泻。八邪、八风斜向掌内刺0.3寸，得气后用泻法。

治疗结果：针灸2个月后，手足麻木感基本消失。经治疗10个月后，步履有力，可行十余里，双手震颤消失，持物如常，基本痊愈。

【按语】慢性炎症性脱髓鞘性多发性神经病是免疫介导的周围神经病。起病缓慢并逐步进展，临床表现为进行性四肢无力，远端感觉减退。本病属于中医“痿病”范畴，因其多发于长夏湿热鼎盛之时，又可细归为“湿热痿”。正如《素问·生气通天论》中说：“湿热不攘，大筋软短，小筋驰长，软短为拘，驰长为痿。”我认为本病病机为脾虚湿盛，脾虚为本，湿热为标。病变初期，多以标实为主，后期多以本虚为主。本案虽患病8月余，但症见四肢麻木，身沉困重，身热不扬，口干不欲饮，大便黏腻，舌红苔黄白厚，脉滑数等湿热壅盛之象，仍属标实为主。双手颤抖，概因湿热蕴藉日久伤阴而生风。故用曲池、合谷、阴陵泉、八邪、八风、丰隆众穴清热利湿，祛风通络；取百会、足三里、气海三穴健脾益气。其中丰隆、阴陵泉为本病主穴。两穴为胃、脾表里经之要穴，合用可健脾和胃，利湿祛浊。八邪、八风位于四肢末梢赤白肉际处，针感强烈且正处病所，有清热祛风通络之功。上肢配阳明经之曲池、合谷；下肢配太阴经之阴陵泉、三阴交，使清热利湿，通利筋脉之力更宏。再以足三里健中州；百会、气海益气而固本，以防湿邪之反复。再以头针疗法升举气机，通络祛麻。上下相配，远近相合，使邪去正复。

二十二、帕金森病案

谷某，男，69岁。

初诊时间：2002年5月8日。

主症：手颤、行动迟缓、肢体僵硬20余年。

病史：20余年前无诱因出现右手活动不灵，右手不自主震颤，渐出现肢体僵硬，行动迟缓，左上肢亦震颤不已，肢体沉重，迈步困难，头晕头昏，神疲乏力，小便费力，大便干结。曾于市内多家医院就诊，诊断为“帕金森病”，口服多巴丝肼片，250mg/次，每天3次，症状有改善。近10年来，药效减低，多巴丝肼片增至每天4次口服，药效维持不足1小时。经人介绍来中医门诊求治。

来诊症见：面黄瘦弱，表情呆滞，寡言少语，多汗流涎，身体僵硬，双手不自主震颤，呈搓丸样动作，翻身起坐困难，行走时起步艰难，碎步前冲，夜尿4~5次，大便3~4日1行，秘结难下。舌暗红，苔薄白，脉弦滑。

诊断：帕金森病（颤病）。

证型：肝肾阴虚，内风陡动。

治法：滋补肝肾，育阴息风。

取穴：百会、前顶、神庭、风池、太阳、印堂、人中、曲池、合谷、三间、内关、阳陵泉、足三里、三阴交、太溪、太冲。

针法：百会交叉刺，一针向左，一针向右，均针向曲鬓；前顶针向百会。以28号1．5寸毫针，沿皮刺入帽状腱膜1．2寸，快速捻转每针1分钟至头皮发红，留针1小时，期间行针3～4次。余穴平补平泻手法，留针30分钟，期间行针2次。

治疗时先针刺百会、前顶，捻转后，让病人自主站立、行走，注意保护其安全，5～10分钟后上床，再针其他穴位。

每周针刺5次。

方药：生、熟地黄各20g，当归15g，白芍15g，天麻15g，钩藤15g（后下），龟板15g（先煎），山萸肉15g，麦冬15g，五味子10g，菊花15g，怀牛膝15g，远志10g，生龙骨、牡蛎各20g（先煎），生甘草10g。水煎每日1剂，早晚分服。

治疗结果：上法加减治疗3个月，震颤渐轻，不易看出，生活基本可以自理，稍借外力即可活动，步履小，略前倾，上肢摆动少，可行走30分钟，多巴丝肼片由每天4片减少至每天2片。后停服中药，隔日针刺1次，治法取穴基本相同，在余下的十多年中，以针刺为主，病情控制良好。

第二阶段：2015年8月，患“感冒”“肺炎”“下壁、后壁、侧壁心肌梗死”“全心衰”。经抢救治疗病情缓解，“帕金森病”诸症状加重，并见胸闷气短，动则喘促，下肢肿胀，按之如泥，脉象沉细无力。出院后再来求治，按心脾两亏，肾虚风动治之。

取穴：百会、前顶、太阳、风池、印堂、人中、曲池、内关、足三里、三阴交、太溪。

针法：百会、前顶用头针法，余穴平补平泻手法。隔日针刺1次。

方药：生黄芪40g，益母草25g，茯苓15g，天麻15g，丹参15g，桑白皮15g，陈皮15g，降香10g（后下），远志10g，生晒参10g，猪苓10g，车前子15g（包煎），泽泻15g，官桂5g（后下）。每日1剂水煎，早晚分服。

上法上方治疗6天，水肿消退，气喘缓解，肢僵少动如前，扶持下可行走。后以常法随证治之，目前病情平稳，仍在治疗中。

【按语】帕金森病是常见的神经系统变性疾病，临床以静止性震颤、运动迟缓、肌强直和姿势平衡障碍为主要特征，中医属“颤病”范畴。《素问·至真要大论篇》云：“诸风掉眩，皆属于肝。”《素问·脉要精微论篇》云：“骨者，髓之府，不能久立，行则振掉。”指出颤病多属内风，病在肝肾。明代医家孙一奎在《赤水玄珠·颤振门》谓：“木火上盛，肾阴不足，下虚上实。”指出颤病为肾阴不足，本虚标实之证。故本病多因肝肾亏虚，风气内动，筋脉失养而发。临床以滋补肝肾，育阴息风为主。我认为本病虽然以肢体运动症状为主，但是其病位在脑，针刺当主选头部穴位。百会、前顶均与足厥阴肝经相会，泻之可平肝潜阳，镇肝息风。神庭、人中相配缓急息风，《备急千金要方》载：“神庭、水沟，主……久风，卒风，缓急诸风。”风池、太阳、印堂平息肝风，醒神开窍。曲池、合谷、三间属手阳明大肠经，据循行所过主治上肢疾患，舒筋缓急，宣通气血。内关为心包经络穴，别走三焦，理气降逆，配肝经太冲、胆经阳陵泉可平肝息风，舒筋活络。足三里、阳陵泉主治下肢疾患，壮筋舒筋，通畅经气。三阴交、太溪补益肝肾、滋阴潜阳。针刺配合中药口服，内外合治，获得长期缓解、控制疾病的效果。后期因“肺炎”“心肌梗死”“心衰”而诸症加重，涉及诸脏，又以补气行水为则，待病情缓解复以前法治之。帕金森病是慢性疾患，治疗宜持之以恒，在疾病过程中又要遵循“随证治之”的灵活原则才能取得满意的效果。

二十三、帕金森综合征案

马某，女，70岁。

初诊时间：2017年7月10日。

主症：站立不稳，起步困难，双脚麻木1年余。

病史：1年多前出现步履沉重不灵，并出现站立不稳，平衡较差，伴有神疲乏力。逐渐起步为艰，脚步碎小，起床翻身困难，双脚麻木，夜寐不佳，情绪低落，表情木讷。半个月前于大连医科大学附属医院住院，查头CT示“多发腔隙性脑梗死”，肌电图示“双下肢胫神经周围性损害”，诊断为“帕金森综合征”“多发腔隙性脑梗死”“多发性周围神经病”。对症治疗2周，症状无改善，来中医门诊求治。

来诊症见：面色萎黄，形体瘦弱，精神委顿，表情呆滞，反应迟钝，时有喊叫，行动缓慢，肢体僵硬，起步困难，步履碎小，身体前倾，臂少摆动，夜寐不安，纳呆食少，大便干结。舌淡暗，脉沉细。

诊断：帕金森综合征（风痱）。

证型：肝肾不足，心脾两虚。

治法：补养肝肾，益气养血。

取穴：百会、前顶、太阳、神庭、印堂、足三里、内关、太溪、神门、三阴交。

针法：百会、前顶的具体针刺方法同“帕金森病案”。余穴补法，头面以捻转手法，四肢以提插捻转手法。留针30分钟，期间行针2次。

每周针刺5次。

治疗结果：单纯针刺治疗3个月，诸症平稳，大部分时间自主活动尚好，起步及步态改善，紧张时动作有发僵感，夜寐转安。

【按语】在继发性帕金森综合征中，老年人以多发腔隙性脑梗死引起的血管性帕金森综合征常见。其以隐匿性起病的，临床特征多为双侧性的步态障碍，步伐小、缓慢、不稳，起步困难，上肢症状较轻，静止性震颤罕见，脑CT或MRI可见广泛皮质下脑白质损害。其表现具有中医“风痱”病的特点。《灵枢·热病》云：“痱之为病也，身无痛者，四肢不收，智乱不甚。”名医秦伯未在《中医临证备要·四肢证状》指出：“两下肢重着无力，难于行动，或兼麻木、窜痛，但上肢一般正常……属于‘风痱’一类……风痱四肢不收，痿废麻木，行走及掌握不利，甚至不能步履。”本患年已古稀，肾气渐亏，肝肾不足，筋脉失于濡养，故足不履地，摇摆不稳，行动迟缓。脑髓失充，神机失运，则表情呆滞，反应迟钝。肾元不足，脾失温煦，脾胃虚弱，气血乏源，则面黄形瘦，寐差神萎。治以补益心、肝、脾、肾诸脏。病虽以肢体症状为主，然病位在脑，故主选头部穴位。主取督脉百会、前顶，补气升阳，醒脑益髓。太阳、神庭、印堂亦在头面，清脑醒神，平息内风。足三里健运脾胃，补益气血。内关为心包络穴，别走三焦，统调全身气血，理气机，行血脉，和脾胃。神门配内关补养心血，舒筋活络。太溪为肾经原穴，补肾益髓，强壮筋骨。三阴交为肝、脾、肾三经之交会穴，补血养阴，配神门而补益心脾，配太溪而补益脾肾。诸穴心、肝、脾、肾同调，特别强调头部穴位的统帅作用，振奋气机，提领气血。

二十四、血管性痴呆案

程某，男，78岁。

初诊时间：2016年10月8日。

主症：记忆力减退、反应迟钝2年余。

病史：2年前无明显诱因出现记忆力大幅减退，不识亲属，长幼无序，不清居址，饮食皆忘，反应迟钝，表情淡漠。生活渐难自理，出现穿衣洗漱困难，不能独自外出，情绪不稳，症状波动，时好时坏。自去年再发脑梗后，左半身活动不灵，需在人搀扶下慢行，原有病情也快速进展，生活完全不能自理，表情呆滞，口角流涎，认知能力、计算能力进一步减退。于市某医院诊为“血管性痴呆”，头MRI显示“多发腔梗、脑萎缩、脑白质脱髓鞘改变”。曾用胆碱酯酶抑制剂、降压药、抗血小板聚集药、降脂药等治疗均不见改善，并进一步进展。经邻家介绍，来中医门诊求治。

来诊症见：面色萎黄，形体消瘦，记忆力差，行动迟缓，表情呆滞，口角流涎，语言不利，认知困难，左半身不遂，需人搀扶，生活失自理，纳呆食少，小便失控，大便干结。舌苔薄白，脉沉细。

诊断：血管性痴呆（痴呆）。

证型：脾肾两虚，脑髓失充。

治法：健脾益肾，充养脑髓。

取穴：百会、四神聪、神庭、人中、足三里、丰隆、三阴交、太溪、照海、关元、内关、神门。

针法：取1.5寸28号毫针，头部腧穴用头针法，快速捻转，每穴约30秒。人中速刺，丰隆用泻法，其余诸穴均用补法。留针30分钟，中间行针2次。

每周治疗5次。

另予地黄饮子加减口服，方药如下：熟地黄30g，丹皮15g，丹参15g，薏苡仁10g，远志10g，生山药20g，肉苁蓉15g，生晒参10g，巴戟天15g，石斛15g，山萸肉15g，牛膝10g，制首乌15g，石菖蒲10g，郁金15g，川芎15g，制附子5g（先煎），肉桂5g（后下）。

治疗结果：汤药加减化裁共服6个月，针刺治疗8个月，患者可拄拐慢行100余米，家人及自己姓名可正确清楚表达，但语速较慢，大小便均有告知，未加重，神志清楚，反应仍较慢，可见笑容。

【按语】血管性痴呆是由缺血性卒中、出血性卒中、脑组织缺血缺氧等所致的认知功能障碍综合征，多呈阶梯状变化。其中医属于“痴呆”范畴，中医学认为其病因为老年体衰，脏腑亏虚，气血不足，因虚致实。其病机主要为肾精不足，髓海不充，脑髓失养；气血不足，脑神失养；脾虚不运，痰浊内生，痰湿阻络，血滞成瘀，痰瘀阻窍，脑窍失灵。本病以正虚为本，多以脾肾亏虚为主，因虚致实，多兼痰瘀之邪，且多见虚实夹杂，病理因素为虚、痰、瘀。治疗原则以健脾益肾，补气养血，填精益髓为主；兼以豁痰化瘀，适当配伍开窍通络之法。因其病位在脑，又为神志疾病，而督脉循行入脑，上巅，循额，且主治神志病，故临床针刺治疗不论虚实均取督脉之穴，针法宜补。如本案中所选百会、神庭、人中皆为督脉之穴，配以四神聪有复聪醒神之效。足三里可生发胃气，运化水谷。丰隆可宣通脾胃二经之气机，其化痰祛浊作用显著。三阴交、太溪、照海、关元益肾生精，充养脑髓。内关是手厥阴心包经之络穴、八脉交会穴，神门是手少阴心经之输穴、原穴，心藏神，心包乃护心之城，故两穴配伍使用善治神志疾病。

二十五、阿尔茨海默病、脑梗死、症状性癫痫案

成某，女，70岁。

初诊时间：2014年6月30日。

主症：记忆力明显下降伴右侧肢体运动不灵1年余。

病史：患者退休后赋闲在家，兴趣寡淡，无所事事，很少出门，喜卧少动，记忆力进行性下降。初始是经常出现“转身即忘”，后经常忘物、忘事乃至忘人。1年前患“脑梗死”，右侧肢体活动不灵，生活不能自理，后出现地点定向力障碍，近期和远期记忆力都急剧下降。经中药、针灸、康复等治疗无效，并逐渐加重，经友人介绍寻余求治。

来诊症见：表情呆滞，反应迟钝，沉默寡言，口唇紫暗，头昏乏力，腰膝酸软，行动不便，右侧肢体麻木不遂，智力减退，不记年龄，不知住址，不识方向，忘儿姓名，不认友人，食不记物，夜寐安，纳便调。舌暗苔薄，脉沉弦。

诊断：阿尔茨海默病、脑梗死（痴呆、中风）。

证型：气虚血瘀，髓海失养。

治法：益气活血，醒脑养髓。

取穴：百会、四神聪、神庭、风池、肩贞（右侧）、曲池（右侧）、外关（右侧）、合谷（右侧）、八邪（右侧）、足三里（右侧）、三阴交（右侧）、太冲（右侧）。

针法：百会、四神聪用头针法，合谷、足三里、三阴交针用补法，风池、曲池、外关、八邪、太冲针用泻法，神庭、肩贞平补平泻。

隔日1次，1周治疗3次。

方药：黄芪15g，当归15g，赤芍15g，丹参15g，桑枝15g，远志10g，桃仁15g，红花15g，桂枝10g，地龙15g，生地黄20g，川芎15g，牛膝15g，葛根15g，甘草10g。

日 1 剂，水煎早晚分服。

第二阶段：治疗 1 年后，右侧肢体已无麻木感，灵活度大为好转，记忆力有明显改善。2015 年 10 月 20 日晚上不明原因出现右侧肢体抽搐不止持续 2 小时以上，急送大连医科大学某附属医院，诊断为"癫痫持续状态、阿尔茨海默病"。口服左乙拉西坦片，然效果不显，出院后痫样抽搐仍发作频繁，每周 2～5 次，并时有自言自语。查舌暗少苔，脉沉细。

取穴：百会、四神聪、印堂、率谷、水沟、中脘、神门、内关、合谷、足三里、丰隆、悬钟、太溪、太冲。

针法：百会、四神聪、率谷用头针法，刺入帽状腱膜下层后快速捻转，频率在 200 次/分以上，持续 30 秒至 1 分钟。水沟斜向上刺，强刺激，以有鼻酸流泪感为佳。太冲、太阳用泻法。足三里、悬钟、太溪用补法。余穴平补平泻。

1 周治疗 3 次。

方药：熟地黄 30g，丹参 15g，川芎 15g，远志 10g，制首乌 15g，石菖蒲 15g，天麻 15g，牛膝 15g，枸杞子 15g，半夏 10g，胆南星 15g，党参 15g，益智仁 10g，陈皮 15g。

又治疗半年后痫样抽搐基本停止，唯右手在紧张时略有颤动。再治疗 1 年后，记忆力、认知力都有所好转，问答反应变快，愿意主动与人交流。

【按语】阿尔茨海默病是一种起病隐匿，以进行性记忆力减退，认知功能障碍为特征的中枢神经系统变性性疾病。就其临床表现归属于中医学中"痴呆"范畴。我认为本病病机因为肾精亏损，瘀血阻络，风痰上蒙以至髓海失养，神机废用。如《本草备要》所言"人之记性，皆在脑中，小儿善忘者，脑未满也；老人健忘者，脑渐空也。"本案患者年至古稀，喜卧少动，前发痴呆，继患脑梗，后并癫痫，可见其为气血久衰，肾精亏虚之体。虚久生风，久虚而瘀，阻塞清窍以至本就亏虚的髓海更乏供养。故治疗当先补气行血通络，以增加脑供血，后养血息风，填精益髓。督脉入络脑，选督脉百会、神庭、印堂可醒脑提神；四神聪为健脑益智之效穴，共为本病主穴。第一阶段选风池、八邪可祛风除麻；肩贞、曲池、外关、合谷活血通络；足三里、三阴交健脾肾，补气血；太冲祛瘀醒脑。诸穴相配以健脑为主，佐以活血化瘀，疏通肢体经络。第二阶段血瘀已除，髓海空虚，虚风内动，故配以悬钟、太溪直补髓海；水沟斜刺向任督二脉交接处，燮理阴阳以醒脑开窍；率谷、太冲平肝息风；中脘、丰隆健脾祛痰；再配心经“输”“原”合一之神门安神定志。诸穴相合瘀阻尽除，脑络通畅，髓海得养，神机复灵。

二十六、腓骨肌萎缩症案

马某，女，33岁。

初诊时间：2016年8月20日。

主症：双下肢肌萎缩，足麻8年余。

病史：8年前原因不明出现双下肢小腿及脚掌麻木，并发现双小腿肌肉明显变细，其后逐渐加重，小腿呈倒置啤酒瓶样，伴麻木无力疼痛。自去年起双手亦觉麻木。去市某医院行头MR、头CT未见异常，肌电图显示“萎缩肌肉失神经支配，运动传导速度减慢”，诊断为“腓骨肌萎缩症”。因无特效治疗，故建议转中医针灸，经友介绍来诊。

来诊症见：面色偏黑，皮肤干燥，略显粗糙，四末麻木，趾呈爪型，双足下垂，小腿肌萎缩，呈鹤腿状，步态跨越，胃纳正常，大便时溏，小便清长，月经量少。脉沉细，舌淡白。

诊断：腓骨肌萎缩症（痿证）。

证型：脾肾两虚，血虚不荣。

治法：益脾肾，荣气血。

取穴：关元、气海、足三里、三阴交、太溪、光明、合谷、太冲、解溪、侠溪、曲池、外关。

针法：关元与气海交替选用、足三里、三阴交、太溪、光明、合谷等穴用补法；太冲、解溪、侠溪、曲池、外关等穴用平补平泻法。以上用28～30号1.5寸毫针直刺，得气为度，留针30分钟，中间行针2次。

隔日治疗 1 次。

治疗结果：针刺共计 6 个月，基本痊愈。肢体麻痛消退，步履行走几如常人，唯足趾屈曲不能自如，小腿之肌萎缩未能完全复原。

【按语】腓骨肌萎缩症是一组遗传性周围神经病，青少年起病，进展缓慢，进行性下肢远端肌萎缩，且有特殊的分布形式（以大腿下 1/3 为限，呈“鹤腿”），但肌力相对较好，腱反射常减弱或消失，套式感觉障碍等特点，有阳性家族史者可助确诊。其中医属“痿证”范畴，常与脾肾相关，《素问・痿论》：“脾主身之肌肉，肾主身之骨髓。”本例病人辨证为脾肾两虚，血虚不荣，脾虚则肌肉失养，肾虚则骨弱，血虚则气血不荣，而见肢体麻木疼痛。针刺治疗需脏腑辨证与经络理论结合。临床取脾、肾、胃经，任脉以及下肢局部循经取穴为主。取任脉经穴关元、气海交替应用，关元培元固本，补益先天之精气，气海为任脉水气之地，有“气海一穴暖全身”之誉称，二穴有温阳益气、扶正固本的功效。补足太阴脾经、足少阴肾经、足厥阴肝经之交会穴三阴交，肾经之原穴太溪以补脾益肾，生肌固本。下肢经穴取足阳明胃经之合穴足三里、胃经之经穴解溪，阳明经为多气多血之经，取其调气行血，健运脾胃，荣养肌肉。取足少阳胆经之络穴光明、胆经之荥穴侠溪，疏通局部经络气血。上肢取手阳明之合谷、曲池，调气行血，疏经通络。合谷与太冲相配又有调整阴阳，调和气机，调畅气血之功。上穴配合应用可补脾益肾，调畅气血，养血荣肌，疗效良好。

腓肌萎缩症并不常见，但自去年至今不到 2 年的时间内，我就接诊了 4 例包括马某在内的病人，另外 3 位是同一家族，祖孙三代。他们发病特点、临床症状是一致的。首先是一位中年女性，45 岁，2016 年 3 月来诊，当时病人面黄形瘦，双下肢肌肉瘦削，有如倒置的香槟酒瓶，步履虽不像常人之矫健，但也属正常，偶有肌肉跳动，寐安，纳可，便调。既往曾去市某医院检查，根据肌电图及家族史，神经内科诊断为“腓骨肌萎缩症”。因无良策，也未影响生活，故未治疗。近 2 个月发现左上肢尤其前臂麻木、沉重，时有隐痛，活动不甚灵活。再去医院查头颈 MR 未见异常，血象检查、风湿检查等均无异常。查体中唯发现左肱二、三头肌腱反射减弱，感觉略显缺失。闻听针灸可医，故前来求治。诊其脉沉而细，观其舌淡白，面淡黄。结合上述诸项，诊断为脾虚胃弱、气血双亏之证。本次之主症在左上肢，故针灸之部位也主要在左上肢。下肢取足三里与三阴交，目的在治本，补脾益胃，生化气血。主取左侧风池、肩井、肩髃、曲池、手三里、外关、合谷，两周共治疗6次。左上肢尤其前臂以下之症消失，麻胀隐痛俱缓，手之灵活均如以前。紧接着其子也来就诊，治疗后其左上肢麻痛也在短时间内解决，上学已无大碍。

二十七、桡神经麻痹、尺神经麻痹案

案一：桡神经麻痹案

申某，男，28岁。

初诊时间：2014年2月19日。

主症：左手无力，抬腕不能4天。

病史：4天前与朋友喝酒至深夜，因过量饮酒，趴于桌上睡至天亮，清晨醒来发现左前臂麻木不仁，活动不灵，手腕抬举不能，至晚上病情未见好转。由家人送至市某医院就诊，经检查诊为“桡神经麻痹”。予口服神经营养药物2天，不见好转。经朋友介绍，来门诊求治。

来诊症见：面黄白，形体瘦，左手无力，抬腕不能，不能持物、握拳，拇指屈伸不利，前臂酸胀麻木，纳可眠安，二便调。舌淡白，脉弦滑。

诊断：桡神经麻痹（痿证）。

证型：气滞血瘀，经络不通。

治法：行气活血，疏通经络。

取穴：肘髎、曲池、手三里、外关、阳溪、合谷、三间、阳池。

针法：诸穴直刺，初期用提插或捻转泻法，治疗一周后用补法。

每周治疗5次。

治疗结果：治疗12次诸症痊愈。

案二：尺神经麻痹案

李某，男，40岁。

初诊时间：2010年7月02日。

主症：左前臂酸胀伴活动不灵3月余。

病史：3月余前诱因不明清晨起床后自觉左前臂酸胀感，活动不灵，拿捏无力，尤其无名指、小指屈曲困难，并指闭合不全。急至我市某医院神经科就诊，诊断为“尺神经麻痹”。予甲钴胺、维生素B_1等药物口服，治疗1个月无效。又经按摩、多种仪器理疗，疗效均不理想。后经人介绍来中医门诊求余针刺治疗。

来诊症见：面黄形瘦，左前臂酸胀，活动不灵，拿捏无力，无名指、小指屈曲并指困难，小鱼际、骨间肌轻度萎缩，左手掌、手背尺侧感觉减退，纳食减少，夜寐欠宁，小便清长，大便稀溏。舌淡白，脉沉细。

既往素有胃疾。

诊断：尺神经麻痹（痿证）。

证型：脾虚肌弱，经络闭阻。

治法：健脾生肌，疏通经络。

取穴：青灵、少海、后溪、腕骨、小海、中渚、外关、合谷、足三里。

针法：诸穴直刺，施提插或捻转补法。

每周治疗5次。

治疗结果：针刺3次，酸胀感减轻。针刺10次，活动好转。治疗1月余，病情痊愈。

【按语】桡、尺神经麻痹多由外伤、感染、颈椎病、肿瘤、代谢障碍、各种中毒、及手臂长时间放置位置不当，神经长时间受压，缺血缺氧引起。其临床主要表现为运动障碍、感觉异常。桡神经麻痹典型症状为腕下垂和手背拇指和第一、二掌骨间隙区感觉障碍。尺神经麻痹的典型表现是爪形手和手背尺侧、小鱼际、小指和无名指的尺侧一半感觉障碍。《素问玄机原病式·五运主病》言：“痿，谓手足痿弱，无力以运行也。”故此二病皆属中医“痿证”范畴。但其治法有所不同，手阳明大肠经循行部位与桡神经走行相似，手太阳小肠经所过之处与尺神经分布重叠，故桡神经麻痹治疗多取手阳明之经穴，尺神经麻痹常选手太阳之经穴。

案一患者系因酒后醉卧，姿势不良，经脉受压，气血不通，瘀阻经络，引发桡神经麻痹，而见肢体麻木无力。病程较短，为损伤早期，主要为脉络受损，气机凝滞，瘀血停留。故先用泻法以行气活血通络，后用补法益气养血荣筋。曲池、阳溪、合谷、三间分别为大肠经之合穴、经穴、原穴、输穴，为经气聚集之处，有行气调血，通经活络之功。肘髎、手三里亦为手阳明大肠经之穴，对肘臂屈伸不利有殊功。阳池、外关均为手少阳三焦经腧穴，外关又为八脉交会之一，此二穴皆对腕部屈伸不利有奇效。案二病程较长，且平素胃疾缠身，体虚正弱，故治疗期间始终用补法。后溪、腕骨、小海分别为小肠经之俞穴、原穴、合穴，功效同前。青灵、少海为肘部腧穴，可改善肘部活动。中渚、外关、合谷为腕部腧穴，有利于腕部活动。足三里可健脾养胃，益气生血，滋养筋脉。诸穴合用，令气血调达，神经激活，经脉通利，功能康复。

我认为神经麻痹针刺治疗时手法不要过于强烈，初病之时先用泻法或平补平泻，后以补法为主，若患者体质虚弱或病程较长应以补法贯穿始终。

二十八、股外侧皮神经麻痹案

案一：邢某，男，56岁。

初诊时间：2017年5月6日。

主症：左侧大腿外侧麻木半年余。

病史：半年前感觉左大腿外侧有如手掌大小之区域麻木不仁，边缘清楚。初始并未在意，但始终不好，遂去市某医院检查，诊为“股外侧皮神经麻痹”。口服维生素B_1及甲钴胺等药物无效，口服血府逐瘀丸等活血类中药亦无改善。经朋友介绍来中医门诊，请求针灸治疗。

来诊症见：形体肥胖，面色萎黄，左大腿外侧局限性麻木，有如掌大，用针刺之而不觉，平素喜饮酒，嗜肥甘厚味，大便溏薄，时有头昏，清晨口干，腹泻2~3次/日。舌淡红苔白腻，脉象弦滑有力。

既往史高血压、糖尿病病史。

诊断：股外侧皮神经麻痹（皮痹）。

证型：气虚痰瘀。

治法：益气健脾，化痰通络。

双侧取穴：足三里、三阴交。

患侧取穴：血海、悬钟。

局部取穴：以伏兔为中心，半刺其上下左右各1寸之阿是穴，根据皮损面积之大小可延伸加针。

针法：针刺手法为平补平泻，较快捻转与提插，留针30分，中间行针2次，局部取穴在针刺后拔罐。

每周治疗5次。

治疗结果：经治疗7次后，诸症痊愈。

案二：岳某，女，44岁。

初诊时间：2017年2月10日。

主症：左大腿外侧麻木1个月。

病史：1个月前无诱因出现左大腿外侧如手掌大小区域不适，捏之发木，感知不敏，去医院检查诊为“股外侧皮神经麻痹”。既往健康平素夜寐欠安。

来诊症见：体质偏弱，头昏沉，纳呆，乏力。舌淡暗，苔薄白，脉细。

诊断：股外侧皮神经麻痹（皮痹）。

证型：寒瘀阻滞。

治法：散寒祛瘀。

治疗方法：患者取仰卧位，暴露局部皮肤，医者准确划定皮肤感觉异常的范围，常规消毒后，在皮损区用梅花针沿着3纵3横的方向均匀叩刺，至局部潮红或微出血为度，刺激时间10分钟，刺毕用消毒干棉球轻拭皮肤血迹。

梅花针叩刺结束后，选择大小适宜的火罐在病变范围拔罐，留罐约10

分钟，以针眼有少量出血为度，治疗结束后，用消毒干棉球擦拭皮肤血迹。嘱患者当天保持局部干燥，勿洗澡、按摩。

治疗结果：隔日治疗1次，5次痊愈。

【按语】 股外侧皮神经麻痹是一种较常见的周围神经疾病。其临床表现为一侧或双侧大腿外侧皮肤有蚁走感、麻木或疼痛，站立或步行过久可加重，局部皮肤感觉减退或过敏，但无肌萎缩或运动障碍，该病也被称为Roth综合征。其中医属“皮痹”范畴，中医理论认为风寒湿邪流连于筋骨，则疼痛不已，病深日久，营卫之行涩，皮肤不营，则麻木不仁；病邪深入，内传于五脏六腑，则导致脏腑之痹。第一个病例我采用半刺法，旨在寻找一种无痛或微痛并且疗效确切的针刺手法，以提高临床疗效，减少患者对针的恐惧感而乐于接受。这种刺法是浅入针而急速出针，仅刺皮毛而不伤及肌肉，比浮刺要深一些，虽属于浅刺法，但不像梅花针那样浅。半刺是以病损为中心，浅刺后，快速捻转，可留针也可不留针，是不损伤血络和肌肉的毫针刺法。第二个病例我使用梅花针叩刺，股外侧部位既是阿是穴又是足少阳、足阳明经脉所过之处，叩刺可疏通局部经络，行血活血，亦是取针灸之宁失其穴，勿失其经之理。梅花针为浅刺法，是集合多支短针浅刺人体一定部位和穴位的一种针刺方法，是我国古代“半刺”“浮刺”“毛刺”等针法的发展。是故百病之始生也，必先于皮毛。叩刺乃扬刺的演变方法，《灵枢·官针》篇曰：“扬刺者，正内一，旁内四，而浮之，以治寒气之博大者也。”扬刺适宜治疗寒气浅而面积较大的痹症，梅花针局部叩刺起到祛风散寒，活血通络之力。无论半刺还是梅花针，针后拔罐，以有出血点为度，局部起到活血通络，通行皮痹的作用。

二十九、带状疱疹后神经痛案

案一： 姜某，男，69岁。

初诊时间：2017年2月18日。

主症：右下肢疼痛3月余。

病史：3个多月前出现右下肢剧烈疼痛，并伴有团簇状水疱，由小腿外侧经膝关节蔓延至大腿内侧。在市某院诊为“带状疱疹”，住院经中西医治疗效果不显。出院后右下肢水疱消退，然疼痛仍不可忍，慕名而来寻余诊治。既往患痛风病多年，发时右足大趾内侧红肿痛，可波及踝、膝关节。

来诊症见：面容痛苦，右下肢剧烈刺痛、灼痛，影响行走，右下肢从足踝外侧经膝关节内侧至腹股沟部有散在色素沉着斑，呈条带状，未见疱疹，不能触摸，触摸后明显刺痛，头晕乏力，失眠，耳鸣，大便粘黏。舌红苔黄白，脉弦滑。

诊断：带状疱疹后神经痛（蛇丹痛）。

证型：肝经湿热，脉络受损。

治法：清热利湿，通络止痛。

取穴：阿是穴、丰隆、血海、足三里、三阴交、阴陵泉、曲泉、太冲。

针法：诸穴皆用泻法，留针1小时，隔日治疗1次。每周1次在起针后穴位局部拔罐。

治疗结果：治疗1个月后疼痛大减，可正常行走。3个月后大腿、小腿疼痛基本消退，独膝关节周围疼痛加重，下楼时尤为明显，局部皮肤红肿，查血尿酸584μmol/L，结合病史诊为“痛风”。取穴加犊鼻、阿是穴（右膝红肿部），仍用浅刺法。又治疗1个月后，疼痛尽除，终告痊愈。

案二：孙某，女，76岁。

初诊时间：2014年9月26日。

主症：右头顶颞部痛3年余。

病史：3年前，头右侧顶颞部不明原因突发集簇状小水疱，疼痛难忍。经市皮肤病医院诊为“带状疱疹”，住院治疗后疱疹消退，但疼痛未消，时重时轻。后多方治疗皆无显效，经亲戚介绍而至中医院寻余诊治。

来诊症见：头带布帽，面色晦暗，表情痛苦，阵发右侧头刺痛、灼热痛，痛无定时，却有定处，位于目窗穴周围，触则痛甚，影响睡眠，心烦易怒，情绪焦虑，口干喜凉饮，大便干结。舌红少苔，舌下脉络青紫，脉象沉弦。

诊断：带状疱疹后神经痛（蛇丹痛）。

证型：毒瘀阻络，瘀久化火。

治法：活血化瘀，清热解毒。

取穴：承光、正营、目窗、头维、头临泣、阳陵泉。

针法：诸穴皆用泻法，头部穴位用浅刺法。承光、正营、头维、头临泣针尖刺向目窗。隔日 1 针，每次 1 小时。

治疗结果：针灸治疗 3 个月后头部疼痛不再发作，触碰亦无痛感。

【按语】带状疱疹是由水痘—带状疱疹病毒引起的急性感染性皮肤病。中医称之为“蛇串疮”或“火带疮”等，多因气血亏虚，肝郁火旺，湿热毒蕴而发病，此期多以火毒为主。本病疱疹好转后仍多伴有神经痛，中医称为“蛇丹痛”，此期则多见正虚邪恋，脉络瘀阻。

案一患者疱疹发于下肢且患痛风多年，可见其为湿邪久恋之体。故用丰隆、血海、足三里、三阴交、阴陵泉等足太阴、足阳明经穴为主，健脾化湿以治其本。多选阿是穴浅刺以通络止痛，配以太冲撤火止痛，三阴交活血祛瘀，曲泉利湿止痛，以标本兼治。至其后期痛风又作，因其病机未变，仍为湿热毒蕴，故继用浅刺阿是穴为主，以清热透邪，活络止痛。案二患者病程日久，症见头顶颞侧灼热刺痛，痛处固定，心烦易怒，情绪焦虑，口干喜凉饮，舌红少苔，舌下脉络青紫，脉象沉弦。可知是疱疹毒邪未净，余邪留于少阳，久郁化热，灼损脉络而痛。因其痛点固定，故选目窗为主穴，直刺毒邪之所留，并以承光、正营、头维、头临泣四穴围刺之。仍用浅刺法泻之，可活血通络，祛瘀止痛。辅以胆经之合穴阳陵泉清泻肝胆火毒。

带状疱疹后遗神经痛之病位在肌肤浅层之浮络、孙络，故选穴多以阿是穴为主，多用浅刺、半刺法疏通络脉，透邪外出。此时应注意呵护患者气血，不宜再使用刺血法。

三十、重症肌无力案

案一：姜某，女，68岁。

初诊时间：2016年8月24日。

主症：双眼睑下垂伴四肢无力1年。

病史：1年前无明显诱因出现双眼睑下垂。初始呈波动性，晨轻暮重，其后渐出现四肢无力，双上肢上举及上下楼梯感觉费力，休息后有所减轻。再后，咀嚼、吞咽皆有困难，饮水呛咳，语声低微，右眼睑下垂，眼球活动不灵并出现复视。去市某院查乙酰胆碱受体（ACHR）抗体阳性，肌电图重复神经电刺激（RNES）高频、低频均递减，胸腺CT正常，新斯的明实验阳性，诊断为“重症肌无力”。应用激素和溴吡斯的明治疗后好转。出院继续服用溴吡斯的明片而出现腹痛、腹泻，自行减量症仍依旧，自行停用。经友人介绍至中医门诊求治。

来诊症见：面色萎黄，形体瘦小，双睑下垂，右侧明显，眼球转动不灵，视物成双，咀嚼吞咽无力，时有噎食，四肢无力，上肢上举耐力差，纳呆食少，大便溏薄。舌淡苔白，脉沉细无力。

诊断：重症肌无力（痿证）。

证型：脾虚胃弱，中气不足。

治法：补脾益气，升阳举陷。

取穴：百会、目窗、太阳、丝竹空、瞳子髎、攒竹、阳白、风池、合谷、足三里、中脘、气海。

针法：百合、目窗用头针法刺入帽状腱膜下层后快速捻转，频率在200次/分以上，持续30秒至1分钟。太阳、丝竹空向后斜刺，平补平泻。瞳子髎向角孙处平刺1寸。攒竹自眉头向眼内角刺入，平补平泻，手法要轻柔。风池斜向咽部刺1寸，得气后平补平泻，使针感传至咽部。阳白向上平刺，平补平泻。合谷、足三里、中脘、气海均直刺，针用补法。留针

30分钟，期间行针2次。

每周针刺治疗5次。

方药：见案二。

治疗结果：汤药服用1个月停，针灸治疗1个月后改为隔日1次，共6个月，病情痊愈。

案二：于某，女，57岁。

初诊时间：2012年5月29日。

主症：四肢无力伴眼睑下垂10月余。

病史：从2011年夏天起，因工作繁忙而出现困倦乏力，肢体沉重，双肩上举无力。入秋后四肢逐渐酸痛无力，肩痛明显，且午后睁眼困难，视物不清。遂至大连医科大学附属一院，住院检查诊为“重症肌无力”。出院后口服溴吡斯的明片但症状不减，且缓慢进展。慕名至中医院求治。

来诊症见：面色㿠白，四肢无力，关节肌肉酸痛，以肩部为著，活动加重。双上肢及肩背肌无力，不能梳头，不可久站、久行，双睑下垂，视物模糊，眼球活动不灵，午后加重。纳呆食少，大便干结，多梦易醒。舌淡少苔，脉细弱。

诊断：重症肌无力（痿证）。

证型：脾虚胃弱，气血双亏。

治法：补脾益气，养血荣筋。

取穴：百会、目窗、头临泣、阳白、太阳、肩髃、臂臑、合谷、血海、足三里、中脘、气海。

针法：百合、目窗、头临泣用头针法刺入帽状腱膜下层后快速捻转，频率在200次/分以上，持续30秒至1分钟。阳白向上平刺，太阳斜向后刺，平补平泻。臂臑向上斜刺或平刺1~2寸，透入三角肌中，得气后酸胀感可向整个肩部扩散。肩髃、合谷、血海、足三里、中脘、气海皆直刺用补法。留针30分钟，期间行针2次。

每周针刺治疗5次。

方药：黄芪30g，炒白术15g，生晒参10g，枳实15g，当归15g，赤芍15g，葛根15g，麻黄10g，片姜黄15g，炒枣仁20g，茯苓15g，生山药

20g，炒麦芽15g。

每日1剂，水煎，早晚分服。

治疗结果：针药并用1个月后关节疼痛消失。停用中药，隔日1次针灸，3个月后痊愈。

【按语】重症肌无力是一种获得性自身免疫性神经肌肉接头疾病。主要临床特点为肌无力和活动后的肌疲劳现象，具有晨轻暮重，休息后减轻或消失的特点。其中医归于“痿证”的范畴。若再细分之，临床根据不同的病症，如仅有眼睑无力或下垂称为“睑废”或“睑垂”；复视则属“视歧”；抬头无力属“头倾”等。我认为本病病机是脾胃虚损，气血亏虚，中气下陷。治疗的主导思想是健脾益气，提升气机。选足三里健运脾胃，气海补气培元，百会升阳举陷，为治疗主穴。无论何种类型，补百会、气海、足三里皆为基础方。目窗、头临泣、阳白、太阳、丝竹空、瞳子髎、攒竹皆为眼周局部取穴，具有活运气血、疏通目络之功，可强壮眼肌，开眼明目。其中太阳为经外奇穴，主目疾；阳白、攒竹分别为足少阳和足太阳经穴，两经分别起自目锐眦和目内眦，为治疗眼睑下垂、眼球活动不灵的主穴。针刺风池乃取其可以豁痰利咽，活血化瘀之意。风池穴为足少阳经要穴，足少阳经又与循喉咙之后的足厥阴肝经相表里；椎动脉又经风池穴向上为脑供血，故针风池即可增加眼周部供血又能帮助吞咽功能的恢复，有清头明目利咽的作用。肩髃、臂臑、合谷皆为手阳明经穴，有补气通经之功。《针灸甲乙经》云：“适肩臂（痛）不可举，臂臑主之。”故臂臑向上平刺可止肩臂之痛。血海养血荣筋，与诸穴相伍使气生有源，血旺不滞，筋肌得养，肌力自复。

三十一、不安腿综合征案

俞某，男，45岁。

初诊时间：2015年2月13日。

主症：失眠2年余，双下肢难受不适半年。

病史：因工作压力大，时常熬夜，近2年开始出现失眠，入睡难，自感心烦焦虑不安，神疲乏力，精神不振。近半年每于睡前感双下肢小腿酸胀难受，难以描述，经常拍打按揉方觉舒适。曾去市某医院检查，各项结果正常，诊断为“不安腿综合征”，间断服用阿普唑仑片，其效不显。后以中药治疗3个月，有小效，症未能除，拟针刺治之。

来诊症见：面黄形瘦，其色不华，心烦焦虑，入睡困难，早醒易醒，夜寐仅有4~5小时，手足心热，睡前双小腿难受不已，白天工作无虞，活动不发，唯晚间卧床必发，需拍打按揉30分钟并口服阿普唑仑方可慢慢减轻，纳可，大便秘结。舌偏红，舌尖明显，脉象沉弦。

诊断：不安腿综合征（不寐）。

证型：肝郁火旺，火扰心神，血脉瘀阻。

治法：舒肝降火，活血安神。

取穴：四神聪、风池、内关、神门、阳陵泉、三阴交、太冲、丰隆、委中、承山、承筋。

针法：四神聪用头针法，快速捻转，每分钟200转以上，行针1分钟。风池直刺，针刺方向朝向鼻尖，提插捻转，针感要强。内关、三阴交用补法，太冲、丰隆用泻法，余穴平补平泻。委中、承山、承筋加拔火罐。留针40分钟，每日治疗1次。

治疗结果：治疗当晚即觉轻松，1周后难受程度越来越轻，睡眠也有改善，情绪逐渐稳定。治疗月余基本痊愈，逐渐停用阿普唑仑。

【按语】不安腿综合征可发生在任何年龄，主要表现为睡眠质量、时间的紊乱，静息或夜间睡眠时出现双下肢难以名状的不适感，有活动双腿的强烈愿望，症状可于活动后缓解，停止后又再次出现，也常合并焦虑等精神症状。因本病有明显的睡眠障碍、焦虑症状，我认为可将此病归为“不寐”“郁病”“痹病”等范畴，多从痰、火、瘀等方面辨证。本例病人长期失眠，耗伤心肝之血，肝血不足，虚火内扰，火扰心神，肝郁脾虚，气机失调，血行不畅，瘀阻下肢，故见夜寐不安，下肢难受不适。主取肝、心、脾经穴，另根据下肢经脉循行特点，加用下肢三阳经局部腧穴，以疏通局部肌肉经络气血。主取内关配神门，内关通于阴维脉，阴维脉联系足太阴、少阴、厥阴经并会于任脉，又与阳明经相合，神门为心经之腧穴，二者均可调整心经经气，安神定志。配合经外奇穴四神聪、足少阳胆经之风池，可疏肝利胆，醒神安神。《太平圣惠方》载："神聪四穴，理头风目眩，狂乱疯痫。"双小腿酸胀不适，归属于肌肉筋脉为病，故一取足少阳胆经合穴、八会穴之筋会阳陵泉以舒筋解肌，配三阴交，其为足太阴脾经、足少阴肾经、足厥阴肝经交会之处，可健脾养血、调肝安神；二取足阳明胃经之丰隆配足厥阴肝经之太冲，可疏肝清火、化瘀除痹；最后配合足太阳膀胱经之委中、承山、承筋（委中、承山、承筋加拔火罐），疏通局部肌肉气血，活血除瘀。上穴合用，共奏疏肝降火，安神定志，活血祛瘀之功，临证用之，无不取效。

三十二、癔症性失语案

王某，女，42岁。

初诊时间：1986年6月2日。

主症：突然失语5天。

病史：因与丈夫发生口角，大哭大闹之后，抽泣不已，卧床睡下，次晨醒来，音哑不能说话。家人急送至市某院，多项检查未见异常。家属提供病史，该患平素易激动，易生气上火，常常出现"晕厥"，双手"抽筋"，按压或针刺人中可较快苏醒。诊断为"癔症性失语"，用溴化剂等对症治疗无果。发病第5天来中医院求余针灸治疗。

来诊症见：面黄形瘦，精神委顿，问话只闻嘶哑之音，呀呀无语，用手比画，有焦虑神态，不食，便秘，失眠，口唇干裂。舌红苔黄厚腻，脉象弦滑数。

诊断：癔症性失语（暴喑）。

证型：痰火内扰。

治法：解郁清热，化痰开窍。

治疗经过：患者专程求治，心情迫切，结合病史及脉证判定病人乃“癔症失语”，故以工作繁忙，无暇治疗为由，拒绝施治。经再三恳求，答应第3天抽时间给予治疗。患者3天后应约复诊，当即要求病人平卧于床，脱袜光足，用28号1.5寸毫针在病人毫无防备之际，快速刺入涌泉穴，快速捻转较强刺激，病人突然吼叫“麻”“啊”，声道随开，语言也神奇般恢复。接下来取配穴内关、丰隆、足三里。经一次治疗，病状痊愈。

【按语】癔症性失语是癔症一种表现，是由于明显的心理因素导致的暂时性的发声障碍，多见于中青年女性。癔症性失语发生的原因一是外界的精神刺激，二是自身的性格特点。西医认为本病主要为大脑皮层对皮层下中枢的控制减弱，使喉肌失控而发生功能性失语。本症中医归属“脏躁”“郁证”“失音”“暴喑”等范畴。本患病发于情感刺激，致气机郁闭，痰气郁火互结而致舌窍闭塞，突不能言。主取涌泉穴治疗，《灵枢·根结第五》曰：“少阴根于涌泉，结于廉泉。”《针灸甲乙经》曰：“喑不能言，合谷，涌泉主之。”《针灸资生经》曰：“喉痹哽咽，涌泉、然谷。”涌泉穴有开窍醒神，安神定志，平冲降逆，滋阴降火，清利嗌膈的作用。再配合健脾祛痰、开郁通窍之穴以巩固疗效。对于本案的治疗，我取得患者的信任后，故意拖延治疗时间，增加患者求治的迫切心情，并在患者毫无防备之时，快速针刺涌泉，行强刺激，瞬间使气道冲开，语言功能神奇恢复。通过巧妙的心理暗示，灵巧的手法，适病适症准确的用针，在急症患者的救治中，往往可以达到立竿见影的效果。现代研究亦证实针刺穴位能有效地提高大脑皮层的兴奋性，解除已加强的抑制状态，使其恢复到正常的生理机能水平。

三十三、失眠症案

张某，女，42岁。

初诊时间：2014年3月7日。

主症：失眠3年余，加重伴耳鸣3个月。

病史：近3年缘于工作压力较大，不堪重负，经常失眠头痛，心烦意乱，入眠困难。近3个月复增耳鸣，焦虑不安，难以成眠，则耳鸣越甚。曾于市七院及其他市医院诊为“焦虑症”及“神经性耳鸣”，服用阿普唑仑、黛力新片，结果睡眠越来越差，脾气越来越暴，耳鸣也越来越重。近期体检超声显示“左甲状腺结节、双乳腺增生、子宫肌瘤”。素月经不调，或前或后，或少或多。诸多病情交织，心事重重，甚为苦恼。其间也曾服中药2年余，效果平平，甚至曾有厌世轻生之想。听闻邻家有用针灸治愈之例，故来中医门诊请予诊治。

来诊症见：面容憔悴，眼窝青黄，失眠心烦，入睡难，易早醒，甚或彻夜不眠，耳鸣脑鸣，焦虑不安，胸闷心悸，神疲乏力，纳呆食少，大便偏溏。舌淡苔黄，六脉沉细。

诊断：失眠症（不寐）。

证型：肝郁火旺，心血不足。

治法：清肝降火，养血安神。

头部取穴：百会、神庭、四神聪、太阳。

耳周局部取穴：听宫、听会、翳风。

远端循经取穴：外关、阳陵泉、足三里、三阴交、太冲。

经验穴：安眠、颞三针。

针法：百会、四神聪用头针法。听宫、听会张口取穴，用快速轻捻法加飞搓下捻法，约1分钟。足三里、三阴交用补法，太冲用泻法，其他诸穴用平补平泻法。每次留针60分，中间行针3~4次。每天1次，10次一疗程，休息2天，行下一疗程。

治疗结果：6次后耳鸣大减，睡眠改善，达4~5小时，病人欣喜，焦虑心烦亦大有缓解。嘱病人每天上午服黛力新1片，晚间睡前30分服阿普唑仑1片。坚持3个月，诸症渐渐平息，减药为黛力新每天1/2片，阿普唑仑片隔日1片，针改隔日1次。历经半年，耳鸣首先消失，睡眠在6小时左右，情绪平稳，目前仍在间断治疗中。

【按语】失眠症中医属于“不寐”范畴。失眠症可单独发病，亦是抑郁焦虑症的主要表现之一，症状繁多，常迁延难愈。不寐一病，常因情志失常、饮食不节、劳逸失调等病因导致阴阳失调、脏腑功能失常、气血不足、肝气不调，进而发为不寐。不寐为神之病，故取与神相关的腧穴治疗不寐。督脉有调神安眠作用，故主取督脉百会、神庭穴，合用四神聪安神助眠。太阳为经外奇穴，《达摩秘方》将按揉此穴列为“回春法”，针刺太阳对缓解脑疲劳有良好的作用。另依据脏腑学说，配合远端循经取穴，以达到调整心、肝、脾，养心安神之功。其中肝胆互为表里经，取手少阳外关、足少阳阳陵泉、足厥阴太冲调肝疏肝。脾胃为气血生化之源，故取足阳明足三里、足太阴三阴交益气健脾、补气养血，达到调理气血之功。手少阳三焦经“系耳后，直上出耳上角……其支者，从耳后入耳中，出走耳前。”故配合听宫、听会、翳风疏通局部经络气血，改善耳鸣。安眠穴为失眠验穴，颞三针长于耳鸣治疗，是为经验取穴。总体用穴既能调督脉调神，又可调整脏腑功能，调肝脾，养心神，又配合经验效穴及针对次症耳鸣的调整，故行之有效。

失眠一病属心身疾病，与病人心理因素密切相关，若要针刺取效，个人的经验有：①需取信于患者；②病人相信针灸疗效；③针下感应要好；④周围患者互相鼓励，有好的例证。如此可增加疗效。

三十四、抽动秽语综合征案

案一：翟某，女，8岁。

初诊时间：2016年6月5日。

主症：频繁眨眼、挤眉3年余。

病史：3年前初入幼儿园哭闹不休，当晚回家仍时抽泣，睡梦中喊叫，身体抽动。次日执意不去，不顾哭闹勉强送之。后家长发现其双眼不时眨动，紧张时明显，症状越来越频繁，同时出现耸鼻、张口之症。遂多次去医院就诊，经多项检查后诊为“小儿抽动症”。因怕西药之副作用，拒绝服用，今闻针灸治疗有效，来中医门诊求治。

来诊症见：形体偏瘦，面色少华，双眼眨动，耸鼻挤眉，张口抬肩，腹部抽动，不欲饮食，易发脾气，大便溏薄。舌淡苔薄白，脉沉细。

诊断：抽动秽语综合征（瘛疭）。

证型：肝旺脾虚。

治法：清肝健脾。

主穴：百会、风池、太阳、攒竹、神庭、迎香、阳白、足三里、三阴交、合谷、太冲、中脘、内关。

配穴：眨眼弄眉加印堂；张口取地仓、丰隆；秽语清嗓取廉泉、神门。

针法：主穴百会穴以三针交叉刺入，分别刺向双侧曲鬓穴和前神聪穴，形成鸡爪样刺（简称百会鸡爪刺），再取神庭刺向印堂，刺入后四针以头针法快速捻转为主。风池穴（双侧）针刺方向朝向对侧眼球，合谷穴（双侧）直刺，行平补平泻。其他穴位均毫针刺，平补平泻。凡抽动症均用上述穴位，故上穴又称为基础穴。

体针留针30分钟，头针留针2小时，头针留针期间行针2次。针灸每周治疗5次。

治疗结果：针刺治疗3个月，诸症平稳，眨眼、挤眉基本停止，唯肩部不时抖动。因惧针停止治疗，1个月后，眨眼、挤眉又有加重，再来求诊。又治疗2个月诸症渐止，追访1年未发。

案二：刘某，男，12岁。

初诊时间：2017年5月7日

主症：眨眼、张口、四肢抽动反复发作5年，加重3个月。

病史：患者5年前无明显诱因出现双眼不时眨动，后陆续出现张口、耸肩、甩腿等不自主动作。症状时好时坏，时轻时重，并不影响日常生活与学习，每逢寒暑假期或专心玩耍时上症消失，未曾就医。3个月前不时出现眨眼睛，翻白眼儿，张口，甩手甩腿，清嗓，不自主尖叫。因此停学，全国多处求医，服用不少中西药物结果不理想，仍反复发作。今闻针灸有效，前来中医门诊求治。

来诊症见：形体肥胖，双眼眨动，时翻白眼，肢体甩动，频频张口，吭吭有声，偶发尖叫，喜食肥甘。舌质淡，苔白稍腻，脉弦细。

诊断：抽动秽语综合征（瘛疭）。

证型：脾虚湿盛，肝风内动。

治法：健脾化湿、平肝息风。

取穴：百会、神庭、风池、太阳、印堂、地仓、廉泉、内关、丰隆、足三里、中脘、合谷、太冲。

针法：主穴百会行鸡爪刺法（同上），神庭刺向印堂平刺，刺入后4针以头针法快速捻转为主。风池穴（双侧）针刺方向朝向对侧眼球。其他各穴行平补平泻。

体针留针30分钟，头针留针2小时，头针留针期间行针2次，针灸治疗隔日1次。

治疗结果：3次治疗后翻白眼症状基本消失，眨眼减轻。10次治疗后颈肩部抽动明显缓解，15次治疗后症状基本痊愈。嘱假期间断行针灸治疗，避免惊吓、玩手机、久看电视等。

【按语】抽动秽语综合征是一种以面部、四肢、躯干肌肉不自主抽动伴喉部异常发音及猥秽言语为特征，儿童及青少年多见，治疗较为困难。现代医学认为病因未明，常以多巴胺受体阻滞剂等为主要治疗药物控制症状，但副作用大，疗效不稳定。抽动秽语综合征属中医学“瘛疭”“慢惊风”“振掉”等范畴。病因归为肝常有余，脾虚痰盛，病机为肝风内动，痰火扰心。百会为诸阳之会、清阳之会，入络脑；风池为足少阳、阳维脉之会，主治一切风疾。两穴配合可以平肝潜阳，镇静息风，具有改善大脑神经功能，安神定志之效。从百会穴刺向曲鬓穴，相当于大脑躯体运动区在头皮投射区，对百会行鸡爪刺法，既可宁神醒脑，又可调控躯体异常活动。合谷为大肠经原穴，属阳，主气，其经行于面部。太冲为肝经原穴，属阴，主血，有调肝经经气、养经筋的作用。针刺合谷、太冲又称“开四关”，可平衡阴阳，气血并调，升降并举。丰隆、足三里、中脘健脾化痰。心包经络穴内关可宁心安神。

小儿针刺一定要取穴少而精，针法轻而快。轻症就以基础方即可，复杂、多变、反复的应加用配穴，配穴要灵活，随症取之。

三十五、下肢动脉闭塞症案

赵某，男，64岁。

初诊时间：2016年4月15日。

主症：左小腿酸胀疼痛1年余，加重2个月。

病史：平素每天坚持步行万米，1年前渐出现步行4000米左右时左下肢酸胀疼痛，经休息10余分钟其痛消失，可再度行走，然不能持久，不足千米即复现疼痛。近2个月来症状愈加明显，走400米即痛不能行。赴市中心医院就诊，经查下肢血管彩超诊断为“下肢动脉闭塞症”，口服药物对症治疗无效，病情愈加严重，遂来中医门诊求治。

来诊症见：形体偏瘦，面黄不华，左腿间歇性跛行、酸胀沉重，左下肢远端肤色暗，扪之不温，纳呆，便溏，寐可，情绪不宁。舌淡暗苔薄白，脉沉弦细。

既往烟酒史、高血压病史。

诊断：下肢动脉闭塞症（脉痹）。

证型：脾肾两虚，痰浊阻络。

治法：健脾益肾，化痰通脉。

取穴：主取患侧丰隆、足三里、三阴交、太溪、委中、承山、脾俞、肾俞，辅取患侧环跳、阳陵泉、承筋、阴陵泉，健侧足三里、承筋、太溪、血海。

针法：下肢诸穴深刺，行提插捻转手法，强刺激，以循经酸胀为佳，委中可刺血。隔日治疗1次。

治疗结果：共治疗3个月，基本治愈，步行逾千米无酸痛症状。

【按语】 下肢动脉闭塞症是临床常见病，主要以动脉粥样硬化闭塞症为代表。轻者表现为患肢麻木、发凉、沉重，间歇性跛行，重者休息亦疼痛、麻木，甚者出现溃疡或坏死。中医属“脉痹”“脱疽”等范畴。《灵枢·经脉》云：“脉道以通，血气乃行。”故本病总因脉络闭塞、气血凝滞所致。该患久嗜烟酒，损伤脾胃，痰浊内生，加之年逾花甲，肾气渐亏，失于温煦之职，致痰浊瘀阻，气血凝滞，脉络闭塞。治疗当以健脾益肾，化痰祛瘀，温通经脉为则。丰隆、足三里、脾俞相配补脾益气，丰隆又以化痰祛浊见长。三阴交、太溪、肾俞补肾益气，强健腰膝。委中驱邪散滞，通经活络，刺血可祛瘀陈挫。承山宣通壅滞，补益筋脉。环跳、阳陵泉、承筋舒筋活络，主治下肢偏枯、偏痛。血海、阴陵泉健脾化湿，养血通经。诸穴相配，正气得复，瘀浊得去，血脉得通。下肢动脉闭塞症是一类危害性较大的疾病，甚者需截肢治疗，导致肢体残疾，所以我特别强调要早期治疗。针对其“正虚、血瘀、浊邪”的病机，要整体与局部辨证，内治与外治相结合。除了针灸手段，也常配合中药，我临床常以黄芪桂枝五物汤、补阳还五汤等方为基础化裁，获得较好的临床效果。

三十六、室上性心动过速案

孙某，男性，19岁。

初诊时间：2014年7月20日。

主症：心慌气短反复发作1年余，加重2小时。

病史：1年前常于劳累或情志紧张后出现心慌、气短、乏力、头晕。初期10~30分钟左右可自行缓解，后发作时间逐渐延长，曾于大连市某医院行心电图检查诊为“室上性心动过速”。发作时心率150~180次/分，须静脉注射维拉帕米方可终止。近半年病情发作频繁，每2周发作1~2次，自服美托洛尔片而病情仍时有反复。2小时前复因劳累突发心悸、气短，为求中医治疗而来诊，查心电图示“室上速”，心率152次/分，律齐。

来诊症见：形体消瘦，面色皖白，心悸，气短，头晕，烦躁不安，素寐差。舌淡，苔白，脉疾而细。

诊断：心律失常室上性心动过速（心悸）。

证型：心气虚弱。

治法：补益心气，宁心安神。

取穴：内关（双）、神门（双）、足三里（双）。

针法：内关、足三里毫针刺入后行强刺激提插捻转补法，神门与体表呈30°进针，行捻转补法。

治疗结果：针后约30秒，心悸即缓解，复查心电图示“窦性心律”，心率80次/分。

【按语】阵发性室上性心动过速是一种常见的心律失常，是起源于心房或房室交界区的心动过速，大多数由折返激动所致，少数由自律性增加和触发活动引起。其中医属“心悸”范畴，病机多为久病体虚或劳伤耗气，心气受损，失于温养，而悸动不安。病位在心，与脾相关，故治疗取手厥阴心包经的内关、手少阴心经的神门及足阳明胃经的足三里。“经络所通，主治所及”，内关及神门穴所在经络均与心脏密切联系。内关穴是心包经之络穴，八脉交会穴之一，通于阴维脉，有宁心安神，通畅心络之效。《针灸甲乙经》载：“心澹澹而善惊恐，心悲，内关主之。”心包经与三焦经互为表里，内关通三焦，又可调畅气机。神门为心经脉气所注，为原穴、俞土穴，亦是心经子穴，有补心气，宁心神，定心悸之功。足三里为胃经合土穴、下合穴，也是四总穴，有补中益气，固摄气机之效。三穴合用可以补益心气，宁心安神，定悸畅胸，从而终止室上性心动过速。张师在治疗心系疾病中多以内关为主穴。从现代解剖学来看，内关穴区由正中神经支配，其纤维为$C_6 \sim T_1$，而心脏支配神经节段为$C_6 \sim T_{10}$，两者在$C_6 \sim T_1$有交汇重叠，心脏和内关穴的神经纤维有部分来自脊神经和迷走神经节中的同一个神经元。内关与心脏之间既存在通过中枢的长反射，也存在着不依赖中枢神经系统的短反射。针刺内关穴可通过刺激神经引起体表—内脏反射，是治疗各种心律失常的要穴。

三十七、神经性呕吐案

王某，女，55岁。

主症：反复呕吐3年。

病史：3年前夏季患“感冒”，去社区卫生服务站静点抗生素及口服抗感冒、退烧药，当时即感全身难受，恶心呕吐，怕热面赤，心慌气短，四肢无力。急去某市医院诊治，多次检查无果，对症治疗，其症不减。仍恶心呕吐不能食，腹胀难受不已，并觉全身“肿胀”，失眠心烦。从此不能进中西各类药品，服之呕恶，饮食饮水，若有不慎则亦吐之。今经邻家介绍来门诊请求针灸治疗。

来诊症见：面黄形瘦，精神萎顿，恶心欲呕，脘腹痞满，胸闷心烦，气短乏力，心悸心慌，纳呆食少，眠差，小便尚可，大便溏薄。舌淡白，脉沉细。

诊断：神经性呕吐（呕吐）。

证型：脾胃虚弱，气机失调，痰饮内停。

治法：健脾化痰，和胃降逆，安神定志。

取穴：内关、中脘、足三里、四神聪、印堂、风池、合谷、太冲、太白、丰隆、胃（耳穴）。

针法：足三里、太白用补法，合谷、太冲、丰隆用泻法，余穴平补平泻法。留针40分钟，每日1次，每周5次。耳穴采用耳穴压豆法，隔日更换。

治疗结果：针刺共计3周，病人寐安，纳食改善，恶心呕吐已缓解。停用针刺，建议服用蜂蜜与姜片、炒麦芽代茶饮，随访半年未复发。

【按语】神经性呕吐多由环境或心理因素诱发，呈反复不自主地呕吐发作，以非器质性病变作为基础。本病中医属于“呕吐”“反胃”范畴。本例呕吐的病因病机为外感暑湿之邪，应用性寒之抗生素伤及中阳，虽汗出而湿不解，郁滞体内。病久饮食不佳，伤及脾胃之气，脾虚不能运湿，胃虚不能纳食，湿滞中焦，气机不畅，发为呕吐。其病程较长，又与肝气失调有关，故临床取足阳明胃经、任脉、足厥阴肝经经穴为主。主取内关、中脘、足三里为治疗呕吐之要穴，适用于一切呕吐之症。内关为手厥阴心包经之络穴，八会穴之一，通于阴维脉，善治心胸胃之疾；足三里为胃之下合穴，“合治内腑’；中脘为任脉经穴，八会穴之腑会，又为胃之募穴，位于中焦，可调畅中焦之气机。三穴相配，有健脾和胃、宽胸理气、降逆止呕之功。合谷配太冲，开四关，调升降，理气血，和阴阳，亦为治疗呕吐之效穴。太白为脾经之原穴，可助脾布散水湿。丰隆为治痰湿要穴，太白、丰隆相配，可健脾化湿，化痰和胃。四神聪、印堂、风池可疏肝理气，醒神开窍，安神定志。另可配合耳穴之胃点，调整胃之和降功能。诸穴合用，共奏调神益智，降逆止呕之功，使病得解。

三十八、梅尼埃病案

刘某，女，42岁。

初诊时间：2016年7月6日。

主症：反复发作眩晕、耳鸣伴耳聋半年余。

病史：半年来经常突发眩晕，视物旋转，恶心呕吐，伴耳鸣、耳闷，面色惨白，时有汗出，持续数分钟或数小时方渐渐缓解。频时可每周连发2次，渐出现耳聋。今年3月曾于市某医院神经内科住院，诊为“梅尼埃病”。对症治疗病情稍有缓解，但仍未有效控制发作。经友介绍来中医门诊请求针灸治疗。

来诊症见：面色萎黄，精神不振，头晕目眩，恶心欲呕，头昏头胀，左耳鸣耳聋，恶闻噪声，心烦意乱，纳呆少食，夜寐不佳，溺赤便秘。舌淡苔薄黄，脉沉涩。

诊断：梅尼埃病（眩晕）。

证型：肝郁火旺，横逆犯胃。

治法：清肝泻火，健脾和胃。

取穴：左侧颞三针、听宫、听会、翳风、太冲；双侧太阳、外关、足三里、风池、丰隆、内关、合谷。

针法：颞三针用头针法；听宫、听会张口取穴，用快速轻捻法加飞搓下捻法，约1分钟；足三里用补法；合谷、太冲、风池、丰隆用泻法；其他穴位用平补平泻法。每次留针60分，中间行针3～4次，每天1次，每周3次。

治疗结果：针刺治疗3周，共计9次，症状基本缓解，巩固6次，半年未发。

【按语】梅尼埃病是一种常见的内耳疾病，临床上以发作性眩晕、耳鸣、耳堵闷感，伴有波动性听力减退为主要临床特征。梅尼埃病的发病机制、病因目前尚未完全清楚，内科保守治疗常常不能控制其发作。其中医属于“眩晕”范畴。《临证指南医案·眩晕》：“经云诸风掉眩，皆属于肝，头为六阳之首，耳目口鼻皆系清空之窍，所患眩晕者，非外来之邪，乃肝胆之风阳上冒耳，甚至有昏厥跌仆之虞。其症有夹痰，夹火，中虚，下虚，治胆、治胃、治肝之分。”其发病与肝、胃密切相关，根据经脉巡行位置，其又与手少阳三焦经密切相关。故临床上取穴以手足少阳经、足厥阴经、足阳明胃经为主。其中主取左侧颞三针，是为经验要穴，其经气循耳周贯耳内，善治耳鸣耳聋。听宫、听会要使针感直达耳内，《铜人经》描述听宫为：“治如物填塞无所闻”，正是梅尼埃病发病时主要的耳部症状。手少阳三焦经循行“……上项，系耳后直上，出耳上角……其支者：从耳后入耳中，出走耳前，过客主人前。”故配合手少阳经之翳风，上穴相伍可开窍聪耳，善治一切耳鸣、耳聋有关之症。《素问·至真要大论》：“诸风掉眩，皆属于肝。”肝胆互为表里，故取足少阳胆经风池穴以清肝降火、定风止眩。取手少阳之络外关穴，其为八脉交会穴之一，通阳维脉、三焦经，有疏通三焦经气，调和脏腑功能之效。太阳穴为经外奇穴，针刺太阳穴可醒神开窍、止眩。配合远端腧穴足阳明胃经之足三里、丰隆健脾化痰，和胃止呕，开窍宁神。内关是手厥阴心包经络穴，络手少阳三焦经，又是八脉交会穴之一，通阴维脉，善和胃止呕，醒神宁心。太冲、合谷为四关穴，一上一下，一阴一阳，可调和气血阴阳、脏腑功能，使肝气调达，气血通畅，眩晕自止。

梅尼埃病常反复发作，久而难愈，若针刺取效不显时，可配合健脾化湿之中药，清淡饮食，调畅情志，则多获效显著。

三十九、过敏性鼻炎案

案一：李某，男，12岁。

初诊日期：2017年4月6日。

主症：鼻塞、喷嚏、流涕3年余。

病史：病人自幼体质较弱，经常感冒、发烧、嗓子疼。每有风吹草动或周围人患感冒，则易被传染。为增强体质，多年来参加足球训练，然集训期间寒温失宜，经常于清晨起床时打喷嚏、流清涕。其后逐渐加剧，稍遇凉风或季节变换，则频频发作。去市内某医院耳鼻喉科检查诊断为“过敏性鼻炎”，用“萘甲唑啉”及口服药物对症治疗，其效不稳，停则发，用则效。每天滴鼻次数越来越频，并出现鼻干、鼻痒，时有头痛。经友介绍来中医院请求针灸治疗。

来诊症见：面黄形瘦，鼻塞声重，清晨遇凉或季节变换则喷嚏连连，清涕如水，鼻干鼻痒，午后或有黄浊之涕，前额时有疼痛。舌质淡红，苔薄白，中有黄苔，脉象沉细。

诊断：过敏性鼻炎（鼻鼽）。

证型：肺气虚寒。

治法：益气扶正，温肺通窍。

取穴：上星、印堂、四白、迎香、百会、风池、合谷、大椎、陶道、肺俞。

针法：上星、印堂向下平刺，四白透向迎香，迎香直刺，平补平泻针法。百会用头针法，风池用泻法，合谷用补法。大椎拔火罐（每天1次，每次约10分钟，以不起泡为度，连续拔3个月，不论鼻炎是否好转），亦可加陶道、肺俞拔罐。

针刺治疗隔日1次。

治疗结果：共治疗12次，病情痊愈，现已入某足球队踢球。

案二：秦某，男，7岁。

初诊日期：2016年8月9日。

主症：鼻塞、打喷嚏、流鼻涕2年。

病史：从小体质较弱，经常感冒、发烧，反复患“扁桃体炎”。挑食严重，不食午餐，面黄形瘦。3岁起进入幼儿园后，三两天即去医院打吊瓶，口服抗菌药乃家常便饭。其后逐渐发现清晨起床打喷嚏，流鼻涕，几乎天天均发，季节变换春夏之交、夏秋之际尤为显著。也曾多次去市内西医院，按“过敏性鼻炎”治疗，效果不显。今日其母来诊，身边之子喷嚏连连，清涕不断。

诊断：过敏性鼻炎（鼻鼽）。

证型：肺脾气虚，风寒外袭。

治法：补益脾肺，温散寒邪。

取穴：四白、迎香、上星、印堂、合谷、大椎。

针法：先取四白透向迎香，迎香直刺。再针上星、印堂，向下平刺。后取双侧合谷，直刺快速小幅度提插捻转1分钟后迅速出针。余穴留针30分钟。嘱回家大椎拔火罐。每日治疗1次。

嘱每日起床前温热饮用红糖姜水，以驱清涕。

治疗结果：按上法共针10次，结果鼻塞通，清涕止，基本痊愈。

【按语】过敏性鼻炎即变应性鼻炎，是机体接触变应原后主要由IgE介导的鼻黏膜非感染性炎性疾病，相当于中医的“鼻鼽”。在刘河间《医学六书》中说：“鼽者，鼻出清涕也。”本病多由脾肺气虚，卫表不固，腠理疏松，风寒外邪侵袭，阳气无从泄越，故喷而上出为嚏；脾失运化，肺不通调，水饮停肺，逐致肺窍壅塞喷而流涕。案中两个患者均为年少体弱，肺气不足，脾虚胃弱，将息失宣，风寒外侵，其窍失所，而发鼻鼽。治宜扶正益气，温肺通窍。故针灸取穴多选督脉上星、印堂、大椎补气散寒，通宣鼻窍。迎香、四白为局部取穴以祛寒通窍，其中迎香治鼻塞最为有效，正如《玉龙歌》云：“不闻香臭从何治，迎香二穴可堪攻。”合谷为阳明经之原穴，功能宣散发汗，补肺益气，开关通窍。

四十、感音神经性聋案

岳某，女，36岁。

初诊时间：2017年8月23日。

主症：右侧耳鸣、耳聋伴眩晕2个月。

病史：平素工作压力大，家庭负担重，情绪不稳，烦躁易怒，常常夜不安枕。2个月前，突然右侧耳聋，伴有耳鸣、头晕。遂于市某医院耳鼻喉科就诊，检查听力右耳60分贝，经多项检查后诊为“感音神经性聋”。予静点金纳多、肌注甲钴胺、口服左慈耳聋丸等，效果不显著。经邻家介绍，来门诊求余诊治。

来诊症见：面黄神萎，耳鸣、耳聋，头晕目眩，心烦、易怒，不欲饮食，时有恶心，大便黏腻，夜寐欠佳。舌质淡红，中间有薄黄苔，脉弦。

诊断：感音神经性聋（耳聋、耳鸣）。

证型：肝郁火旺，痰浊中阻。

治法：清肝降火、和中化痰。

取穴：听宫、听会、耳门、颞三针、完骨、太阳、风池、百会、丰隆、外关、太冲、翳风。

针法：听宫、听会、耳门张口取穴，快速提插进针。进针达到0.5到0.8寸深度时，快速轻轻捻转，达到300～400转/分，看似颤法，后用轻搓下捻法，针尖缓缓再前进1～2分深，使耳孔周围有胀胀之感，持续行针，每穴约30秒到1分钟左右，使针感在外耳道周围放散，保留针感。颞三针、翳风、风池、完骨、太阳、百会等穴用平补平泻针法。远端外关、丰隆、太冲用泻法。留针60分钟，每日治疗1次。5天为一个疗程，休息2天行下一疗程。

治疗结果：治疗1周后眩晕减轻，睡眠改善。2周后眩晕消失，耳聋、耳鸣减轻。3周后诸症消失而痊愈。

【按语】感音神经性聋的病因和影响因素复杂多样，发病机理尚未完全明了，一般认为与内耳微循环障碍、内耳缺血缺氧及神经传导通路病变有关。中医认为肾主耳，耳为肾之外窍，肾气充沛，则耳窍受养，听觉聪敏。肾气不足，肾精亏损，髓海空虚，可致耳窍失养，耳鸣耳聋，甚至眩晕。肝胆互为表里，胆经循耳，肝脉藉胆脉通于耳。肝气疏泄不畅，气机失调，肝阳上亢，或肝火上犯，肝阳上亢，扰动清窍，产生耳鸣、耳聋、眩晕。《灵枢·口问》："黄帝曰：人之耳中鸣者，何气使然？岐伯曰：耳者，宗脉之所聚也……故上气不足，脑为之不满，耳为之苦鸣，头为之苦倾，目为之眩。"《素问·六元正纪大论》："木郁之发……甚则耳鸣眩转。"听宫、听会、耳门、风池、翳风等耳周穴位分属手太阳小肠经、手少阳三焦经、足少阳胆经，其中手足少阳经脉均"从耳后入耳，出走耳前"，手太阳经脉"却入耳中"。诸穴合用通经活络,且风池可平肝、潜阳、降火。颞三针穴下为大脑皮层听觉中枢投射区，故可调整听觉中枢功能，促进听力恢复。临床实验研究证实了颞三针配合耳周诸穴可以改善血管弹性，扩张微血管，从而改善内耳的微循环，改善其缺血、缺氧状态，使耳周神经得到营养而耳鸣恢复。百会穴为手足三阳经、督脉之会，针刺百会穴有开窍宁神、升举清阳之效；外关为三焦经络穴，清宣少阳经气，通降三焦之火，使耳窍聪利；太冲为肝经原穴，清泻肝火，息风潜阳；丰隆为胃经络穴，清泻痰火，降浊开窍。四穴合用，升清降浊，火清痰祛。

需要提醒的是，耳周穴位极其敏感，深部刺入极易引起疼痛，增加患者痛苦。针刺时要特别注意进针的角度和深度，并且不要进行大幅度的提插和捻转。本例进针0.5~0.8寸后，为防止疼痛，手法更加轻柔，改为快速轻轻捻转，后用轻搓下捻法，针尖缓缓再前进1~2分深，使耳周有胀感，持续行针，使针感在耳孔周围放散，保留针感，乃针法之要。

四十一、突发性聋案

刘某，女，78岁。

初诊时间：2017年11月15日。

主症：左耳聋6天。

病史：6天前清晨突然出现左耳不闻声音，去市某医院耳鼻喉科检查诊为“左耳突发性聋”。对症输金纳多注射液，口服银杏叶、甲钴胺片等药，5天未见效果。家人提议用针灸之法治疗，于今日来中医门诊请余治疗。

来诊症见：面黄少华，左耳近乎全聋，时有头晕头昏，纳谷正常，二便尚调。舌质淡苔薄白，脉沉弦。

诊断：突发性聋（暴聋）。

证型：肝肾亏虚，风阳阻窍。

治法：平肝潜阳，疏风通窍。

取穴：听宫、听会、翳风、风池、百会、外关、颞三针（或率谷）。

针法：听宫、听会张口取穴，快速提插进针，进针达到0.5～0.8寸深度时，快速轻轻捻转，达到300～400转/分，看似颤法，后用轻搓下捻法，针尖缓缓再前进1～2分深，使耳孔周围有胀胀之感，持续行针，每穴约30秒到1分钟左右，使针感在外耳道周围放散，保留针感。颞三针、百会等穴用头针法，余穴平补平泻针法。留针60分钟，每日治疗1次。

治疗结果：治疗1次耳窍通利，听力改善，连针4次，病情痊愈。

【按语】暴聋西医称之为“突发性聋”，是一种发病原因不明，病理过程不确定的突然发生的感音神经性听力损失。一般患者的听力可在几分钟或者几个小时内下降到最低点，可以同时或者先后伴有眩晕、耳内压迫感或者耳鸣。一般只伴有第八对颅神经的神经症状，而不累及其他脑神经。本病可发病于任何年龄阶段，临床常表现为一侧耳部的病变。约有45%～65%

的患者未经治疗其听力及伴随症状可自发改善，但未经治疗而恢复到正常水平的患者则很少。西医学普遍认同本病最常见的原因为内耳供血障碍和病毒感染。祖国医学描述本病为“厥聋”“暴聋”“卒聋”等。病因病机包括虚、风、火、瘀、气逆五个方面，如肾气亏虚、气血虚弱、风邪外扰、肝火上扰、气滞血瘀、痰湿痹阻、肝气厥逆等。《临证指南医案》云：“盖耳为清空之窍，清阳交会之所，一受风热火郁之邪，与水衰火实，肾虚气厥者，皆能失聪。”《灵枢·天年篇》说：“五十岁，肝气始衰……六十岁，心气始衰……七十岁，脾气虚……八十岁，肺气衰……九十岁，肾气焦，四脏经脉空虚。”对于老年性耳聋来说，肾气亏虚是发病的根本原因，气血瘀滞是发病的重要因素，因虚致瘀是暴聋的发病机制。本例年近八旬，五脏皆衰，肝肾不足，肝阳偏亢，稍有风吹草动，肝火上扰，脉络痹阻于清窍，耳聋昏聩之症则发。听宫、听会、翳风穴是治疗耳聋常用组穴，可疏通耳周经络，配合百会穴达到升清阳、开清窍的目的。颞三针（或率谷）相当于头针晕听区，即听觉中枢投射区，具有调节听觉中枢功能，改善听力的作用。风池是胆经穴，具有平肝潜阳，疏风通络之效。三焦经“从耳后入耳中，出走耳前”，外关是少阳三焦经络穴，通畅三焦气机，疏通经络，濡养耳窍。现代研究证明针刺外关穴能够激活双侧听觉皮质功能区，为其治疗耳聋、耳鸣机理提供了实验依据。

四十二、银屑病案

钱某，男，46岁。

初诊时间：1978年9月10日。

主症：周身红色斑疹、脱屑反复发作5年余。

病史：5年前无明显诱因出现周身起红色斑点，伴瘙痒，抓后起白皮，出血。经市某医院皮肤科诊为“银屑病”，治疗半年后不见好转。后又去洗温泉仍不见好转，并且病情加重，周身潮红脱屑。又前往外地医院，予激素、黑光治疗，外贴“肤疾灵”等，有小效，停用很快复发。其后服用中汤剂亦无明显疗效，听友介绍中医院针刺拔罐效果好，故来诊。

来诊症见：全身大部皮肤弥漫性潮红，外覆大面积白色干燥皮疹，刮之可见点状出血，病损几乎覆盖周身，头、面、后背、四肢比比皆是，有如鳖甲，伴有大量脱屑，满床皆是，动则裂口出血，瘙痒明显，精神委顿，四肢倦怠乏力，夜寐欠佳。舌红苔黄，脉象沉细。

诊断：银屑病（白疕）。

证型：血热风燥。

治法：清热凉血，润燥息风。

取穴：大椎、肩胛冈、陶道、曲池、委中、耳尖。

针法：①先用盐水擦浴所需施治的部位（为防止拔罐后罐体脱落），然后用三棱针迅速点刺所选之穴（背部），再拔火罐（一般用1号罐）。②用28号毫针直刺曲池、委中穴。③取耳尖放血（三棱针）。

隔日治疗1次。

治疗结果：治疗3次见效，10次大部分皮疹消失，15次基本痊愈。唯双肘有少量皮损，局部点刺放血加拔火罐5次后消失。

【按语】银屑病常见皮疹上出现多屑，为银白色干燥的鳞屑，搔之脱屑，状如松皮，是一种慢性皮肤病。本病以皮肤见银色鳞屑，反复发作不愈为特征，中医称为“牛皮癣”“白疕”。《医宗金鉴》云：“白疕之形如疥疹，色白而痒多不快，固由风邪客皮肤，亦由血燥难荣外。”本病大多由于热毒伏于营血，耗伤阴血，化燥生风，或外邪引动所致。刺络放血可以泻火解毒、凉血祛风。该患者平素肝旺，相火相搏，肝阳上亢，血热于内，外邪引病，血热外泛而成白疕。大椎穴位于督脉，与手足三阳经交会，可疏散风邪、解表退热。陶道为督脉与足太阳经交会穴，可助大椎疏风清热。“肩胛冈穴”（图2－1）为我临床发现的穴点，位于肩胛冈中点上缘，穴在手太阳小肠经线上，为后背高骨御风之所，可以祛风散邪，刺血又可泻热。我常用此穴治疗上肢和躯干上部的皮肤疾患。曲池穴是手阳明大肠经之合穴，可疏风解表，祛风止痒。委中别名血郄，善治一切血分病证，具有祛风清热、凉血活血的功效。所以凡血分有疾，再感受风热之邪引起的各种皮肤病皆可应用，是治疗皮肤病的常用穴。耳尖放血与之相配，可增强其清血分之热，行血分之瘀的功效，活血可祛瘀，祛瘀可生新，进而达到养血润燥止痒的目的。

我认为刺血之法治疗银屑病方法简单，容易掌握，便于普及和推广，从远期疗效来看也可以降低复发率。本病在病情缓解之后仍需注意饮食起居调护，减少不良精神刺激等。

四十三、玫瑰糠疹案

宋某，女，63 岁。

初诊时间：1986 年 4 月 6 日。

主症：皮肤起环状皮疹半个月。

病史：半个月前洗澡后“受风”出现胸腹部环形皮疹，色红有薄白鳞屑，伴瘙痒。其后在 1 周内迅速扩散至两胁、背部以及四肢。去市某医院皮肤科诊为“玫瑰糠疹”，服氯苯那敏、维生素 C、防风通圣丸等药物 1 周不见起色。经友人介绍来中医院门诊求治。

来诊症见：面黄晦暗，体态偏胖，四肢、胸腹及后背密布环形、椭圆形皮疹，色红浸润，表面覆有薄白鳞屑，其边缘略微隆起而红，中心变薄，饮食、睡眠、二便尚好。舌红少苔，脉象弦滑小数。

诊断：玫瑰糠疹（风癣）。

证型：风热血燥。

治法：凉血解毒，祛风解表。

取穴：大椎、陶道、肩胛冈、风池、曲池。

针法：取三棱针一枚，前三穴用三棱针迅速点刺，然后用闪火法拔罐，留罐 10 ~ 15 分钟，以少量出血约 1mL 左右为度，隔日 1 次。风池、曲池穴用 28 ~ 30 号毫针，直刺得气行平补平泻。

治疗结果：上法共治6次，病人皮损表面日渐光滑，病愈。

【按语】 玫瑰糠疹是一种原因不明的红斑鳞屑性皮肤病，属于中医“风癣”的范畴。本病多发于春秋季节，春季风盛气燥，当人体虚弱之际，尤其体偏阴虚者，易感外在之风毒，如是内外合邪，血热与热毒凝结而成。我用点刺火罐法治疗玫瑰糠疹，经过10多年的临床实践及较多病例的观察，效果良好。本法取大椎、陶道、肩胛冈等穴位为主，点刺加拔火罐，主要起凉血解毒、活血祛风之作用。玫瑰糠疹经本法治疗几无不愈，较牛皮癣相对易治。在临床操作时，宜轻快准确，力度均匀，深浅适宜。在点刺拔火罐时，我们体会以出血0.5～1.0mL为佳，出血量过少或不出血则效果不理想。

四十四、局限性硬皮病案

案一： 石某，男，25岁。

初诊时间：1976年8月17日。

主症：头面局部皮肤色暗、变硬13年。

病史：1964年初，偶然发现左眉头尽处有淡紫色、细线状皮肤色变区。下始于鼻根左侧，上至左眉头上方，全长4厘米左右。无痛痒，不隆起，不凹陷。随后逐年向上延长，并向左右增宽。至1968年，病变区侵入发际上3～4厘米，自觉皮肤发硬，色泽加深，病区毛发疏稀脱落，汗闭，有下塌、凸凹不平之感。1972年在某区医院体检时诊为“局限性萎缩性硬皮病”。经用中、西药物治疗，未能控制其发展。

来诊症见：患者自鼻根左侧近“睛明穴”始，沿足太阳膀胱经上行，至巅顶“百会穴”旁约1厘米左右，有一条下窄上宽之凹陷性、深褐色、带状皮肤病变区。最窄处约0.5～1.0厘米，最宽处约3厘米，最凹陷处约0.3厘米。皮肤病变区硬如木板，无弹性，捏之不起，如蜡光样。伴脱发汗闭，感觉迟钝，腰膝酸软，畏寒怕冷，易发“感冒”等症。舌淡暗，苔薄白，脉沉弦。

诊断：局限性硬皮病（皮痹）。

证型：寒瘀阻脉。

治法：温经散寒，祛瘀通络，软坚散结。

取穴：患侧攒竹、攒竹上1寸、五处、百会旁。

取2mL注射器抽取复方麝香注射液，针头刺入皮下，针尖向上沿皮刺，每穴注药1.0mL，每天1次。

治疗结果：穴注50支后鼻根处皮肤开始好转，色变淡。100支后鼻根部皮色基本接近正常，额部色淡，凹陷变浅，边缘皮肤发软，头部亦然。300支后鼻根部皮肤基本恢复正常，额部平复，病变范围缩小，皮肤变软，捏之能起，头部皮色接近正常，皮肤变软，进针有松软感，感觉接近正常，尤以痛感明显。500支后除额部皮肤有条长约4厘米、宽约0.3厘米的色素沉着区外，余处基本恢复正常。

案二：王某，女，7岁。

初诊时间：1977年4月8日。

主症：右下肢局部皮肤色暗、发硬2年余。

病史：1975年初，其母偶然发现患儿右大腿内侧上方有一块五分硬币大小之椭圆形区域的皮肤发硬，皮色淡褐，不痛不痒，并未在意。至年底，皮肤病变区渐及向下、上延展，并逐渐增宽，皮肤颜色、硬度亦随病情进展而加深加硬。1976年春，先后于多家医院诊为“局限性硬皮病”。经注射维生素B_{12}、胎盘注射液等未能控制其发展。1977年3月始口服中药汤剂20余付，仍不见效。

来诊症见：患儿右下肢自足大趾内侧起，沿足内侧缘向上过内踝前，沿胫骨内缘上行经膝关节和大腿内侧前缘至鼠蹊，终止于“冲门穴”下，有一条宽、窄不一之带状、暗褐色、皮肤发硬区，与足太阴脾经循行方向一致。按之如革，光亮如蜡，皮肤之毳毛脱落，边界清楚，不汗出。其患肢皮肤发凉尤以末梢为甚，膝关节屈伸不利，活动受限。其皮肤病变区最窄处位于足大趾内侧至内踝前约0.5厘米，最宽处位于大腿内侧上1/2，约3~5厘米不等。舌淡暗，苔薄白，脉沉。

诊断：局限性硬皮病（皮痹）。

证型：寒瘀阻脉。

治法：温经散寒，祛瘀软坚。

取穴：三阴交、阴陵泉、血海、箕门。

每穴注射复方麝香注射液1mL，方法同上，每天1次。

治疗结果：注射20支后开始见效，肤色逐渐变淡、变软，范围由内侧外缘向内渐次缩小。注射100支后足大趾至内踝前皮肤基本恢复正常。以上各部除浅褐色、断续状患区稍硬于常及色素沉着未能全部消退外，基本恢复正常。

【按语】硬皮病是一种以局限性或弥漫性皮肤或伴有内脏器官的纤维化为特征的结缔组织病。根据受累范围、病程、预后，主要分为局限性硬皮病和系统性硬皮病两大类。局限性硬皮病通常仅累及皮肤，极少有内脏器官受累，但缠绵难愈，西医尚无特效的药物及满意的疗法。在祖国医学典籍中，虽无此名可考，但有类似硬皮病的描述。如元代朱震亨在《丹溪心法》中说："皮肤壳壳然，坚而不痛"，明确指出了本病的特点。根据其临床特征，我们认为硬皮病可归属于"五痹"，特别是"皮痹""脉痹"范畴之内。《素问·痹论》曰："痹在于骨则重，在于脉则血凝而不流，在于筋则屈不伸，在于肉则不仁，在于皮则寒。"其临床主症为皮肤色素沉着，色如茄，皮质硬，为寒凝气滞、经脉阻塞的特点。从整体观念出发，我认为局限性硬皮病不单纯是受侵局部的病变，而是全身疾病反映在受侵局部。证型以脾、肾阳虚，特别是肾阳虚为多见，一般均有畏寒怕冷，腰膝酸软，四肢末梢发凉或患侧发凉的现象。所以，本病总体病机属脾肾阳虚，肺卫不固，腠理不密，风寒之邪乘虚侵袭，阻于皮肉，而致经络痹阻不通，气血凝滞，肌肤失濡，发硬成痹。治疗应以助阳补虚，温经散寒，行气活血，祛瘀通络，软坚散结为则。

复方麝香注射液是我院自制成药，主要成分有麝香、附子、肉桂、麻黄、防风、西红花、马钱子等。麝香辛温，走窜之性甚烈，行气活血，开窍通经，散结消肿。《本草纲目》言："盖麝香走窜，能通诸窍之不利，开经络之壅遏。若诸风、诸气、诸血……经络壅闭，孔窍不利者，安得不用为引导以开之通之耶?”现代研究证实麝香有抗炎及雄性激素样作用。附子辛热，纯阳燥烈之品，其性善走，通行十二经脉，补肾火温脾阳，温经散寒，外达皮毛而除表寒，里达下元而温痼冷。现代药理有促进血液循环，抗炎、抗氧化，调免疫作用。肉桂辛热，温肾助阳，通行气血经脉，外散寒邪，内温阳气，体气轻扬，能窜上达表，以通营卫，自上达下止固真阳。麻黄辛散温通，发散风寒，宣通郁结，伸阳气于皮腠，引诸药达肌表，开腠理，透毛窍，发表散邪。防风辛温，升发能散，配麻黄祛风散寒。西红花活血化瘀，行气散郁，其力雄峻。马钱子苦寒，散血热以消痈，追风毒而达络。

全方以麝香开窜壅滞，附子、肉桂温阳通经，西红花活血化瘀，马钱子追风达络，麻黄、防风伸发肌表。

根据病变循经特点，取受累经脉诸穴注射，刺激穴位，激发经气，使药物直接作用于皮损，直达病所，从而达到温阳散寒、疏通经脉、调整脏腑功能、扶正祛邪的作用。

四十五、闭经案

徐某，女，23岁。

初诊日期：2016年5月14日。

主症：闭经半年余。

病史：多年来月经经常3、4月不来，近半年停经。曾去妇产医院查超声提示“多囊卵巢”，激素六项化验正常。用黄体酮等治疗无效，服用数十剂汤药月经也未来潮。今闻针灸或许有效，来中医院就医。

来诊症见：既往月经常延后或3~4个月一行，本次半年未至，面白形盛，体重170斤，胃纳正常，为减肥不敢多吃，易汗身倦，大便每日1行，寐安。舌淡白，脉象沉弦细。

诊断：闭经。

证型：气虚湿盛，痰浊阻滞。

治法：健脾益气，豁痰除湿，活血通经。

取穴：水分、中脘、气海、关元、归来、水道、大横、足三里、丰隆、三阴交。

针法：上穴均用平补平泻法，直刺针深1.2寸，需得气，隔日针1次。

治疗结果：针刺1个月月经来潮，继针至2个月，体重减轻，尤其肚腹大减，月经正常。连续治疗半年，体重减至145斤，月经基本按时来潮。

【按语】闭经是多种疾病导致的女性体内病理生理变化的外在表现，是一种临床症状而非某一疾病。本例病人考虑为多囊卵巢综合征导致性激素反馈调节机制失常而引发的闭经。元代朱丹溪《丹溪心法》云："若是肥盛妇人，享受甚度，恣于酒食，经水不调，不能成胎，谓之躯脂满溢，闭塞子宫，宜行湿燥痰，用导痰汤之类。"其描述与多囊卵巢综合征颇为相似。本例闭经病人形体肥胖，肥人多湿少气，脾气亏虚，湿邪弥漫，脾为湿滞，气血运行不畅，故经行不利，发为闭经。《女科切要》指出："肥人经闭，必是痰湿与脂膜壅塞之故。"任脉为"阴经之海"，起于小腹内胞宫，可通调全身阴经气血，调节月经；足阳明经为多气多血之经，可调气调血，健脾化痰；足太阴脾经则有健脾化湿之功。故临床取穴以任脉及脾、胃经穴为主。本例病人主取水分、中脘、关元、气海，均为任脉经穴。水分即任脉的冷降水液在此分流，有疏通经络，通利三焦，淡渗利水之功效。中脘为任脉、手太阳与少阳、足阳明之会，胃之募穴，八会穴之腑会，有和胃健脾、降逆利水之功，其位于中焦，是水液代谢之枢纽，故针刺中脘可调整经水运行之不利。关元、气海配合针刺，关元培元固本，补益先天之精气，气海为任脉水气之地，有"气海一穴暖全身"之誉称。二穴相伍有温阳益气，扶正固本的功效。配合胃经穴水道，水道之水为地经之水，归来则使地经之水循行后复又归来，二穴相伍，则气血循行往复，周而复始，运行调达通畅，故取水道、归来行气活血，使经水复来。另取胃经足三里及脾经三阴交，可健脾化湿、调畅气血。丰隆为治痰湿之要穴，可配合应用。患者体型肥胖亦为痰湿壅盛之故，痰湿除，气血调达，则肥胖大减，实为病人意外之喜。

四十六、痛经案

郝某，女，17岁。

初诊时间：2016年1月5日。

主症：经期腹痛2年余。

病史：13岁月经初潮始即月经无规律，或延后或提前，量或多或少，至15岁前月经多如此。后基本形成规律，周期在25～28天左右，5天行经期，但伴经期腹痛。腹痛主要集中在月经第1天，小腹绞痛，并有下坠感，甚则恶心呕吐。常用去痛片缓解其痛，也曾口服暖宫丸等中药，症状时轻时重。后经朋友介绍来中医院就诊。

来诊症见：面黄形瘦，经期腹痛，绞坠难以忍受，恶心呕吐，遇寒加剧，逢暖则舒，四末清冷，平素纳呆食少，二便通调，寐安。舌淡苔薄白，脉弦细。

诊断：痛经。

证型：气血不足，寒凝胞宫。

治法：补益气血，温通胞宫。

取穴：关元、气海、水道、归来、足三里、三阴交、合谷。

针法：关元、气海直刺约1寸，用补法，得气时针感下传为佳。水道、归来直刺1寸，平补平泻。足三里、三阴交、合谷直刺1.5寸，用补法。关元、气海、足三里、三阴交诸穴加艾条灸，远近交替应用，每穴10分钟，穴区出现红热为度。

月经前约1周加以治疗，每天1次。

治疗结果：共应用2个周期，针灸12次，经行已无疼痛。停用针刺，嘱每次经前自行使用灸法，巩固疗效。

【按语】痛经是随月经周期而发作的常见妇科疾病，临床上分为原发性痛经和继发性痛经两类。原发性痛经也可称为功能性痛经，多发生在青春期少女和未婚未育女性，严重影响女性正常生活。痛经在中医学属于“经行腹痛”范畴。《景岳全书·妇人规》载：“经行腹痛，证有虚实，实者或因寒滞，或因血滞，或因气滞，或因热滞；虚者有因气虚，有因血虚。”痛经的主要病因病机为气滞、寒凝、血虚、血瘀，临床多取任脉及足阳明经穴为主治疗。本例病人主取关元、气海，为任脉经穴，任脉为“阴经之海”，起于小腹内胞宫，可通调全身阴经气血，调节月经。足阳明经多气多血，可调气调血，故取足阳明经穴水道、归来行气活血，使气血循行往复，周而复始，运行调达通畅。另取足阳明足三里及足太阴三阴交，健脾养胃，益气养血，手阳明合谷行气止痛。因其痛经见有寒证，故应用艾灸之法，温阳散寒，祛寒湿，暖胞宫，止痹痛。总体取穴以任脉和阳明经穴为主，针刺与艾灸相配合，治疗时机选经前1周，提前温暖胞宫，散寒通脉，可获良效。

四十七、颞颌关节功能紊乱症案

崔某，女，21岁。

初诊时间：2016年5月10日。

主症：右耳前及头颞部反复疼痛1个月。

病史：1月前因过食硬物，咀嚼过度而发。起初咀嚼时右侧耳前及头颞部酸胀，似有隐痛，其后越加严重，稍用力则酸胀而痛。近来张口都觉困难，不敢咀嚼食物，张口则闻颞下颌关节咔咔作响。曾去口腔医院就诊，经检查诊断为“颞颌关节功能紊乱症”，对症予TDP照射等物理治疗效果不显。经朋友介绍来中医门诊求治。

来诊症见：右颞颌关节疼痛，张口受限，关节弹响，咀嚼困难，右侧耳颞部痛，耳鸣时作，仅能纳进流食，情绪烦躁，小便调，大便干。舌淡红苔薄白，脉象沉弦细。

诊断：右颞颌关节功能紊乱症（口噤不开）。

证型：经筋劳损，气血阻痹。

治法：舒筋通络，活血止痛。

取穴：下关（三针）、颊车、颧髎、听宫、听会、颞三针、足三里、合谷。另外关、翳风、风池随证取之，或更换取之。

针法：下关三针以下关为中心并向两侧各旁开0.5寸，以40°角稍斜向痛点刺入约1～2寸，提插捻转，进针得气后原地轻搓捻，约30秒。颊车刺向下关，提插捻转，进针得气手法如上。颧髎刺向下关，提插捻转，进针得气手法如上（图3－4）。听宫、听会进针得气后原地轻搓捻，约30秒。其他诸穴按常法操作。

留针60分，中间行针4次，隔日1次治疗。

治疗期间注意调护：①每晚艾灸下关穴15～20分钟；②尽量避免大张口，不宜再咀嚼硬物，充分休息颞颌关节；③面部保温，避免寒凉刺激。

治疗结果：治疗4次基本痊愈。

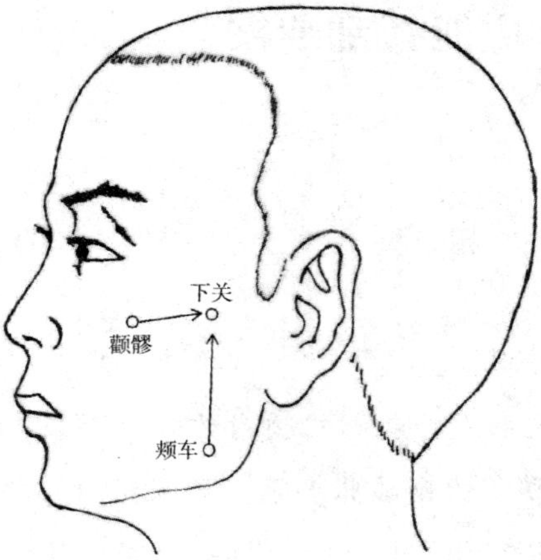

图3－4

【按语】 颞颌关节功能紊乱症为口腔科常见病，好发于20～40岁的青壮年，女性多见。其病因有心理精神因素、创伤、咬合失调、关节负荷过重、炎症反应等，使颞颌关节出现功能障碍。其属于中医的“颌痛”“颊痛”“口噤不开”等范畴。本患源于咀嚼过度，劳伤筋脉，致牙关局部气血不通，发为疼痛。故治宜通经舒筋，活血止痛。《针灸甲乙经》载：“颊肿，口急，颊车痛不可嚼，颊车主之。”“失欠……下关主之。”《针灸大成》有“颊车……主牙车疼痛，颌颊肿，牙不可嚼物”的描述。下关、颊车、听宫、听会都位于颞颌关节所在部位。下关穴正在其中心位置，当颧弓与下颌切迹所形成的凹陷中，均取近治作用。针下关及左右两侧旁开0.5寸穴点，三针齐刺，为齐刺法，进针得气后原地轻搓捻约30秒，为针法之要，能显著增强针感，增加刺激量，加强了疏通局部经络气血的作用。颊车穴别名“机关”，有开关通络之效。颞三针位于颞肌肌腹部，调节因颞颌关节紊乱导致的颞肌痉挛。听宫、听会在颞颌关节之后，与下关穴相配合前后呼应，通经活络止痛。合谷、足三里为阳明经穴，因经脉循行而主头面疾患，镇痛安神，通经活络。诸穴远近配合，可达行气化瘀、通络止痛之功。

四十八、颈肩综合征案

方某，男，42岁。

初诊时间：2016年10月16日。

主症：右肩背及上肢酸痛1个月。

病史：1个月前因劳累汗出受风，不久即感右肩背酸胀疼痛，继而右上肢出现酸沉隐痛。于按摩诊所经多次按摩、拔罐治疗无效，并渐出现右上肢活动受限。后去市某医院，经多项检查未见异常，颈椎MRI检查提示“颈椎增生，项韧带钙化”，诊为“颈肩综合征”“颈椎病”。予“颈复康”及外用膏药，效果不显，经友介绍来中医门诊求治。

来诊症见：右肩背及上肢酸胀疼痛，高举上肢，不能放下，否则疼痛加剧，项强板直，右侧岗上肌及岗下肌触之有僵硬感，纳谷正常，二便调，夜寐欠佳。舌淡白，脉沉弦。

诊断：颈肩综合征（肩痹）。

证型：风寒袭络，经脉痹阻。

治法：疏筋活络，温通解凝。

取穴：健侧肩痹穴、患侧风池、肩井、肩中俞、巨骨、肩髃、肩贞、秉风、曲垣、曲池、臂臑、合谷、阳陵泉、阿是穴。

针法：

（1）先针健侧肩痹穴（足三里下1寸，旁开1寸）（图3-5），直刺进针后，提插捻转，同时嘱患者活动患侧上肢，30 分钟后起针。

（2）让病人侧卧位，取患侧风池、肩井、肩中俞、巨骨、肩髃、肩贞、秉风、曲垣、曲池、臂臑、合谷、阳陵泉等穴，针用泻法。

（3）按压局部痛点、拘挛条索处，并顺着肌肉纤维走行方向斜刺、横刺，用浅刺法进到肌肉和筋膜层，提插捻转。30 分钟后起针，予拔罐。

治疗结果：第 1 次针入肩痹穴后得气强烈，让病人活动患侧上肢，病人当即手能放下，虽有疼痛，但可忍受。余法处置后，痛即消减。隔日治疗 1 次，经 6 次治疗痊愈。

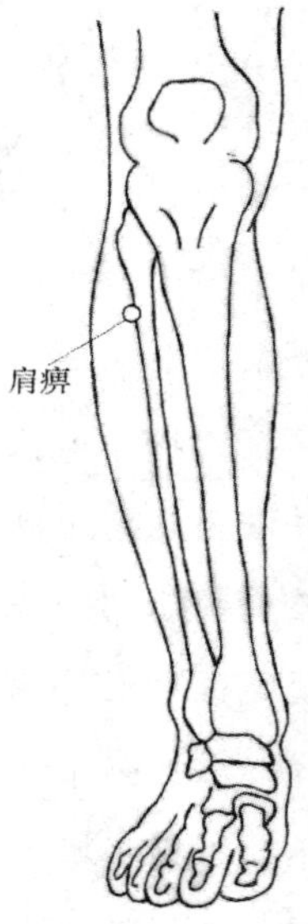

图 3－5

【按语】颈肩综合征属中医“痹证”“肩痹”范畴，因颈肩部肌肉、筋膜慢性劳损，或受风寒而导致疼痛、沉重、麻木等症状。中医分为内、外二因，内因气血失和，脏腑功能失调，外因风寒湿邪痹阻。此病人劳累并汗出当风，致使邪从腠理而入，寒凝筋急，阻痹肩凝，而发为肩痹之证。治疗当远取腧穴调气，近取腧穴解筋结，通经络。远取肩痹穴，得气后让患者活动患侧上肢，以促进经络之气畅通。近取患侧风池、肩井、肩中俞、巨骨、肩髃、肩贞、秉风、曲垣、曲池、臂臑、合谷等穴以通经络，解筋结，畅气血，止痹痛。筋会阳陵，故取阳陵泉以治筋。另遵内经“在筋守筋”的原则，以半刺针法，在局部压痛点及拘挛条索处沿肌纤维走行方向斜刺、横刺，刺至肌肉筋膜层，提插捻转得气，以开筋结，松经筋，解痉挛，再加拔罐以除风寒湿邪。针罐结合，手法行针，半刺筋结，终至筋结开，痉挛解，痹痛除，病痊愈。

四十九、肩关节周围炎案

邢某，女，52 岁。

初诊时间：2016 年 12 月 9 日。

主症：右肩臂痛3个月。

病史：3个月前受凉后右肩出现疼痛，其后逐渐加重，不能随意活动。上举、挠头越来越困难，上车扶持把手稍有不慎或右上肢活动幅度稍大则疼痛加剧，有如撕裂。去市某医院诊为“肩周炎”，按摩、理疗等疗果不显，经人介绍来门诊求治。

来诊症见：面黄形瘦，右侧肩痛，不能上举、外展、背伸，畏寒怕冷，得热则舒，纳谷正常，二便自调。舌淡白，脉沉弦。

诊断：肩关节周围炎（肩痹）。

证型：风寒侵袭，经脉痹阻。

治法：散寒解凝，温通络脉。

取穴：健侧肩痹穴、患侧肩三针（肩髃、肩髎、肩贞）、秉风、巨骨、肩井、臂臑、风池、曲池、合谷。

针法：

（1）先取健侧肩痹穴，直刺进针后提插捻转。得气要强烈，针感要下传，同时活动患侧上肢，常可立即缓解疼痛，使肩部活动范围增大，30分钟后起针。

（2）上床侧卧位，取肩三针、秉风、巨骨、肩井、臂臑、风池、曲池、合谷，针用泻法，加灸。

每日1次，10次一疗程，休息3天行下一疗程。

治疗结果：共治疗两个疗程痊愈。

【按语】肩关节周围炎属中医“肩痹”“痛痹”范畴，以肩关节周围肌肉、筋膜、韧带、关节囊等无菌性炎症及粘连为病理，临床以肩关节活动受限，伴疼痛为主要表现。临床多见于五十岁左右人群，女性发病多于男性，考虑和体内激素分泌代谢变化有关。也有因外伤导致筋伤粘连，还有外感风寒湿也是发病重要因素。此女性病人年逾半百，面黄形瘦，体质虚弱，外感风寒，凝结于肩，气血痹阻不通，发为本病。故治疗远取腧穴配合动气针法以调气，近取腧穴通经活络，解筋结，畅气血。先取健侧肩痹穴，产生针感后活动患侧上肢，以使气行血畅，为动气针法。在局部取肩三针、秉风、巨骨、肩井、臂臑、风池等，通经络，祛风寒，调气血。曲池、合谷促进手阳明大肠经气血调和，是为截法。加灸可使温通解凝、开结通痹，适合病患体质虚弱感寒之病机。如此远取近治结合，标本兼顾，扶正祛邪，使邪去而病瘥。

肩痹一证临床根据病因和病理不同可分为以下几种情况：一是外伤导致肌腱断裂伤，肩臂活动受限。有明确外伤病史，如突然的外力拉扯导致，需要磁共振明确诊断，断裂伤需骨科就诊手术治疗，非针药所及。二是更年期女性或男性体内激素分泌减少，导致筋骨病。这类病情多缠绵，有的1～2年方可自愈，可以辅助治疗缓解疼痛，针药要考虑扶正固本。三是外伤劳损，肌肉韧带劳损。此类经针灸、中药、推拿等疗效较好。四是风寒湿邪侵犯肌体。要越早治疗越好，迁延日久则邪气稽留，需要治疗的疗程也长。

五十、肱骨外上髁炎案

许某，女，46岁。

初诊时间：2017年6月14日。

主症：右肘臂疼痛2周。

病史：长期从事厨房切菜端勺工作，右臂筋肉渐有劳损。近日格外劳累，在一次操作中右前臂用力不当，似有扭筋之感，当时未在意，次日觉右肘部痠痛，不能持力，握拳及前臂内旋、外旋疼痛加剧，无法工作。急至市某医院骨科，诊为“肱骨外上髁炎”。口服活血化瘀药，外贴骨伤膏药，又加按摩、热敷等，10余日不见好转。经友介绍来中医门诊请求针灸治疗。

来诊症见：右肘臂部疼痛，不能用力握拳及旋转手臂，遇热较舒，逢凉加重，平素畏寒易汗，纳谷、二便正常，体形偏胖。舌淡白，脉沉弦。

诊断：肱骨外上髁炎（肘劳）。

证型：风寒袭络，经脉痹阻，筋骨劳伤。

治法：通络祛寒，疏筋活血。

取穴：膝阳关、阳陵泉、阿是穴、曲池、肘髎、手三里。

针法：

（1）先针健侧膝阳关（或阳陵泉），用28号1.5寸毫针直刺，提插捻转得气，针感稍强烈，同时嘱患者轻轻活动患侧肘臂，轻轻握拳旋转约5分钟，留针。

（2）次取“肘阿是”穴，紧贴肱骨进针，针尖向肱骨外上髁痛点，提插得气，得气后轻轻快速捻转，手法要轻。以此为中心向两侧旁开各0.5寸，用30号毫针提插进针，斜刺痛点方向，得气后用补法。

（3）曲池进针后朝向外上，肘髎、手三里直刺，平补平泻即可。

上法每天1次，每次30分钟，期间行针2次。

（4）回家自灸肘阿是或曲池穴，每次20分钟，每天1次。

嘱注意保暖、休息，避免用患肢。

治疗结果：治疗6次基本痊愈。

【按语】肱骨外上髁炎又名“网球肘”，属中医“肘劳”“伤筋”范畴。本病多为劳作较多的一侧发病，病因多由用力过度、过久，导致劳伤筋骨，局部筋脉拘挛，气血不通，出现疼痛伴活动受限。此病人从事厨房切菜工作，日久劳伤右臂筋肉，已成夙根。此次发病，用力不当，致筋伤捩转，疼痛加剧。故针灸治疗遵远取调气，近取调筋，兼顾治骨的原则。调筋当“在筋守筋”，治骨当“在骨守骨”。先取对侧膝阳关或者阳陵泉，行提插捻转，得气后嘱病人活动患侧肘臂，是为动气运针法，促进气血流通。在肘阿是穴针刺，贴骨进针，刺筋与刺骨并行，提插捻转，以松筋减压。再行齐刺法，并行数针，增强治疗效果。于曲池、肘髎、手三里针刺以解局部筋结，使经气流通，得气后行补法。灸法亦为促进经络气血流通。远近接合，筋骨并重，始得痊愈。

本病伤在筋，动在骨，是为筋骨并重疾患。从经筋、肌肉力学分析，肱骨外上髁炎多是肘关节反复屈伸劳作，在杠杆力的作用下，劳伤经筋，劳损肌肉，用半刺和关刺法，多针刺筋结，解结松筋，是治本之法。

五十一、腰椎间盘突出症、坐骨神经痛案

李某，男，51岁。

初诊时间：2017年7月21日。

主症：左下肢疼痛半年，加重1周。

病史：半年前因劳累汗出，坐卧潮湿之地，出现左下肢隐隐作痛，沉重发胀不适，逐渐加重。曾就诊于某医院，经CT检查诊为“腰椎间盘突出症”。口服中成药及外用膏药及理疗等疗效不明显，经友介绍来中医门诊请求针灸治疗。

来诊症见：面黄形盛，左腰骶及左下肢疼痛、麻木，不能行走，不能久立，行走则疼痛麻木加重，喜热畏寒，纳谷尚可，夜寐安宁，二便自调。舌质淡红，苔薄白，脉沉弦。

查体：直腿抬高30°，左下肢沿坐骨神经走行部位疼痛明显，左小腿外侧痛觉减弱，足背伸无力。

诊断：腰椎间盘突出症、坐骨神经痛（痹证）。

证型：风寒湿痹，肝肾不足。

治法：祛风除湿散寒，活血通脉止痛，补益肝肾壮腰。

取穴：肾俞、气海俞、大肠俞、腰部华佗夹脊穴、次髎、环跳、风市、阳陵泉、足三里、悬钟、昆仑、秩边、承扶、殷门、委中。

针法：

（1）病人侧卧位，取肾俞（双侧）、气海俞（双侧）、大肠俞（双侧）、腰部华佗夹脊穴（双侧）。患肢取次髎、环跳、风市、阳陵泉、足三里、悬钟、昆仑。若腰痛位于腰骶部，其下肢疼痛在后内侧区，则取秩边、承扶、殷门、委中为主。梨状肌损伤取穴大致如上。针用泻法，留针30分钟，起针后再于针刺处拔火罐。

（2）针法要点：环跳、秩边、承扶、殷门、委中用2~3寸针即可，得

气后要有放射感。但须注意，提插捻转时出现下肢有弹起反应或剧烈疼痛，说明触及神经或血管壁，不要再强刺激，以免损伤神经及血管。损伤血管时会出现局部出血和血肿，损伤神经会导致下肢的麻木加重甚则出现痿废。针刺出现抽动感时，抽动2~3次即可，多做恐损伤肌筋膜及肌纤维。

治疗结果：治疗1次后疼痛减轻。隔日1次，治疗10次后左下肢疼痛消失，临床治愈。半年后回访，未见复发。

【按语】腰椎间盘突出症和坐骨神经痛属中医“腰痛”“痹证”范畴。腰椎间盘突出症以腰椎间盘压迫硬膜囊或神经根，坐骨神经受到刺激出现腰痛、下肢痛、麻木、活动受限等，严重者会出现二便功能障碍。本病中医分内、外二因。内因肝肾不足，筋骨失健，气血失和；外因风寒湿侵袭，致气血筋脉痹阻。此病人劳累汗出当风，寒湿乘虚侵入，阻痹下肢，经脉不通，以致发为痹证。故治疗取肾俞、气海俞、大肠俞、腰部华佗夹脊穴以补肾壮腰，通经活络。取次髎、环跳、风市、阳陵泉、足三里、悬钟、昆仑以通经络，解筋结，强筋骨，除风寒湿。针后拔火罐，增祛风散寒除湿之力。标本兼治，补虚泻实。

腰椎间盘突出症的病人中，腰椎间盘压迫神经根及硬膜囊的病例是少数，更多的是腰椎深浅层肌肉、筋膜等软组织的水肿、炎症刺激了脊神经，进而出现临床症状。在临床鉴别诊断时，要重点判断是椎管内还是椎管外的问题。腰痛的病人，一定要把影像学的结果和临床症状结合分析，避免误诊。针灸治疗的机理，就是通过针刺腧穴，调整经络、经筋，达到气血通畅，实际上是解决椎管外的问题，或者通过椎管外影响椎管内，达到治疗的目的。

五十二、急性腰扭伤案

薛某，男，26岁。

初诊时间：1983年6月8日。

主症：腰痛不能活动5小时。

病史：当日上午于工作中不慎扭伤腰部，当即疼痛不已，不敢活动。在工友帮助下卧床休息，然其痛更剧，不敢丝毫动作，动则痛甚，痛如刀割，喊叫不已。遂急用担架送至大连市中医医院骨伤科求治，经骨科诊查诊为“急性腰扭伤”。予止痛散及跌打丸口服，同时请针灸科协助治疗。

来诊症见：肤黑体壮，腰痛如折，活动受限，动则痛剧，痛如刀割，拒按恐触，咳嗽喘息亦觉加重。平素纳可眠安，二便尚调。舌暗红，舌下见小结节，脉弦滑。

诊断：急性腰扭伤（腰痛）。

证型：气滞血瘀，脉络不通。

治法：行气活血，通络止痛。

取穴：取龈交、人中穴。

针法：用1寸28号毫针针龈交穴，大幅度快速捻转（约200~300次/分），1分钟后出针。随后让患者站立，再针人中穴，使用雀啄手法行针1分钟，让患者双手掐住疼痛附近部位，带针活动腰部。

治疗结果：龈交穴针刺后，病人在工友帮助下可慢慢从担架上坐起并站立。人中穴针刺后，在众人的保护下可轻微活动腰部，并能左右前后渐渐增大活动范围。随着腰部疼痛减轻，撤除旁人之护卫，继续活动10分钟，腰痛大为减轻，并可独立行动，约1小时疼痛基本缓解。嘱其回家不要马上卧床，需不断活动，期间可坐位休息。次日来诊，疼痛大减，仅大幅活动或按压时疼痛。针刺腰部周围阿是穴10分钟，然后拔罐10分钟巩固治疗。

【按语】急性腰扭伤是腰部肌肉、筋膜、韧带等软组织因外力作用突然受到过度牵拉而引起的急性撕裂伤，常发生于搬抬重物、腰部肌肉强力收缩时。患者伤后立即出现腰部疼痛，呈持续性剧痛，次日可因局部出血、肿胀而腰痛更为严重。也有的患者只是轻微扭转一下腰部，当时并无明显痛感，但休息后次日感到腰部疼痛。除腰痛外，会伴有腰部活动受限，不能挺直，俯、仰、扭转困难，咳嗽、喷嚏、大小便时可使疼痛加剧。站立时往往用手扶住腰部，坐位时用双手撑于椅子，以减轻疼痛。检查时局部肌肉紧张、压痛及牵引痛明显，但无瘀血现象。急性腰扭伤属于中医“腰痛”范畴，多因外力损伤经络，经气不利，气滞血停成瘀而致。80 年代前后“急性腰扭伤”是针灸科的常见病，多用针刺“龈交穴”治疗腰扭伤。后来我把龈交穴改进操作，先强刺激以快速止痛，然后针刺“人中穴”，同时让患者配合带针慢慢活动。待其痛缓解，腰部之气血运转开来，则可针刺腰部，然后加拔火罐，或者在施针处直接拔罐。让患者不要久卧于床，一般卧床治疗时间宜控制在 10～15 分钟，拔针后慢慢起床下地活动。另我望舌时发现患者舌系带下有一小米粒大小圆形结节，依既往经验，该病人并非第一次腰扭伤，询问果不其然，此经验可供同道临床参考。

五十三、半月板损伤案

张某，女，57 岁。

初诊时间：2015 年 4 月 10 日。

主症：左膝关节肿痛 4 个月。

病史：平素双膝关节时有疼痛，活动尚可，曾行膝关节摄片提示有“退行性改变”，因无大碍，未予治疗。4 个月前在一次下楼中不慎扭伤，摔倒在地，左膝关节出现肿痛，并越来越重。近来不能单独行动，需人扶持，去市某骨科医院查 MIR 提示“左半月板损伤、骨关节退行性改变”。患者拒绝手术，经口服中药、药酒，外用膏药及理疗等治疗效果不佳，转来中医院门诊求针灸治疗。

来诊症见：面黄形盛，左膝关节肿痛，活动受限，不能单独行走，需人扶持或用拐杖而步，按压扭动膝关节疼痛明显，纳谷、睡眠、二便均安。舌淡苔薄白，脉弦滑。

诊断：半月板损伤（痹症）。

证型：肝肾不足，外伤筋骨，气滞血瘀。

治法：疏筋活络，强筋壮骨。

取穴：阳陵泉、膝眼、阴陵泉、曲泉。

针法：取左阳陵泉、左双膝眼，均平补平泻。又取左阴陵泉斜向膝窝刺入，再取左曲泉，以45°向膝窝斜刺，再取股骨内上髁后缘穴点向下刺向膝窝，三针均刺向痛点（图3－6）。

针刺手法要求：选取28号1.5寸毫针，各穴深度1～1.2寸，用提插捻转进至要求深度，再用快速捻转法30秒到1分钟。留针30分钟，中间行针2次，每3天在局部拔火罐1次。

治疗结果：用上法3次症状减轻，10次可以自行轻慢着地行走。隔日1次治疗2个月，病情基本痊愈，至今年回访一切良好。

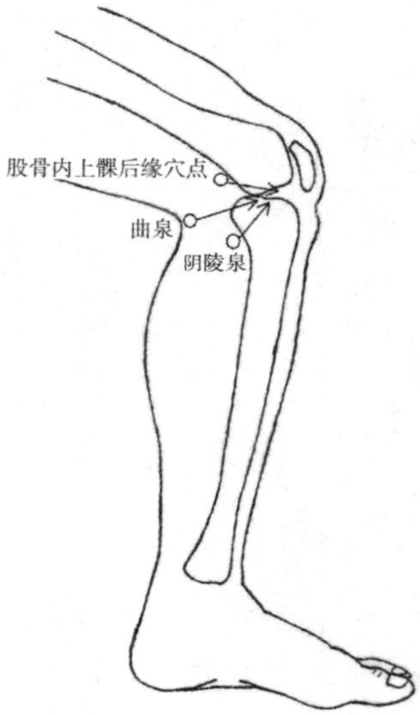

图3－6

【按语】半月板损伤属中医“痹症”“筋痹”等范畴。临床多以运动顿挫或筋骨力学失衡致半月板软骨受损，边角撕裂或严重的导致半月板断裂。中医骨伤理论认为，此属筋伤与骨伤合并之病，有内、外二因。外因风寒湿侵袭，扭挫伤及筋骨，以致筋伤扭捩，骨骱不合；内因肝肾不足，筋骨失养。此病人年近花甲，久有膝痛，肝肾不足，筋骨不健，此次发病加重始因扭伤筋骨，膝关节局部气血痹阻不通，而见肿胀疼痛。故针刺以治筋伤、筋痹之关刺法，刺其所伤之筋。在膝关节所伤之肌腱区腧穴——阴陵泉、阳陵泉、曲泉等，以半刺和齐刺之法，多针刺肌腱处，达到解筋结，通经络，畅气血的作用。另外膝关节附近的五输穴，阳经之阳陵泉、足三里、委中属性为土；阴经之阴陵泉、曲泉、阴谷属性为水。针刺这些腧穴可解除膝关节区的水液滞留问题，从而达到消肿止痛之效。针刺方法也很重要，半刺和关刺法是为筋伤病对应刺法，刺筋不伤骨，沿经筋肌肉走行方向针刺，多为斜刺，并用提插捻转手法，以得气和气到病所为要点。再以火罐拔出其局部痹阻之津液和瘀血，促进经络气血畅通。因病在筋骨处，膝关节局部以肌腱附着关节囊为主，血液供应少，故治疗起效虽易，但疗程长。治病需遵循“在筋守筋，在骨守骨”之法，按疗程治疗，以达标本兼治。本病位在半月板软骨，根本原因在于膝关节附近的肌肉、韧带力学失衡，从而缠绵难愈，用治筋之半刺和关刺法，恢复力学失衡，恢复经络和经筋的正常功能，才是治本之法。

五十四、膝关节骨性关节炎案

刘某，女，66岁。

初诊时间：2015年11月27日。

主症：双膝关节疼痛6年。

病史：6年前出现双膝关节疼痛，尚可活动，不影响生活。其后逐年加重，右膝关节痛更甚。自入冬气候变冷后，关节疼痛犹如雪上加霜，影响走路，活动时骨节有咔咔之响，下楼梯明显困难，需扶把手方能下楼。就诊于市某医院骨科，查MIR显示“双膝退行性改变、骨质增生”，诊为“老年膝关节骨性关节炎”。经口服抗骨质增生药、氨基葡萄糖，外敷膏药及理疗等均无明显疗效。近日天气变冷，膝关节之病痛越加严重，步履困难，需人搀扶，今日来门诊求治。

来诊症见：面黄形盛，双膝关节疼痛，屈伸困难，活动受限，关节变形，外观呈“O”型，动之有骨摩擦音，纳食正常，大便干结，夜寐欠佳。舌淡红苔薄白，脉沉弦。

诊断：膝关节骨性关节炎（痹证）。

证型：肝肾不足，寒凝经脉。

治法：补肝肾，强筋骨，温经脉，通血痹。

取穴：膝眼、鹤顶、阳陵泉、血海、太溪。

针法：诸穴平补平泻，得气为度，留针30分，每日1次。自行灸膝眼与阴陵泉、阳陵泉，以红为度，共计20分钟。

方药：熟地黄30g，桑寄生20g，补骨脂15g，威灵仙20g，骨碎补15g，桂枝10g，桑枝15g，红花15g，土鳖虫15g，怀牛膝15g，老鹳草15g，透骨草20g，丹参15g。7剂，水煎取汁，每次200mL，早、晚分服。另药渣加热，并加少量白醋，外敷膝关节。每晚1次，每次30分钟。

治疗结果：上法2次见效，6次后膝关节疼痛大减，可以自行下地活动，不用搀扶。治疗12次基本保持原先最好水平，暂停针药。嘱其：①保暖，尤其是膝关节，最好再用护膝；②艾条灸要坚持再用1个月；③尽量减少上楼次数。随访半年，其效良好。

【按语】膝关节骨性关节炎属中医“痹证”范畴，以骨关节炎症、增生等为病理，以疼痛、肿胀、活动受限为症状，多见于老年人群。中医分内、外二因。内因为肝肾不足，经筋经络不和；外因为外感风寒湿邪等，引起关节痹痛，活动受限。病人年近古稀，五脏皆衰，筋骨失养。冬季寒冽，寒凝关节，经脉不通，以致肿痛加重。治宜补益肝肾，强壮筋骨，温通经脉。取膝眼、鹤顶、阳陵泉、血海、太溪补肝肾，强筋骨，解筋结。再以灸法除寒湿，壮阳气，通经脉，止痹痛。方药内服外用亦遵上旨。针药并用，内外合治，病痛得以缓解。

老年人膝关节骨性关节炎需标本兼顾，多以肝肾不足为本，经脉痹阻为标。针刺取穴宜少而精，行针手法以轻巧补法为主或平补平泻，不宜重手法。体虚及老年人针刺时要避免强刺激或泻法，勿犯虚虚实实之戒。在使用灸法时，中病即止，不宜过长、过重，避免灼伤津液，致筋骨失养加重，甚则痿废。

五十五、背肌筋膜炎案

蔡某，女，38岁。

初诊时间：2017年11月20日。

主症：右肩背疼痛反复发作3年余，加重1周。

病史：常年伏案工作，时感项背强直，腰酸背痛。1周前于清晨起床时觉项背疼痛，好似落枕。上班后，发觉右肩胛骨内缘周围肌肉疼痛，活动受限，低头及向左转身、转颈疼痛加剧，有如撕裂。遂找按摩诊所进行按摩治疗，症反加重，无论抬头、低头，还是上举抬肩臂都会导致疼痛加剧。自行口服舒筋活血药，外用膏药等，仍未减轻，夜内痛醒难寐，而来中医门诊求治。

来诊症见：面色萎黄，表情痛苦，项强板直、僵硬、活动受限，转身、低头、躬腰疼痛加剧，纳可，二便调。舌淡红，苔薄白，脉弦。

查体：岗上肌、岗下肌压痛阳性，皮肤肌肉僵硬，肩胛骨内缘肌肉痉挛，可触及条索状物。

诊断：背肌筋膜炎（肌痹）。

证型：劳伤经筋，经脉失和。

治法：舒筋活络，通脉止痛。

取穴：落枕、风池、肩井、肩中俞、肩外俞、曲垣。

针法：

（1）先用30号1.5寸毫针刺落枕穴，有针感后，继续捻转，并嘱病人活动患侧肩臂。

（2）再取双侧风池、肩井、肩中俞、肩外俞、曲垣等穴。在肩部僵硬压痛点处及肩胛骨内缘条索状痉挛处，顺肌纤维走行方向，采取半刺，不断捻转，不强求针感。留针30分钟，中间行针2次。

治疗结果：针刺1次痛减，每日1次治疗，5天后疼痛基本缓解。后仍有隐痛，劳累加重，此属体虚，筋失所养，嘱其口服复合维生素及生脉饮口服液，减少针刺腧穴数量，以浅刺针法继治半月痊愈。

【按语】背肌筋膜炎是临床的常见病、多发病，主要表现为肩背部肌肉的酸痛、沉重、乏力，且反复发作，不易治愈。其相当于中医之“肌痹”范畴，病机有内伤、外伤之别。内伤脾胃，气血亏虚，经络不和；外伤风寒湿侵，久劳致损。该病人常年伏案工作，有颈项板直、背痛腰酸等症状，为局部肌筋膜的慢性炎症。久劳之后，病情暴发，炎性物质刺激筋膜及肌肉，以致肌肉、筋膜挛缩僵硬。不当的手法按摩会导致局部水肿加重，气血痹阻，所以疼痛加剧。治疗先取落枕穴，让病人活动，是为动气行针法，促进气血流通。刺风池、肩井、肩中俞、肩外俞等，激发经络腧穴气机，关键是遵内经之“在筋守筋”之法，应用半刺法和齐刺法，以毫针顺肌纤维走行方向进行针刺，提插捻转，促通经筋及经络之气。病人前期显效，后疗效停滞，考虑病人体虚，筋膜肌肉失养，若再用强刺激针法于治疗无益，故让病人口服复合维生素及生脉饮，充养筋膜肌肉，并减少针刺腧穴，勿犯虚虚实实之诫，终得痊愈。

筋膜炎发病原因有如下几种：一是反复固定动作或姿势的劳损；二是外感风寒湿邪；三是筋膜肌肉失于濡养；四是外伤诱发。治疗要点：一要解决筋膜肌肉失养问题，中药的益气养血，西药的复合维生素都有类似作用；二要通过针法或手法来调气通经，调经筋，解筋结，促进经络气血畅通；三要结合西方肌筋膜扳机点理论和实践经验，用手法或针法，治疗重点在扳机点（肌筋膜扳机点相当于传统取穴的阿是穴）。

五十六、脑性瘫痪案

丁某，男，5岁。

初诊时间：1997年9月10日。

主症：发育迟缓，右半身瘫痪5年。

病史：患儿难产，曾动用产钳。月内未见异常，其后在生长中未能如期抬头、坐、立、行、言语等。1岁多长牙，2岁阅人，近4岁方能扶持站立，左手指能抓握东西，开口简单叫“爸爸”“妈妈”。这期间，其祖母曾携其去过全国多家医院求治，历经4年之久，治疗结果如前所述。1997年回连后经人介绍来我科进行针灸治疗。

来诊症见：面色萎黄，形体瘦弱，两目呆滞，筋骨痿软，瘫痪于床，语言迟发不清，纳呆食少，大便溏。舌淡苔白，脉沉细。

查体：右手足挛急，手臂内旋，手指呈鸡爪状，左腿内旋，右腿短细，肌肉萎缩。行走时足尖着地，步履艰难，需人扶持，呈剪刀步态。右侧肢体肌张力高，肌力1~2级。右肱二、三头肌反射亢进，右膝腱反射亢进，右踝部可引出踝阵挛，右侧巴氏征阳性。

诊断：脑性瘫痪（五迟）。

证型：肝肾亏损，气血虚弱。

治法：补益肝肾，益气养血，健脑通络。

主穴：百会、正营、神庭、风池、四神聪、颞三针。

针法：取30号1.5寸毫针在百会穴行交叉刺，针尖刺向曲鬓穴。神庭、四神聪、颞三针采用头针刺法。留针1小时，中间行针4次。主穴以头针法捻转为主，若患儿表情无明显痛苦，哭闹不严重，则可增加捻转次数。

速刺穴位：上肢取肩髃、肩井、肩贞、臂臑、曲池、手三里、曲泽、外关、内关、合谷；腰及下肢取肾俞、命门、环跳、承扶、殷门、足三里、丰隆、三阴交、太溪、昆仑、太冲、解溪、阴陵泉、扶兔、血海。

针法：用30号1寸毫针，上穴轻补法为主。即刺入穴位后，拇指向前捻转为主，捻动速度不要太快，每穴捻转6次到9次。

治疗结果：间断治疗5年，基本痊愈，生活可自理，语言清楚，语速较慢，右上肢偏僵硬，肌力正常。

【按语】脑性瘫痪是一组持续存在的中枢性运动和姿势发育障碍、活动受限症候群，这是由于发育中的胎儿或婴幼儿脑部非进行性损伤所致。脑瘫患儿在生长发育阶段生存质量严重下降，也影响着患儿的精神心理健康。痉挛性脑瘫在脑瘫患者中占60%~70%，其主要原因是由于病变累及椎体束引起中枢神经综合征。

针刺疗法作为传统康复医学重要组成部分在儿童脑瘫治疗中发挥重要角色。用毫针刺激头部、躯干及四肢的穴位，通过针感的传导可以调节肌张力，改善运动功能，控制流涎，促进智能发育。

古人认为“头为精明之府”“五脏六腑之精气皆上注于头”，所以针刺头皮特定区域确能起到扶正祛邪、疏通经络、运行气血、调和阴阳之作用。百会为诸阳之会、清阳之会，入络脑；风池为足少阳、阳维脉之会。两穴配合可以升举清阳、开窍醒神、清利头脑，具有改善大脑神经功能之效。四神聪为经外奇穴，《太平圣惠方》载：“神聪四穴，理头风目眩，狂乱疯痫，针入三分。”与百会合用可镇静安神，清头明目，醒脑开窍。从百会穴行交叉刺，针尖刺向曲鬓穴，相当于大脑躯体运动中枢在头皮的投射区，既可开窍醒脑，又可促进躯体运动功能恢复。神庭穴相当于额叶的头皮投射区，针刺可改善智力情感功能。颞三针有治疗运动障碍、偏瘫、弱智的功效。如此取穴体现传统经络与现代研究相结合，实践证实可促进大脑各项功能恢复。

因患儿特殊情况所限，为避免意外发生，不能进行留针，故而采取速刺不留针的针法。针刺时根据具体情况，选穴少而精，刺法轻而快。因治疗周期长，速刺穴位可按经络分组轮换进行，有时也对健侧进行针刺，头部、躯干及四肢的穴位相结合来共同促进肢体功能恢复。如果配合肢体功能康复训练等现代康复技术，会进步更快。

五十七、遗尿症案

周某，女，18岁。

初诊时间：1998年7月14日。

主症：遗尿10年余。

病史：自幼就有尿床之疾，入睡后遗尿，每夜1～2次，醒后自知，日间小便正常。经中药、针灸、按摩、营养神经等多法治疗，均无明显效果。曾去市某医院摄片发现有“骶椎裂”，亦无良法治疗。随着年龄渐长，尿床症状略有缓解，在劳累紧张后极易发生。今值高考，欲去异地上学，急需解决尴尬之疾，经朋友介绍来中医院门诊请余治疗。

来诊症见：夜间遗尿间发，心事重重，面白偏胖，月经稀少，寐安，便调。舌淡红，苔薄白，脉象沉细。

诊断：遗尿症。

证型：肾气不足，固摄失约。

治法：补益肾气、固脬缩泉。

取穴：百会、关元（气海）、足三里、三阴交。

针法：百会穴针刺方向向前，用头针法捻转至少1分钟，至头皮微微发红则可。关元穴（或气海穴）针刺得气后有下传针感则可，并加艾条灸。足三里和三阴交针用补法，也用艾条灸。留针60分钟，每日治疗1次。6天为一个疗程。

治疗结果：第一个疗程每晚让父母交替叫醒1次，治疗6次后在疗程中没有遗尿发生。因为有效，休息3天，继续巩固治疗两个疗程，停针10天，疗效仍佳。10天后，单取百会、关元穴，针灸方法同前。治疗坚持到8月底，患者离开大连往外地就学。放假回连后电话告知读书期间一切良好，未再遗尿。

【按语】遗尿亦称“遗溺”“尿床”，是指3周岁以上的小儿在睡眠中小便自遗，醒后方觉的一种病症。本病在临床上没有排尿困难，尿检正常，无神经系统或泌尿生殖系统器质性疾病。部分患儿有隐性脊椎裂，见于西医学“神经性尿失禁”。中医学认为遗尿症是由肾气不足，膀胱失约所致。《内经》曰：“膀胱不利为癃，不约为遗溺。”尿液的正常排泄取决于肾的气化和膀胱的摄约功能。肾司固藏，主气化；膀胱为州都之官，有贮尿和排尿的功能。若肾气不足，下元不能固摄，每致膀胱约束无权而发遗尿。故以补益肾气，固脬缩泉。关元为任脉与足三阴经的交会穴，可培元固本。关元、气海穴与脐下肾间动气相关，补之有充益肾气，固摄下元的作用。三阴交为足三阴经交会穴，取其调补肝脾肾。足三里为胃经合穴，强壮要穴，补后天以资先天。百会可醒神开窍，提升收摄，调整经络脏腑功能。艾灸关元（或气海）、足三里和三阴交则补阳助气化之功更强。诸穴合用，上调下达，共奏温肾止遗之效，使下焦得温，膀胱气化正常而遗尿自止。

临床体会，本病以取百会、关元穴为要。百会穴要较长时间捻转，使局部有胀感和头皮微微发红，关元穴的得气要有下传感，加艾灸效果更佳。两穴上下配伍，百会穴醒神益脑，治疗遗尿症中大脑不知之“遗”；关元穴补肾固摄，治疗遗尿症中膀胱不固之“尿”。

本病在治疗期间家属应密切配合，如减少“尿不湿”的使用时间，晚上控制患者饮水，定时叫醒患儿小便，使其逐渐养成自觉起床排尿的习惯，并积极鼓励患儿消除自卑心理。

张天文弟子心得与医案

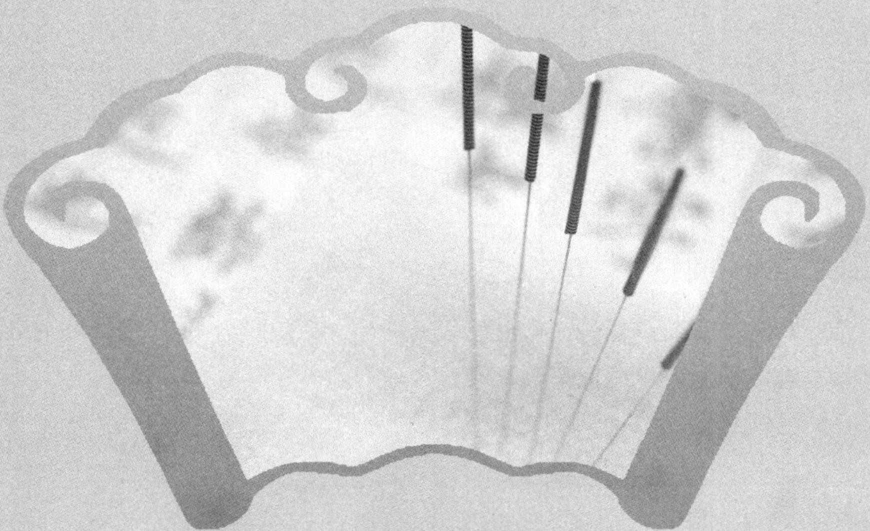

一、下合穴的临床应用体会

下合穴是指六腑之气下合于足三阳经的六个腧穴。这是根据《灵枢·邪气藏腑病形》篇中“荥俞治外经，合治内腑”“治内腑奈何……取之于合”而提出的。其内容包括“胃合于三里，大肠合入于巨虚上廉，小肠合入于巨虚下廉，三焦合入于委阳，膀胱合入于委中央，胆合入于阳陵泉”。这六个穴位包括足阳明胃经、足少阳胆经、足太阳膀胱经三条足阳经的“五输穴”中的合穴足三里、阳陵泉、委中，同时包括手三阳经经气下行与足阳经相合的腧穴巨虚上廉、巨虚下廉和委阳。“下合穴”作为一组特定穴的专门称谓，1964 年首见于南京中医学院主编的《针灸学讲义》。从文献角度考证，在严格概念意义上说真正的“下合穴”应该是指手三阳经经气下行与足阳经相合的 3 个腧穴上巨虚穴（巨虚上廉）、下巨虚穴（巨虚下廉）和委阳穴。

（一）下合穴的位置

下合穴均位于下肢，而且位于膝关节或膝关节以下的足三阳经上。从脏腑与经脉的相应关系来看，脏腑在膈以上者应于上肢；在膈以下者应于下肢。三焦虽分为上、中、下三焦，但其根源在下焦。胆、胃、大肠、小肠、膀胱都位于腹部，六腑位于腹部，故应于下肢。胃、胆、膀胱三腑的经脉皆行于下肢，在膝关节及以下都有合穴。大肠、小肠与胃关系密切，皆承受从胃腑传化而来的水谷之气，在生理上与胃共同完成饮食物的消化、吸收、排泄过程，在病理上三者也相互影响，因此大肠、小肠的下合穴位于胃经之上。三焦是“决渎之官，水道出焉”，主通行水液和升降诸气；膀胱为“州都之官，津液藏焉，气化则能出矣”。二者均参与水液的代谢调节，在生理及病理上关系紧密，故而三焦府的下合穴在膀胱经上。

张景岳在《类经》二十卷针刺类“六腑之病取之于合”中论述：“大肠、小肠、三焦皆手三阳之经。然大、小肠为下焦之腑，连属于胃，其经虽在上，而气脉不离于下，故合于足阳明之巨虚上下廉。三焦为孤独之腑，其于三部九候无所不统，故经之在上者属手，腧之在下者居足。所以十二经中，惟此手之三阳，乃有下腧。”

（二）下合穴的功能

对六腑的不同病症可选取其所属的下合穴进行治疗。在《灵枢·邪气藏腑病形》中详细描述了这六个穴位所治疗的六腑病证，结合后世论述及现代临床总结其功能如下。

“胃病者，腹胀，胃脘当心而痛，上肢两胁，膈咽不通，食饮不下，取之三里也。”足三里穴常用于治疗急慢性胃炎、胃痉挛、胃及十二指肠溃疡、胃下垂等胃腑病。现代研究表明，足三里对胃蠕动、胃肠功能、消化液的分泌等都有良性调节作用。

“大肠病者，肠中切痛，而鸣濯濯。冬日重感于寒即泄，当脐而痛，不能久立，与胃同候，取巨虚上廉。”《千金方》载：“大肠有热，肠鸣腹满，挟脐痛，食不化，喘不能久立，巨虚上廉主之。”现代上巨虚穴主要用于治疗腹痛、泄泻、便秘及痢疾、阑尾炎、肠梗阻等大肠腑病。

“小肠病者，小腹痛，腰脊控睾而痛，时窘之后，当耳前热，若寒甚，若独肩上热甚，及手小指次指之间热，若脉陷者，此其候也。手太阳病也，取之巨虚下廉”。《甲乙经》载：“少腹痛，泄出糜……泄脓血……巨虚下廉主之。”下巨虚穴现代常用于治疗急慢性肝炎、胰腺炎、痢疾及小腹痛、腰脊痛引睾丸、泄泻等小肠腑病等。

“胆病者，善太息，口苦，呕宿汁，心下淡淡，恐人将捕之，嗌中吩吩然数唾。在足少阳之本末，亦视其脉之陷下者灸之；其寒热者取阳陵泉。”《甲乙经》载：“胆胀者，阳陵泉主之。”阳陵泉穴现代主要用于治疗胆囊炎、胆石症、胆道蛔虫症等。针刺阳陵泉能影响胆囊运动，产生胆囊缩小效应。

“三焦病者，腹气满，小腹尤坚，不得小便，窘急，溢则水留，即为胀。候在足太阳之外大络，大络在太阳少阳之间，亦见于脉，取委阳。”《甲乙经》记载“胸满膨膨然，实则癃闭，腋下肿，虚则遗溺，……委阳主之。”委阳穴现代主要用于治疗肾炎、膀胱炎及癃闭等。

“膀胱病者，小腹偏肿而痛，以手按之，即欲小便而不得，肩上热，若脉陷，及足小趾外廉及胫踝后皆热，若脉陷，取委中央。”针刺委中穴对调整膀胱压力有一定作用，能使膀胱内压力有不同程度下降，对松弛性膀胱或尿潴留者有治疗作用。

治疗六腑疾病选取下合穴既符合“合治内府”的治疗原则，又符合“远部选穴”的选穴原则，尤其在急性腑病的治疗中尤为突出。如急性胆囊炎、肠梗阻、肠麻痹等急性腹部病证治疗中，腰背部的背俞穴最不便于取穴，处于病变状态的腹部又不利于取穴，单纯取远部下合穴最为可行。

（三）病例介绍

陆某，女，34 岁，为我院妇科住院病人。行卵巢及子宫肿瘤切除术，因手术复杂，手术过程持续近 6 小时。术后第 1 日腹部胀满不适，没有排气，肠鸣音消失，诊断为“术后肠麻痹”，请针灸科会诊。病人术中失血，面色淡黄，脉沉细，因气虚血瘀导致肠腑气滞血阻而出现“肠结”，即肠麻痹。患者刚行腹部手术，且翻身不便，针刺时选取胃腑的下合穴足三里、大肠腑下合穴上巨虚，双侧同时取穴。针刺得气后，留针 30 分钟，期间每 10 分钟行捻转补法 1 次，每穴持续半分钟。针刺后 2 小时患者感觉有排气，但很轻微。在当日下午进行第 2 次针刺（与上午治疗相隔 4 小时），所取穴位同前，但双侧同时行捻转补法，而且捻转时间延长，每穴行针 2 分钟，每 10 分钟 1 次。在第 2 次行针时，腹部出现肠鸣音，并有明显排气现象。术后第 2 日肠功能恢复正常，未再针刺。

（四）体会

六腑以降为顺，以通为要。下合穴定位在足三阳经的下肢部，位于六腑之下，有利于引导六腑之气向下，使六腑之气顺降和调。临床单独使用下合穴就可以取得很好疗效，也可以与其他穴位配合治疗六腑病证。下合穴与募穴相配，如足三里配合中脘治疗胃病。下合穴与背俞穴相配配伍，如阳陵泉与胆俞配合治疗胆病。

在下合穴的使用上，可双侧同时取穴以增强疗效。根据病症辨别虚实而行相应补泻针法，对于虚证应该适当增加补法操作时间以达到治疗目的。另外，六腑发生病变时，可在相应的下合穴处出现疼痛或压痛等病理反应，甚至早于临床症状而出现。如胃脘痛时，在足三里穴可见压痛；胆囊炎、胆结石的患者，胆绞痛发作前，在阳陵泉穴周围的就可有疼痛或压痛的表现；肠痈即阑尾炎患者，阑尾炎发作前，可在上巨虚穴处或周围出现疼痛或压痛反应。这些反应虽然不能作为相关疾病的诊断标准，但可以反映病情，同时在治疗时寻找穴位周围敏感点进行针刺疗效更好。

（程少民）

二、单穴、对穴应用经验

张天文主任医师临证强调一病必有一主症、主型，治疗必有一主法、主方，主方中必有一主穴（对穴）。伺诊中经常看到很多疾病张师只需简单的一两根针灸针就可解决问题，效验如神，现简介数例如下。

（一）胸胁痛（岔气）

本病多见于运动导致的急性胸胁痛。

取穴：支沟。

定位：腕背横纹上 3 寸，桡骨与尺骨之间。

针法：直刺 0.5 ~1 寸。可行提插和捻转手法，使局部或前臂出现酸麻胀的感觉，中度刺激 3 分钟左右，留针 15 分钟左右出针。胸胁痛大多一次治疗即告缓解或痊愈。

原理：支沟是手少阳三焦经的经穴，有清利三焦，调理胸胁气机，通气降逆的功效。《玉龙歌》："若是胁痛并闭结，支沟奇妙效非常。"《标幽赋》："胁疼肋痛针飞虎。"（飞虎即支沟穴的别名）

（二）呃逆

呃逆是不自主的膈肌痉挛，为胃气上逆动膈，以气逆上冲，喉间呃呃连声，声短而频，难以自制为主要表现的病证。以下方法任选一种即可有效。

方法一

取穴：攒竹。

定位：目内眦上方，眉毛内侧端，眶上切迹处取之。

针法：向鼻根部斜刺0.5寸，捻转手法，局部产生酸麻胀感觉。间断行针，留针20~30分钟。

也可双手拇指同时按压，出现局部酸胀疼痛感觉，可持续按压30秒。

原理：攒竹治疗呃逆为经验取穴。参考鼻针疗法中为胸的位置，故有宽胸利膈的功效。

方法二

取穴：翳风。

定位：耳垂后，下颌角与乳突之间凹陷处。

针法：直刺1寸，捻转手法，局部胀痛或向耳咽放散。间断行针，留针20~30分钟。

原理：翳风穴属手少阳三焦经，为手足少阳之会。《灵枢·经脉》谓手少阳三焦经："是主气所生病者"，刺激翳风穴，可促使三焦气机通畅，气不上逆，则呃逆自愈。

（三）急性腰扭伤

急性腰扭伤是指腰部肌肉、筋膜、韧带、关节囊等软组织的急性扭伤，有明显的腰部外伤史，症状表现为腰部持续性剧痛，重者不能坐起、翻身、站立或行走。督脉循脊，入骶，故本病当属督脉之病。古医籍描述了督脉病候，《灵枢·经脉》云：“实则脊强，虚则头重。”《脉经》：“腰脊强痛，不得俯仰。”故治疗当以通调督脉为主。

取穴：先取后溪，后取人中。

定位：后溪，握拳，在第五掌指关节后尺侧，横纹头赤白肉际处。人中，当人中沟的上1/3与中1/3交点处。

针法：手微握拳，垂直刺入后溪穴1.5寸，施以大幅度捻转手法，疼痛酸胀为得气。后取人中，向上斜刺0.5寸，小幅度捻转，鼻酸流泪为得气。得气后，令患者带针做腰部前屈、后伸、侧屈，并旋转活动10分钟，腰部疼痛可减轻或消失。间断行针，留针20~30分钟。

原理：后溪穴为手太阳小肠经输穴，输主体重节痛，又为八脉交会穴之一，通于督脉。针刺后溪穴有通督脉，利腰脊，行气血，止疼痛之功。人中为督脉穴，为督脉脉气之所发，刺之能宣通督脉，疗脊柱疼痛。《肘后歌》：“胁肋腿痛后溪妙。”《通玄指要赋》云：“人中除脊膂之强痛。”《玉龙歌》云：“脊背强痛泻人中，挫闪腰疼亦可攻。”

（四）面肌痉挛

面肌痉挛指面肌不自主性抽搐，多限于一侧。多从眼轮匝肌开始（表现为眼皮跳），逐渐向下扩大至面部表情肌及口轮匝肌（表现为面部及口角抽动）。

取穴：止痉点。

定位：在肌肉抽动处或附近用手指依次按压，当压到某一点可以明显抑制肌肉抽动时，此处即为选穴点，我们估且称之为“止痉点”。眼皮跳动的大多在承泣穴、四白穴、太阳穴附近能找到；口角跳动的在迎香穴、地仓穴、禾髎穴附近能找到；面颊跳动的在下关穴、颧髎穴、颊车穴附近能找到。

针法：斜向跳动肌肉处针刺，捻转手法，久留针30~60分钟，也可局部埋针。

原理：指压该穴能使抽搐停止或缓解，说明该穴可以抑制面神经的兴奋性，故治疗有效。

（五）中风后手指握固不开

痉挛性瘫痪是中风患者常见的后遗症之一，上肢呈挛缩屈曲状，尤其手指功能恢复最难。病久手指握固不开，恢复的第一步就是要缓解痉挛状态。

取穴：腕骨。

定位：在手掌尺侧，腕前，第五掌骨基底与三角骨之间的凹陷处。

针法：直刺0.5寸，略捻转，手指即伸。间断行针，留针30分钟。

原理：腕骨是小肠经原穴，有祛风舒筋，活络止痛之功，对指挛臂痛效果尤佳。中风后肢体痉挛是因阴虚血少，筋脉失濡。《灵枢·经脉》谓手太阳小肠经："是主液所生病者"。针刺小肠经原穴，可以调整小肠经络虚实，液生筋濡，痉挛可缓。《针灸甲乙经》云："偏枯……五指掣不可屈伸……腕骨主之。"《针灸资生经》："腕骨、中渚主五指掣，不可屈伸。"

（六）外感发热

常见上呼吸道感染并发热，多为中等度以上发热。

取穴：耳尖穴。

定位：将耳屏对折，在耳廓最高点处。

针法：先按揉局部耳廓使之充血，然后用碘伏棉签消毒皮肤，取三棱针或采血针刺破耳尖皮肤，挤出血5～10滴，用无菌棉球在局部按压止血。患者多在治疗1～2小时内微微汗出而热退。

原理：《灵枢·口问》云："耳者，宗脉之所聚也。"手足三阳经均联系耳部，阳经治热病，放血可泻热。且外感之病，汗法可解，放血之法也可理解为汗法的变法，如《儒门事亲》云："出血之与发汗，名虽异而实同。"《伤寒论》第46条云："太阳病，脉浮紧，无汗，发热，身疼痛，八九日不解，表证仍在，此当发其汗。服药已微除，其人发烦目瞑，剧者必衄，衄乃解。"《伤寒论》第47条云："太阳病，脉浮紧，发热，身无汗，自衄者愈。"均是外邪随血出而热退病解，也即放血治疗外感发热之理。耳尖放血还在多种疾病（高血压、五官科炎症等）的治疗中显现了较好的疗效，其有“清热泻火解毒”的功效，可抗炎、抗过敏、抗感染等。张师还常用此法治疗高血压、睑腺炎、过敏性皮肤病等。

（七）足跟痛

足跟痛是指跟骨结节周围慢性劳损所引起的疼痛，包括跖筋膜炎、跖骨融合、跟下脂肪垫功能不全、跟骨综合征及跟滑囊炎等，最常见的是跖筋膜炎。

取穴：大陵穴。

定位：腕掌侧远端横纹中，掌长肌腱与桡侧腕屈肌腱之间。

针法：直刺0.3～0.5寸，轻微捻转，以掌指局部麻胀为度。留针10分钟，可双侧交替取穴。

原理：为下病上取，也称“同位点针刺法”，即上肢与下肢之间存在着对应的关系，手与足相关。大陵穴位于掌根，用掌根的穴位治疗足跟的病。

（八）胆绞痛

胆绞痛是由于胆囊结石、胆管结石、胆道蛔虫等所引起的，临床表现为右上腹剧烈疼痛，多呈持续性疼痛伴阵发性加剧，可伴有恶心、呕吐等症状。

方法一

取穴：胆囊穴。

定位：在小腿外侧上部，当腓骨小头前下方凹陷处（阳陵泉）直下2寸。

治法：因为该病发病较急，故可紧急应用指压法。患者坐位，取胆囊穴（双侧），用一单手拇指重压3分钟，并上下左右揉压。也可针刺。

原理：胆囊穴为经外奇穴，但位于足少阳胆经之上，可以清利肝胆、活络止痛。现代研究认为该穴有使胆囊收缩和松弛胆道括约肌的作用，通过解除胆道梗阻而缓解疼痛。

方法二

取穴：丘墟、照海。

定位：丘墟在足外踝的前下方，当趾长伸肌腱的外侧凹陷处。照海在足内侧，内踝尖下方凹陷处。

针法：从丘墟斜向内踝下照海穴的方向刺入，进针 2 寸，捻转行针，使局部产生酸、麻、胀的感觉，间断行针，留针 20 分钟。

原理：丘墟为足少阳胆经的原穴，为胆经经气之所过，足少阳胆经又络于肝，与肝相表里，故该穴有疏肝理气、通利胆腑、舒筋止痛之功。照海为足少阴肾经穴，肾经“其直者：从肾上贯肝、膈”，与肝经相通，该穴能调补肝肾二经；照海又为八脉交会穴，通阴跻脉，主治胸膈之病。其有滋肾调肝，通络止痛之效。丘墟透照海能起到疏解外邪，疏肝利胆，通经止痛之功。《类经图翼》载丘墟：“主治胸胁满痛不得息”。《云岐子论经络迎随补泻法》云：“两胁痛，少阳丘墟主之。”《重楼玉钥》载照海：“主治咽干，呕吐，腹中气痛。”

（九）自汗、盗汗、无汗

自汗指不因劳累活动、天热及穿衣过暖和服用发散药物等因素而汗出的表现，多因营卫不和、气虚不固等引起。盗汗指入睡后汗出异常，醒后汗止的一种病征，多因阴虚内热所致。无汗指当汗出而汗不出者，多因腠理开阖失司，卫闭营郁所致。

取穴：复溜、合谷。

定位：复溜在小腿内侧面下部，当跟腱与内踝之间的凹陷上 2 寸处，即太溪穴上 2 寸，跟腱之前缘取穴。合谷在第一、二掌骨之间，约当第二掌骨桡侧之中点取穴。

针法：均直刺 1 寸，行捻转手法，间断行针，留针 30 分钟。泻合谷，补复溜可以起到止汗的作用，用于自汗、盗汗；补合谷，泻复溜可以起到发汗之功效，用于无汗证。

原理：合谷穴为大肠经原穴，原穴是脏腑原气所留止之处，原气导源于肾间动气，通过三焦运行于脏腑，与人体气化功能息息相关。补合谷穴可增强气化功能，发腠理，开毛窍，使汗出。泻合谷可实腠理，固毛窍，止汗出。复溜穴为肾经经穴，可补肾而化气行水，通调水道，使水液代谢归于平衡，五行属金，通于肺气，与合谷穴相配可调和营卫，司腠理之开阖。《针灸聚英·卷四下·杂病歌·汗》云：“多汗合谷补之先，次泻复溜汗即干。少汗先泻合谷穴，次补复溜病即痊。”《兰江赋》云：“无汗更将合谷补，复溜穴泻好施针。倘若汗多流不绝，合谷收补效如神。”

（十）便秘

便秘是以大便秘结不通，排便时间延长，或欲大便而艰涩不畅为主要表现的病证。

取穴：天枢。

定位：脐中旁开 2 寸。

针法：直刺 1～1.5 寸，捻转手法，间断行针，留针 30 分钟。效果不显者，可两穴连接电针仪，选断续波或疏密波，以耐受为度。

原理：天枢属足阳明胃经腧穴、大肠募穴，为大肠经气聚集之处。大肠接上传下，变化糟粕，排除粪便。《素问·灵兰秘典论》云：“大肠者，传道之官，变化出焉。”天枢穴当脐之两旁，为上下腹之分界，通于中焦，有斡旋上下，职司升降之功。可恢复脾胃气机，通畅腑气。本穴不但可以治疗便秘，亦可治疗腹泻。《素问·六微旨大论》云：“天枢之上，天气主之；天枢之下，地气主之；气交之分，人气从之，万物由之，以此谓也。”《循经考穴编》云：“天枢正当天地交合之际，其为分清理浊之司可知矣。”

（刘波）

三、脑卒中后吞咽障碍的治疗心得

吞咽障碍是脑卒中常见并发症之一，是指卒中患者不能将食物或液体从口腔安全送至胃内而没有误吸，也包括口准备阶段的异常，例如咀嚼和舌运动异常等。吞咽障碍可表现为自主咳嗽异常、流涎、吞咽后呛咳、吞咽后声音改变等异常，常引起吸入性肺炎，严重者窒息，甚至死亡。约有

30% ~78%脑卒中患者会发生吞咽障碍，且吞咽障碍持续时间通常较长，增加了患者发生肺部感染、营养不良及再次卒中的危险性，对患者生活质量造成严重影响。

吞咽的神经机制较为复杂，包括从大脑皮层的高级中枢到延髓的吞咽中枢，最后经颅神经到达吞咽肌群。吞咽的生理过程同样较为重要，既包括认知、心理层面的障碍也包括器质性的病变以及功能性的异常。吞咽障碍其生理过程为认知期障碍、口腔准备期障碍、口腔期障碍、咽期障碍和食管期障碍。卒中后吞咽障碍可表现为以上各阶段的障碍，但不同部位卒中的吞咽障碍特点又有不同侧重。如与左侧相比，右侧大脑皮质损伤患者咽期吞咽障碍更常见。患者会出现轻度口腔期通过时间延长（2 ~3 秒）和咽期吞咽延迟（3 ~5 秒），因喉部上抬时间稍有延迟，易造成吞咽前和吞咽时的误吸。而脑干部位的延髓损伤通常引起口咽吞咽功能障碍，常表现为吞咽延迟、喉部或舌喉复合体上提差、单侧或双侧咽肌力弱、环咽肌打开困难，一般 2 周后咽期启动明显延迟（通常 10 ~15 秒或更久）。损伤部位虽不能预测吞咽障碍的类型，但我们可以通过脑卒中的部位去预测吞咽障碍的某些表现，在早期可预防误吸、吸入性肺炎等，在恢复期也为吞咽功能障碍训练提供有效信息。

脑卒中吞咽障碍康复治疗手段较多，主要有直接训练、间接训练、代偿训练、生物反馈训练、针灸治疗、药物治疗、手术治疗、心理治疗等。目前方法虽多，但尚无系统规范的最佳治疗方案，一般倾向于采用综合的康复治疗。临床需要针对患者的具体情况，在综合治疗的基础上制定个体化治疗方案。

张天文主任倡导采用中药、针刺与康复训练相结合的方法治疗卒中后吞咽障碍。三者有着很强的互补性，能增强舌和咀嚼肌的运动功能并提高与吞咽相关的肌肉运动协调性，疗效优于单纯针刺、中药或康复训练。

张师认为一病必有一主证，一证必有一主方，一方必有一主药。脑卒中后吞咽障碍属“中风”“喑痱”等范畴。主要病因为风、火、痰、瘀，主要病机为脏腑功能失调，气机逆乱，气滞血瘀痰凝，经络不通，舌部筋肉失养，故见吞咽不利、发音困难等症。治法为益气活血，化痰通络。方剂以通窍活血汤、化痰解语丹为主要方剂。主要药物有麝香、桃仁、红花、胆南星、节菖蒲、瓜蒌、橘红、丹参、川芎、郁金、枳实、降香等。

针刺治疗脑卒中后吞咽障碍有着明显的疗效，是临床首选方案。

张天文主任总结40余年的临床经验创立了“头手足三联运动针法”，对脑卒中后吞咽障碍有效。本病病症在咽，病位在脑。通过头穴刺激大脑皮层，可以改善患者吞咽功能。头部取病灶侧穴位百会透正营，正营透曲鬓，正营透囟会，目窗透神庭，针法以透刺为主，快速捻转150～200转/分钟。

根据“腧穴所在，主治所及”的原理，颈部是完成吞咽动作的主要部位，颈部穴位也是针刺治疗吞咽障碍的最常用穴位。通过对吞咽动作参与肌群及血管周围组织的刺激，可以刺激神经末梢，激活咽部反射，促进吞咽功能恢复。张师常用颈部穴位有风池、翳风、颈夹脊、廉泉等。其中风池、翳风穴取双侧，针刺时针尖朝向舌根部，针刺深度2～2.5寸，针后采用小幅度（<90°）、高频率（>120转/分钟）捻转手法，得气后留针半小时，每隔15分钟捻转1次，留针时嘱患者勿转头。

张师善于使用咽后壁、舌面、舌下点刺治疗吞咽障碍。针前患者取端坐位，张大口，医生用长针于咽后壁点刺数下，可见轻度出血，刺后嘱患者做吞咽动作，强化吞咽功能。实践证明舌针刺激量大，比体针能更明显改善吞咽功能。根据中医理论和生物全息论，舌根属肾（下焦），舌尖属心（上焦），中央属脾胃（中焦），两边属肝胆。舌下金津、玉液主阴、主血，舌面穴主阳、主气，针刺这些部位和穴位，可以调节脏腑功能和气血运行，提高病灶部位的血流灌注，达到治疗作用。进行舌针操作时，嘱患者将舌用力伸出口腔，或用纱布将患者舌体轻轻拉出，用毫针针刺舌面的后三分之一和舌两侧，以10°～15°向舌根部进针4～5cm，上述手法操作不留针。还可取舌三针的舌中、金津、玉液，进针深度4～5cm，不留针。还有舌外三针，上廉泉穴及左右旁开各半寸，用毫针深刺约5cm，针尖朝向舌根方向，得气后出针，不留针。上述治疗每日或隔日1次。

据经脉所过，循经远取，配合治疗。远端穴位常取足三里、丰隆、三阴交、太溪、太冲、合谷、内关、列缺、照海、公孙等，通过针刺或艾灸以健脾祛痰，化瘀通络，补益肝肾，开窍利咽。

吞咽障碍的治疗是目前脑卒中康复的热点之一，挖掘整理老中医的治疗经验加以推广应用，让脑卒中后吞咽障碍的患者达到最大程度的恢复，这是我们以后工作的重点，有待进一步总结。

（廉治军）

四、针药并用，相得益彰

在中国传统医学历史发展的长河中，古代医家在治病防病中积累了很多行之有效的疗法，其中针灸和中药是最为重要也是最为有效的治疗方法。针灸与中药在治疗具体疾病中各有所长，关系密切，往往缺一不可。张师历来重视针药并用，取长补短，互相配合，在疾病治疗中得心应手，效果良好。具体来说，针药并用的针是指以针刺为代表的各种通过体表刺激产生治疗作用的方法，包括针刺、拔罐、刺血、艾灸等以外治为其特点的疗法；而药则指中药饮片或中成药等以内服为其特征的疗法。针药并用就是指在中医理论指导下，同时使用中药和针灸两种治疗措施以达到防病治病目的的治疗形式，宏观上讲，针药并用就是内服和外用两种疗法的有机结合。

古代医家历来重视针药并用治疗临床疾病。《素问·异法方宜论》云："杂合以治，各得其所宜。"据《史记·扁鹊仓公列传》记载扁鹊先用针刺，继用药熨，最后服汤药，针药并用使虢国太子起死回生。唐代的孙思邈在《备急千金要方·孔穴主对法第八》：云"若针而不灸，灸而不针，皆非良医也。针灸而不药，药不针灸，尤非良医也。但恨下里间知针者鲜耳……知针知药，固是良医。"阐述了自己对针药并用的推崇。明代高武在《针灸聚英·引》中感慨："曩武谬以活人之术止于药，故弃针与灸而莫之讲，每遇伤寒热入血室，闪挫诸疾，非药饵所能愈，而必俟夫刺者，则束手无策，自愧技穷。因悟治病犹对垒，攻守奇正，量敌而应者，将之良；针、灸、药因病而施者，医之良也。”清代李学川在《针灸逢源·序》中也强调：“知汤液而不知针灸，是知人有脏腑而不知有经络毛腠也，知针灸而不知汤液，是知人有经络毛腠而不知有脏腑也。”以上历代医家均从自己的经验角度阐述了针药并用在临床治疗中的地位，所以有了知针知药方为良医的说法。

针药并用是张天文老师临床治疗的重要思想。

首先，针药并举，效用互补互增。所谓效用互补互增是针对同一疾病采用不同的治疗手段，各治疗手段间效用互相增强；或对多种疾病共病的病人应用不同的治疗手段，针对不同疾病达到同一病人多病共同治愈的目的。如临床常用汤药和针刺两种手段对病人实施治疗，此时针刺和中药的疗效是互补互增关系。张师在长期的临床工作中发现，很多病人尤其是老年病人常多病共存，很多疾病又同时具有脏腑经络共病的特点，因此常会根据病人的情况选择针药并用的治疗手段，以达到疗效相加的目的。例如中风偏瘫，可以根据辨证口服汤药调整脏腑功能，同时根据经络原理进行针刺达到疏经通络的治疗目的；再比如对待眩晕同时合并颈肩痛的病人，可以内服汤药调气行血，开窍定眩，颈肩部局部针刺、拔罐治疗活血通络止痛，直达病所，这样治疗上可以兼顾。针灸和中药在互相促进、互相影响的过程中共同发展而非互相替代。

其次，针药并举，灵活运用，脏腑经络同治，标本兼顾。当病人的疾病表现出内外同病、脏腑经络同病、寒热错杂等复杂的病机时，这就需要临床治疗上要兼顾各个不同的方面。具体需要因人、因病、因证的不同而针对性治疗。针灸、药物通过不同的靶点、不同的途径而发挥作用，其疗效优于单一应用针灸或中药的疗效。例如脑梗死病人吞咽困难，体质为痰浊瘀血偏重，因吞咽困难不能服用中药，所以可先用针刺治疗改善吞咽功能，改善之后，便可服用汤药调整脏腑气血功能，进一步促进恢复。即使针对病人单一的某种疾病，针药亦可同时应用。比如带状疱疹的病人，属于脏腑经络共病，表里同病，这时可应用中药内服清肝火、泻湿浊，外用针刺、拔罐、放血疗法泻火止痛、通经活络，两者配合，病可速去。除此之外，张师在眩晕、头痛、痿病、痹症、癫痫等诸多疾病中均常采用针药并用的方法，疗效良好。

临床上同一病人其病因、病机可复杂多变，亦可多病并存，故根据病情可选用多种治疗手段。针药并用是张师践行多年行之有效的治疗方法，为临床治疗开拓思路。当临床中疾病治疗遇到困难时，可考虑于针药并用中寻求方法，或可有曲径通幽、柳暗花明之效。

（王洁）

五、偏头痛案

王某，女，50岁。

初诊日期：2016年8月20日。

主症：反复发作头痛7年余，加重1周。

病史：7年前于劳累后出现右侧颞部及头顶部疼痛，为搏动性胀痛，疼痛严重时伴有恶心呕吐、畏光畏声，常因活动致头痛加重而卧床休息。自述口服止痛药后数小时至2、3天可缓解，严重时每月可发作2~3次。情志不畅、劳累等均易诱发。曾于大医附属医院就诊，行脑CT及MRI等检查均未见异常，诊为“偏头痛”。近1周头痛再次发作，为求中医治疗，就诊我院。

来诊症见：面色萎黄，形体消瘦，右颞部及头顶部胀痛，恶心欲吐，胸胁满闷，纳呆食少，夜寐欠宁，小便调，大便溏。舌质暗淡，苔白，脉弦滑。

诊断：偏头痛（头痛）。

证型：肝郁脾虚。

治法：疏肝健脾，通络止痛。

取穴：取百会及右侧正营、目窗、丝竹空、率谷、头维、太阳、风池、合谷、太冲等。

针法：用1.5寸毫针，以三联针法，百会（针向右侧）透正营，正营透曲鬓，丝竹空透率谷，头维沿皮刺，快速捻转，200转/分钟，持续1~2分钟，使针感扩散至右侧颞部。太阳穴直刺，风池刺向鼻尖，合谷、太冲直刺，平补平泻。留针1小时，中间行针2～3次，每周针刺5次。

治疗结果：针刺3次，头痛缓解，继续巩固治疗10次头痛痊愈，追访半年未再发。

【按语】偏头痛是一种常见的慢性神经血管性疾病。发病原因不明，发作时严重影响患者的工作生活，给病人带来很大的困扰。其中医属“头风”“脑风”“头痛”等范畴。本案治疗偏头痛采用了张师创立的“头手足三联运动针法”，以针刺头部穴位持续快速捻转为主，充分调动、激发头三阳经气为主导方针。主取百会，百会乃督脉要穴，又为手、足三阳及足厥阴之会，加之针朝患侧，过足太阳至足少阳，一穴系三经，督统诸阳，醒脑活络，畅流气血。二取足少阳、阳维脉之会的目窗与正营，针朝督脉，催发少阳之气，助百会清头目而息风止痛。偏头痛与少阳头痛有关，故必取少阳经穴。丝竹空是足少阳经气所发之处，也是手少阳经脉终止穴，沿皮透至率谷，加强了手足少阳经脉的疏通。率谷属足少阳经脉，主治偏头痛，而且又是足少阳、足太阳两经之会穴，有疏利少阳、通经活络的作用。《玉龙歌》云：“偏正头风痛难医，丝竹空金针亦可施，沿皮向后透率谷，一针两穴世间稀。”头维穴是足阳明胃经、足少阳胆经、阳维脉之交会穴，能疏肝利胆、活血止痛。风池为足少阳经与阳维脉交会穴，有疏肝泻火、通达脑目、调和气血的作用。合谷穴乃手阳明经原穴，长于清泻阳明之郁热，通调头面经络，是治疗头面疾病之要穴，具有镇静止痛、通经活络之功。诸穴合用则脑络通，气血畅，邪去正安，头痛自愈。

（徐楠）

六、血管性痴呆案

杨某，男，66岁。

初诊日期：2017年9月12日。

主症：反应迟钝、智能减退5年，加重1个月。

病史：5年前始出现反应迟钝，少言少语，智能减退，运动迟缓，逐渐进展。2年前脑出血后上症又有加重，逐渐出现行走不能，语言减少。曾于市中心医院行颅MRI检查提示“多发腔隙性脑梗死、脑白质脱髓鞘、脑萎缩”。口服丁苯肽软胶囊治疗，症状无明显好转。1个月前上症再度加重，卧床不起，二便失禁。为求中医治疗，遂来我院就诊。

来诊症见：面色萎黄，形体消瘦，反应迟钝，缄默少言，口齿含糊，卧床懒动，纳可，多寐，溲频，便干。舌质淡红，舌体胖大，舌苔白腻，脉象弦细。

诊断：血管性痴呆（痴呆）。

证型：脾肾不足。

治法：补益脾肾，生精益智。

取穴：印堂、百会、正营、目窗、神庭、风池（双）、足三里（双）、丰隆（双）、太溪（双）。

针法：用1.5寸毫针，以三联运动针法，针百会透正营，目窗透神庭，正营透曲鬓，神庭透囟会。均沿皮刺，采用头针手法，快速捻转，200转/分钟，持续1~2分钟，留针1小时，期间行针3次。体针用平补平泻法，留针30分钟，中间行针1次。每周针刺治疗5次。

治疗结果：治疗6个月患者可在他人扶持下缓慢行走，反应迟钝好转，表情较前丰富，语言表达较前清楚，大小便可告知家人。

【按语】血管性痴呆是由缺血性卒中、出血性卒中、脑组织缺血缺氧等所致的认知功能障碍综合征，多呈阶梯样变化。中医属“痴呆”范畴。中医认为脑位于颅内，由精髓汇集而成，其性纯正无邪。如气血充养，精髓充实，则能发挥“元神之府”的功能。若因先天禀赋不足、年老体虚、七情内伤、久病耗损等原因导致气血不足，肾精亏耗，脑髓失养，或气滞、痰浊、瘀血阻塞脑窍，则可发生痴呆。故治疗原则以健脾补肾，补气养血，填精益髓为主。因其病位在脑，脑为“元神之府”“诸阳之会”，故以张师创立的“头手足三联针法”头针取穴。主取百会，百会乃督脉主穴，又为手足三阳及足厥阴之会，一穴系三经，督统诸阳，醒脑活络，畅流气血。目窗透神庭，正营透曲鬓催发少阳之气，清利头目，醒脑开窍。神庭、印堂通督脉，醒神志。风池清利头面，促进脑络气血运行。足三里、丰隆健运脾胃，益生气血，化痰醒神。太溪补肾健脑，益髓增智。

（徐楠）

七、呃逆案

王某，男，25岁。

初诊时间：2014年9月26日。

主症：呃逆不止3天。

病史：3天前因失恋而出现呃逆，昼夜不停，无法进食，进食即吐，几乎不能入睡。就诊于大医附属一院，查血液常规及生化均正常，钡餐透视疑诊“贲门失迟缓症”，对症内科治疗无缓解，转来我院由急诊收入。

来诊症见：面色不华，呃逆不止，进食进水即吐，烦躁不寐。舌红苔薄白，脉沉弦细。

诊断：癔症－转换性障碍（呃逆）。

证型：肝郁气滞，胃气不降。

治法：疏肝解郁，通降胃气。

取穴：选双侧翳风穴。

针法：用1.5寸毫针直刺1寸，使局部胀痛并向咽部放散，行捻转手法。

治疗结果：行针1分钟，呃逆止住，很快入睡。第二天睡醒后未再发作，嘱进食米粥，诸症痊愈，住院1天后出院。

【按语】转换性障碍是一类由明显精神因素如重大生活事件、内心冲突、情绪激动、暗示或自我暗示等作用于易病个体所导致的以转换症状为主的精神疾病。主要表现为随意运动和感觉功能障碍，虽然提示患者可能存在某种神经系统或躯体疾病，但是体格检查和实验室检查都不能发现器质性损害。临床以癔症性抽搐和癔症性瘫痪常见，也有表现为内脏功能障碍的如呕吐、呃逆等。从其症状中医诊断为“呃逆”，属情志所伤，肝气郁结，横逆犯胃，胃失和降，气机上逆。治宜疏肝解郁，通降胃气。翳风穴属手少阳三焦经，《灵枢·经脉》云三焦经“是主气所生病者”，故针刺翳风穴，可使三焦气机通畅，使肝气得舒，胃气得降，气不上逆，则呃逆自愈。从解剖关系来看，翳风穴深层为迷走神经出颅之处，针刺可兴奋迷走神经从而抑制膈肌的异常兴奋，使膈肌痉挛缓解，从而发挥止呃的治疗作用。

（刘波）

八、癔症性瘫痪案

王某，女，21岁。

初诊时间：2006年4月2日。

主症：双下肢瘫痪，不能行走半个月。

病史：半月前因失恋打击，口服一瓶安眠药自杀，人事不省，被送医院抢救。经洗胃、输液等对症治疗后意识转清，但情绪不稳，时哭时笑，被收入院治疗。次日发现双下肢瘫痪，不能行走，予神经营养、改善循环等治疗无效。

来诊症见：下肢瘫痪，不能行走，情绪低落，时而哭笑，胸闷，善太息，纳少，大便干，夜寐不安。舌质淡红，无苔，脉沉弦细。

既往体健。

查体：神清，语明，颈软，上肢肌力5级，肌张力无异常，霍夫曼征阴性。下肢肌力1级，肌张力低，痛、温、触觉无异常，巴宾斯基征阴性。

脑CT及其他理化检查未见明显异常。

诊断：癔症性瘫痪（痿病）。

证型：肝郁气滞，经脉闭阻。

治法：通调督脉，通经活络。

取穴：后溪。

针法：取单侧后溪穴，直刺1寸深，行提插捻转之泻法。

治疗结果：运针得气后令患者自己站起来行走，初始患者不敢，经一再鼓励，终于站立并试探迈出第 1 步，第 2 步……至能自己行走，患者喜极而泣。

【按语】 该患发病系超强精神刺激后肝气郁结，经脉闭阻所致。督脉为阳脉之海，总督调节全身阳经经气，循行“入属于脑”，故能主治神志方面的病证，运用得当，每有奇效。后溪穴为八脉交会穴，通于督脉。针刺后溪穴意在醒神开窍，通调督脉气血，使经脉通畅，从而达到治疗癔症性瘫痪的目的。从多年临床实践中笔者体会到后溪是治疗癔症性瘫痪的重要穴位。另外，治疗前的心理诱导工作很关键，这类患者神经脆弱，容易接受某种外来暗示刺激。比如在针刺治疗前向患者宣传给其治病的专家水平很高，专家也鼓励患者说：“你这病我治了很多，扎 1 针就好了。”这些话会加深患者的信任，发挥很好的心理治疗作用。

（廉治军）

九、脑梗死尿潴留案

戚某，女，73 岁。

初诊时间：2015 年 3 月 3 日。

主症：左侧肢体不遂 3 天，排尿困难半天。

病史：3 天前晨起发现左侧肢体不遂，来医院就诊查头 CT 后确诊为“脑梗死”，收入院对症治疗。今晨出现排尿困难，半天来点滴不下，小腹胀满，邀针灸科会诊。

来诊症见：面淡少华，左侧肢体不遂，小腹胀满，小便不下。舌淡暗苔薄白腻，脉弦滑。

诊断：急性尿潴留（癃闭）。

证型：肾阳虚衰，气化不利。

治法：温肾化气利尿。

取穴：利尿穴（肚脐下2.5寸，即石门与关元穴连线的中点）（图4－1）。

针法：直刺1寸，行捻转手法，持续行针3～5分钟，留针20分钟，间断行针。

治疗结果：针刺10分钟后，小便排出畅快，腹胀得消。拔针后观察，当天正常排尿，住院2周期间无尿潴留发生。

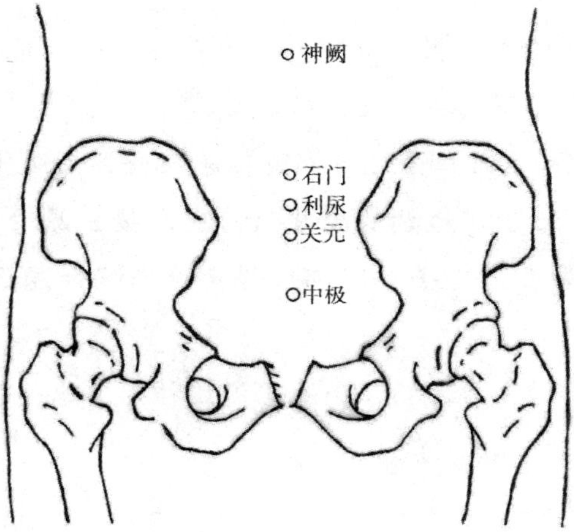

图4－1

【按语】尿潴留是脑卒中的常见并发症，属中医“癃闭”范畴，病在肾与膀胱。“膀胱者，州都之官，津液藏焉，气化则出矣。”膀胱的开阖则有赖于肾的气化。本患年老发病，证属肾阳不足，命门火衰，气化不能，膀胱失约，水蓄不行，小便不通。故治法当以补肾之阳气，使水液气化而出。通常膀胱病当取中极穴为佳，因为中极为膀胱的募穴，但是尿潴留取穴太靠下可能刺伤膀胱壁。利尿穴在中极穴上1.5寸，位于石门穴和关元穴之中点，该穴综合了石门穴和关元穴的功效。石门为三焦的募穴，“三焦者，决渎之官，水道出焉”。关元是小肠的募穴，可温肾壮阳，培元固本，又是任脉与足三阴经的交会穴，脾主运化水湿，肾主水，司膀胱开阖，肝主疏泄，故关元可补肾利尿，祛湿利水。总之，下腹近膀胱之穴均有补肾利尿之功。需要注意的是，治疗尿潴留时一定要在针刺之前叩诊膀胱上界，避免刺破膀胱。

（刘波）

十、产后尿潴留案

刘某，女，28岁。

初诊时间：2016年8月8日。

主症：产后排尿不畅伴小腹胀满2天。

病史：2天前正常无痛分娩后出现排尿不畅伴小腹胀满，诊断为“尿潴留”，行导尿并配合产后盆底康复治疗。今拔出尿管，虽能自行排尿，但排尿不畅，排尿后仍有小腹胀满，超声检查残余尿337mL，请中医科会诊。

来诊症见：排尿无力不畅，小腹胀满，神疲体倦，面白形胖。舌质淡红，苔白稍腻，脉细弦。

诊断：产后尿潴留（癃闭）。

证型：气虚湿阻。

治法：益气扶正，行气除湿。

取穴：百会、关元、阴陵泉、足三里、太冲、三阴交、次髎、膀胱俞、会阳。

针法：关元、足三里针刺行捻转补法，针刺关元时使针感向尿道方向放散，余穴平补平泻，留针30分钟。每日1次，配合腰腹红外线照射。

治疗结果：治疗3天后拔出尿管，可自行排尿，并感觉排尿有力，排尿后无小腹胀满，超声测量残余尿20mL，病愈。

【按语】产后尿潴留属于非梗阻性类型，多因难产或分娩产程过长，损伤膀胱，压迫尿道，紧张心理等反射性地引起膀胱括约肌痉挛而致。近些年采用无痛分娩虽然减轻分娩时疼痛，但由于麻醉镇痛药物作用于骶丛，可使肠蠕动减慢，膀胱收缩功能迟钝，也可引起尿潴留。中医学认为，产后尿潴留多为气血亏虚，肾阳不足，膀胱气化无力；或肝气不疏，气机不畅，膀胱气机不畅，导致膀胱功能失司。病位在膀胱，与肾、脾、肺、肝有关。关元为足三阴与任脉之交会穴、小肠之募穴，其穴下即为膀胱，具有补肾培元、温阳固脱的作用。《备急千金要方》载其主治“石淋，脐下三十六疾，不得小便”。刺关元可补肾助膀胱气化，临床研究针刺此穴可使膀胱逼尿肌收缩，膀胱内压上升。三阴交为脾、肝、肾三经之交会穴，阴陵泉为脾经合穴，足三里为胃经合穴，此三穴可以补益气血，通调水道，促进水液运行和膀胱气化。百会配太冲有安神宁志，调畅气机，辅助开启溺窍的作用。次髎、膀胱俞、会阳作用于骶丛，调节神经功能。诸穴合用起到补肾益气，增强膀胱气化功能而利小便的作用。

（程少民）

十一、发热案

程某，男，78岁。

初诊时间：2012年10月20日。

主症：感冒后反复发热1月余。

病史：1个月前感冒风寒后出现发热，恶寒，周身不适，自服对乙酰氨基酚片可退热2～3小时，然后体温再度升高。家属考虑炎症导致，予以氨苄西林口服，服用1周，仍然反复发热，并伴有咳嗽、少痰、不思饮食。如此反复服用多种抗感冒药物，用药后体温可降至接近正常，药效一过，体温会再度升高，达38～39℃。既往病人有帕金森氏病10余年。

来诊症见：精神不振，发热，微恶风寒，头摇肢颤。舌质红，苔薄白，脉浮细滑数。

诊断：发热待查（少阳病）。

证型：少阳证。

治法：和解少阳。

取穴：左液门、右鱼际、右复溜。

针法：左液门穴顺经刺，用补法；右鱼际穴逆经刺，用泻法；右复溜穴顺经刺，用补法。留针45分钟，每15分钟左右轻柔行针1次。

治疗结果：留针30分钟时病人仍发热，体温39℃。继续观察留针约40分钟，病人身热渐退，于45分钟时取下针灸针，测量体温为37.2℃。当晚体温正常，第2天也未升高，观察至出院（住院10天）体温一直正常。

【按语】病人于外感后出现发热，反复使用退热药、感冒药、抗生素均无法使体温恢复到正常，反复缠绵1月余。结合病人的四诊，根据寒热往来情况诊为少阳病。正邪反复交争，出现了体温反复波动。病人入院当夜因发热而欲输液，适逢我值夜班，当晚使用汤药没有条件，故决定用针灸退热。少阳病发热取液门（三焦荥穴，五行属水），以水济火。取鱼际泻法以清泻肺火。取复溜（肾经经穴，五行属金），以退热，因“经主喘咳寒热”，又有金水相生之意。少阳病为什么要取属水的少阳三焦经荥穴和属金的少阴肾经经穴？当时考虑之所以在少阳发热，是因少阳之中五行之水气少，导致水和火拉锯战，补水即可抑火，水火平衡即无反复发热。取肺经荥穴鱼际，五行属火，肺的五行火多，则易发热，泻去肺多余的火，则肺不会再宣热。通过此病例可知五输穴的恰当辨证配伍可有较好的临床疗效，值得深入研究。

（景方建）

十二、慢性萎缩性胃炎案

李某，女，64岁。

初诊时间：2014年10月24日。

主症：反复上腹痞闷胀满30余年，加重1天。

病史：自述有30余年的老胃病，常因饮食不适、生气上火或不明原因胃脘部出现满胀疼痛。初始几年疼痛剧烈，近年来疼痛不甚，而以痞满闷胀为主。曾到多家医院多次行胃镜等相关检查，皆诊为“慢性萎缩性胃炎”。西医对症治疗效果不显，曾长期服用中药自觉有效，然停药后不久诸症又作。昨天傍晚不明原因胃脘痞满闷胀，自服多潘立酮等药无效。今晨症状不减，未能进食，至我院求治。

来诊症见：胃脘痞塞满闷，灼热胀疼，无嗳腐吞酸，平素纳呆便溏，乏力易疲，寐浅多梦，面黄体瘦，舌紫暗苔白，脉沉弦细。查按上腹部中心有一核桃大小硬块，触之板硬，固着不移，按之痛甚。腹部CT无异常。

诊断：慢性萎缩性胃炎（积证）。

证型：气滞血结。

治法：行气活血散积。

取穴：阿是穴。

针法：取中脘附近阿是穴。选0.35mm×0.75mm毫针刺入中脘穴附近的积块处，当针刺入积块内时会有滞涩感，然后用泻法快速捻转并缓慢将针提至积块外，停止捻转再刺入积块内，再次快速捻转提出。如此反复3次，最后针留在积块内，留针30分钟。

治疗结果：在行完针法后即出现肠鸣音，患者立觉胀消痛减。出针后患者痞满胀痛完全消失，按腹部积块亦变软变小。又针2天，加刺足三里补之，治疗后积块消失，腹部变软。后100余天未再发病，为近年来从未有之。之后又有发作2次，皆按上法治疗，疗效均非常理想，至今1年多未再发作。

【按语】慢性萎缩性胃炎是以胃黏膜上皮和腺体萎缩，数目减少，胃黏膜变薄，黏膜基层增厚，或伴幽门腺化生和肠腺化生，或有不典型增生为特征的慢性消化系统疾病。根据其临床表现可归属于中医学的“胃痛”“痞满”“积聚”等范畴。本病多由气机不利，胃失濡养而起，故初时多见疼痛、胀满。病时日久，脾胃虚损，气血两亏，诸脏失养，正气不足，乃至气滞血瘀，结而成积。《素问·至真要大论》言“结者散之，留者攻之”，故选长粗毫针并用泻法散其瘀滞，直破其积。后补足三里，鼓舞气血，固本培元。若疼痛剧烈可加梁丘以和胃止痛。本病若积结不化，病根不除，时时易反复，故当以攻邪散结为主，过早过度补之，只恐徒增其壅滞，不可不察。

（王俊）

十三、嗳气案

林某，女，65 岁。

初诊时间：2017 年 04 月 10 日。

主症：反复嗳气 2 个月。

病史：病患为北方人，3 个月前去南昌暂居。因多雨潮湿，环境及气候不适应，居住 1 月余后渐出现嗳气。开始症尚轻，之后嗳气渐加重，每于进食后嗳气频作，兼有胸脘痞闷，睡眠亦受影响，社交中异常尴尬，非常苦恼。渐至不敢进食、食少，体重减轻，周身不适。现来连投亲，就诊本院，查胃镜为“慢性萎缩性胃炎、胃内多发息肉”，考虑胃功能不良，来针刺治疗。

来诊症见：面黄形瘦，面容苦闷，嗳气频作，食后尤甚，胸脘痞闷，夜寐不宁，心烦急躁。舌淡暗，苔白而厚，脉象沉细。

诊断：慢性萎缩性胃炎，胃内多发息肉（嗳气）。

证型：湿阻中焦，胃气上逆。

治法：健脾化湿，和胃降逆。

取穴：内关、中脘、上脘、天枢、足三里、丰隆、太冲。

针法：丰隆、太冲针用泻法，足三里补法，余穴平补平泻，针刺得气为度，20 分钟时行针 1 次，留针 40 分钟。

针刺后嘱病人顺时针揉按腹部 15 分钟，以揉按过程中出现肠鸣音增强即可。

治疗结果：病人首次针刺当晚嗳气即明显减轻。第 2 日再行针刺 1 次，嗳气完全消失，进食后亦无影响，心情大好。继续巩固治疗 2 日，其进食正常，胸脘痞闷明显好转，夜寐佳，病愈。随访半年无复发。

【按语】 嗳气最常见的原因是功能性疾病，一些常见的慢性浅表性胃炎、慢性萎缩性胃炎等在其临床表现中均可出现消化不良症状，其中嗳气相当常见。本例病人胃镜检查为“慢性萎缩性胃炎、胃内多发息肉”，考虑息肉应该存在相当长的一段时间，非引起嗳气主因，当生活环境、饮食习惯改变，加之情绪的影响，病人就表现出消化功能不良症状。这类疾病西医往往难以速愈，而中医针刺却可获奇效。《说文》：“噫，饱食息也。”《素问·宣明五气篇》：“心为噫”，《素问·脉解篇》云：“所谓上走心为噫者，阴盛而上走于阳明，阳明络属心，故曰上走心为噫也。”嗳气为胃气上逆所致，足阳明胃经络于心，足阳明胃经与足太阴脾经互为表里，脾胃心三脏气血失调，胃气失和，则会出现气逆而噫，发为嗳气，其中以脾、胃功能失调为主。本例病人身处异地，环境潮湿，湿邪入侵，脾失健运，胃失和降，加之心情不畅，中焦气机不畅，日久导致胃气上逆，而见嗳气发作。针刺治疗嗳气一般以足阳明经穴、八脉交会穴、任脉穴为主。本例病人取心包络穴之内关，为八脉交会穴之一，通于阴维脉，阴维脉联系足三阴经，会于任脉，与阳明经相合，善治心胸胃之疾病。心主血脉，又主神明，心与心包互为表里，其气相通，故内关可宁心安神，行气和胃。又取肝经之原穴太冲，与内关配伍，加强行气导滞之功。腑会中脘可通行腑气，调畅气机，与上脘相配，可行中焦之气机，降逆和胃。取足阳明胃经之合穴足三里，合治内腑，为治疗胃系疾病之要穴，其配中脘、内关有健脾益气、降逆和胃、行气导滞的作用。天枢是大肠之募穴，为阳明之脉气所发，主理气行滞、疏调肠腑，有助于胃腑之和降。另用丰隆健脾化痰，助湿邪之运化，为辅助用穴。凡嗳气之症，均可上穴加减应用，无不获效。

（王洁）

十四、中毒性肠麻痹、麻痹性肠梗阻案

艾某，女，3岁。

初诊时间：2016年9月23日。

主症：腹胀腹痛1天。

病史：4天前出现发热、咳嗽气喘、时有呼吸困难，就诊于我院，经检查以“肺炎、胸腔积液”收入PICU抢救治疗。住院后完善各项检查，确诊为“①重症肺炎；②胸腔积液；③脓毒血症；④呼吸衰竭；⑤心力衰竭；⑥营养不良（中度）”。经过抗炎、纠正心肺功能衰竭等对症治疗，体温下降，病情稳定。昨日夜内查体发现患儿腹胀明显，触诊有轻压痛，听诊肠鸣音活跃，有气过水声。予肛管排气一次，后经腹部DR检查见“肠管稍扩张、肠管小液平面”，补充诊断“中毒性肠麻痹及麻痹性肠梗阻”。予禁食水，请中医科会诊。

来诊症见：面色㿠白，语音无力，腹胀明显，触诊有轻压痛，无明显咳嗽，无排气。舌质淡，苔薄白，脉数无力。

既往脊髓性肌萎缩病史，颈及四肢活动无力，营养状况差。

诊断：中毒性肠麻痹、麻痹性肠梗阻（肠结）。

证型：气虚肠结。

治法：益气扶正，行气导滞。

取穴：足三里、上巨虚。

针法：取双侧足三里、上巨虚穴。针刺行捻转补法，每次行针2分钟，每隔10分钟行针1次，留针30分钟。每日上、下午各治疗1次。

治疗结果：治疗2天后腹胀腹痛消失，排出深色软便，肠鸣音恢复正常，可进半流食。

【按语】胃肠道在生理情况下具有消化、吸收功能，同时还有内分泌、免疫、黏膜屏障等功能。但在严重感染、创伤等因素作用下，胃肠道功能发生紊乱，肠蠕动减弱或消失，导致肠管积气、积液，发生中毒性肠麻痹，出现麻痹性肠梗阻。如中毒性肠麻痹不能及时纠正，腹压增高，可导致或加重心脏、呼吸衰竭，胃肠道瘀血、水肿加重，或胃肠道出血，肠道细菌感染蔓延将引起或加重全身炎症反应综合征，导致多器官功能障碍甚至衰竭，严重威胁患者的生命。此病属中医“腹痛”“关格”或“肠结”等范畴。中医认为六腑功能以受纳传化为主，其“传而不藏”，“降而不升”，“实而不能满”，以通降下行为顺。该患儿素体脾气虚弱，运化无力，又因热邪郁闭，与胃肠内容物结合阻滞肠道，胃肠通降功能失调，滞塞不通，发为本病。《灵枢·邪气脏腑病形》篇中说：“荥、输治外经，合治内腑……治内腑奈何……取之于合。”故本病当取下合穴治疗，针刺胃及大肠下合穴足三里、上巨虚，可补脾益气，调整胃及大肠功能，促进胃肠蠕动。由于患儿体质极差，不宜多针针刺以免耗气，采用每日2次治疗，使疗效增强。六腑疾病单独选取下合穴就有很好的疗效，这既符合“合治内府”的治疗原则，又符合“远部选穴”的选穴原则，尤其在急性腑病的治疗中作用突出。

（程少民）

十五、颈椎病案

牛某，男，42岁。

初诊时间：2017年6月8日。

主症：颈项僵痛1年余，加重2天。

病史：1年多前因工作劳累渐至颈项僵痛，活动不灵，休息不缓解。于我市某医院诊为“颈椎病”，经按摩治疗症状有所缓解。但不胜劳作，稍有久坐伏案即见颈项僵痛，俯仰不能，平素间断按摩治疗。2天前因持续玩手机游戏半个多小时，出现颈项僵痛，活动不利。经按摩2次无明显疗效，由朋友介绍来我处求针刺治疗。

来诊症见：颈项僵痛，活动不利，时觉右肩部麻木酸胀，纳可眠安，二便调。舌暗红，苔黄腻，脉弦滑。

诊断：颈椎病（痹证）。

证型：气滞血瘀，脉络不通。

治法：行气活血，通络止痛。

取穴：颈百劳。

针法：患者坐位，双掌心向上，弯腰低头，双肘部放于大腿中部。用

1.5寸30号毫针针刺颈百劳，缓慢捻转进针至阻力突然增强处，嘱患者以人体中轴线为中心左右缓慢匀速旋转头部，同时行提插泻法，提插频率与转头频率大致相同，行针至阻力消失。

治疗结果：治疗1次，针出痛减，活动幅度增大。第2天疼痛消失，活动自如。

【按语】颈椎病又称颈椎综合征，是一种以退行性病理改变为基础的疾病。多由长期伏案工作、操作电脑手机、长途驾车等导致颈部肌肉长期处于疲劳状态，颈椎长期劳损，而至骨质增生或椎间盘突出、韧带增厚，进一步导致颈椎脊髓、神经根或椎动脉受压，出现一系列功能障碍的临床综合征。其临床表现较为复杂，主要有颈背疼痛、肢体无力麻木、头晕头痛，甚至心慌心悸、吞咽困难等。颈椎病的临床症状与病变部位及组织受累程度有一定关系。本病属中医"项强""痹证"范畴。中医认为外感风寒湿邪、慢性劳损、肝肾不足、气血亏虚、跌仆损伤等均可导致局部气滞血瘀，经脉痹阻，而见"不通则痛"之"痹证"。颈百劳为经外奇穴，位于第7颈椎棘突下凹陷（大椎穴）上2寸，后正中线旁开1寸处，左右计2穴。主治咳嗽、哮喘、骨蒸潮热、盗汗、自汗、肺结核、百日咳、顿咳、颈肌痉挛、项部扭伤不能回顾、落枕、角弓反张、瘰疬等。针法以直刺或斜刺0.5~1寸。本案针刺时边行针边让患者做相应的动作，临床上称为"互动式针法"，有见效快、疗效持久的特点。

（刘阳）

十六、肩周炎案

薛某，男性，56岁。

初诊日期：2017年6月9日。

主诉：右肩疼痛伴活动受限1年。

病史：1年前于右上肢持重物后出现右肩疼痛，伴右肩活动轻度受限，右上肢抬举不能过肩，右上肢背伸亦难。1年来病人症状逐渐加重，出现夜间疼痛，翻身时痛醒，不能右侧卧位。期间也曾拔罐、热疗、口服镇痛药等，疗效不显，而来我院就诊。

来诊症见：右肩疼痛，活动受限，右上肢不能抬举过肩，不能背伸，夜间疼痛明显，翻身加重，纳可，二便调和，夜寐欠宁，情绪焦虑。舌质暗淡，苔白，脉弦。

诊断：右肩周炎（肩痹）。

证型：气滞血瘀，经络痹阻。

治法：舒筋通经，活血定痛。

取穴：右肩关节周围阿是穴、右侧风池、翳明、合谷、后溪。

针法：用28号1.5寸毫针，先以手按压肩关节周围，在肌腱与肩关节附着点处有痛点，肩胛冈、颈部等亦有压痛点，此即中医所说的阿是穴，快速进针，快速提插捻转，针刺针感要强，行针10余秒即快速出针。风池、翳明穴进针后可留针，提插捻转泻法，得气使之针感徐徐不散。针刺合谷、后溪，针感亦要强，嘱病人带针活动右上肢，可稍稍辅助其肩关节活动，其活动范围以病人疼痛可耐受为度。每次留针30分钟，针刺后局部配合拔罐，每周治疗5次。

治疗结果：首次针刺后病人右肩疼痛大减，夜间疼痛消失。后继续针刺，共2周10次，病人右肩功能基本恢复，活动亦无疼痛。

【按语】肩周炎是以肩臂部疼痛、肩关节功能障碍及其周围相关肌肉萎缩为特点的肩部疾病。中医称之为“漏肩风”“锁肩风”“肩凝症”等，现也有将之归纳为“肩痹”的。《素问·痹论》：“风寒湿三气杂至，合而为痹也。”《诸病源候论》云：“邪客关机，则使筋挛，邪客于足太阳之络，令人肩背拘急。”指出痹证的发生与感受风、寒、湿有关。《仙授理伤续断秘方》载：“带伤筋骨，肩背疼痛。”说明外伤也是导致肩周炎的主要因素。本例病人即由于外力损伤，局部气血运行不畅，瘀血内阻，经络气血不通，不通则痛，故见肩痛诸症。肩周炎针刺治疗中我的经验是镇痛与恢复功能相结合，取穴多以肩胛部阿是穴及手三阳经穴为主。首先针刺其阿是穴，阿是穴多为损伤肌肉肌腱及与关节附着点处，针刺此处可起到有效镇痛作用，中医讲阿是穴为气滞血瘀所致，强刺激用泻法，可疏通局部经络气血，活血定痛。在止痛的基础上，再取风池、翳明，针用泻法，有祛风定痛、活血通络之功。又取合谷、后溪，二者为手阳明、手少阳经远端腧穴，手阳明及手少阳经循行均通过肩部，针刺此穴有疏通肩部经络气血之功。在镇痛和疏通经络气血的基础上，让病人做功能恢复性锻炼，可事半功倍，疗效更佳。

（王洁）

十七、梨状肌综合征案

赵某，男，21 岁。

初诊时间：2017 年 12 月 02 日。

主症：右臀部疼痛伴右下肢活动受限 10 余天。

病史：10 余天前于户外背诵复习，时值冬日，天气寒冷，自行活动御寒，做高踢腿动作，突觉右臀部痉挛疼痛。入室休息后感右臀部隐痛酸胀伴右腿活动不利，未及时诊疗，自购活络膏局部揉搽，症状未见好转，反渐加重。后至不能右侧卧床，行走跛瘸，局部胀痛，右臀部及大腿不能安放片刻，心烦不安，欲剖肉解压以除烦。今由本地同学送至我处求治。

来诊症见：右臀部疼痛、发胀难耐，右下肢活动受限，行走跛瘸，心情烦躁，平素纳可眠安，二便调。舌暗略胖，苔白腻，脉弦滑。

查体：患侧梨状肌部压痛明显，梨状肌紧张试验阳性，直腿抬高试验阳性。

诊断：梨状肌综合征（痹证）。

证型：脉络瘀阻。

治法：活血通络止痛。

取穴：局部阿是穴。

针法：患者健侧卧位，健侧下肢伸直，患侧下肢屈髋屈膝。于患侧臀部按压寻找阿是穴，以阿是穴为中心标定疼痛区域。用3寸30号毫针针刺阿是穴，进针至患者有强烈得气感，快速捻转泻法行针1~2分钟。然后以阿是穴为中心，在疼痛区域外1cm处的上、下、左、右、左上、右下、左下、右上分别朝向阿是穴以45°角斜刺，进针至患者有强烈得气感，快速捻转平补平泻1~2分钟。留针1小时，每15分钟行针1次。

治疗结果：出针后局部酸痛明显，胀感消失，仍跛行，酸痛针感延续2天后渐消。5天后复诊，仍觉右臀部隐痛，局部无明显按压痛，嘱休养。又过2天来告知痊愈。

【按语】梨状肌起于第2、3、4骶椎前面，分布于小骨盆的内面，经坐骨大孔止于股骨大转子后面，主要是协同其他肌肉完成大腿的外展、外旋动作。梨状肌将坐骨大孔分成梨状肌上孔和梨状肌下孔，诸多神经血管穿行其中，坐骨神经亦从梨状肌下孔穿出骨盆。因此当梨状肌受到暴力损伤或风寒湿邪内侵，均可导致炎性改变，出现局部充血肿胀、纤维挛缩、粘连萎缩等一系列病理改变，导致梨状肌上、下孔狭窄，对走行于其中的神经、血管造成压迫，产生诸多不适的症状，称为梨状肌综合征。临床常见患侧臀部深处疼痛，并向同侧下肢的后面或后外侧放射，有的还会伴有小腿外侧麻木、会阴部不适等，严重时臀部呈现“刀割样”或“灼烧样”疼痛，双腿屈曲困难，走路跛行。梨状肌综合征属于中医“痹证”范畴。其病因多为劳损、跌仆挫伤或外感风寒湿邪等，其病机多是脉络瘀阻或风寒外袭，湿浊闭阻，不通则痛。本案以局部阿是穴为中心，选用围刺法治疗。围刺针法是一种多针刺法，源于《灵枢·官针》中的“扬刺法”，其中记载：“扬刺者，正内一，旁内四而浮之，以治寒气之博大者也。”临床上常于某一穴位或局部病变中心直刺一针，得气后根据病变范围，进行多针单层或多层包围性针刺。从中医角度而言，围刺针法可强化针感，加强病变周围经络的相互感应，疏通经脉，通畅经气，行气活血，达到“通则不痛”目的。现代研究发现围刺法可改善血管的舒缩功能，减少炎症物质对周围组织的刺激，并促进组织释放改善疼痛的相关因子，从而发挥镇痛作用。

（刘阳）

十八、下肢水肿案

于某，男，64岁。

初诊时间：2016年4月20日。

主症：双下肢水肿10个月，加重2个月。

病史：患者于2016年6月行贲门癌根治术，术后双膝以下，足踝以上出现轻度水肿，时轻时重。2个月前开始化疗后双下肢水肿加重，按之没指，凹陷不易恢复，无缓解之时，双下肢沉重无力，行走一二十米即须休息，且频繁出现呕吐，痛苦不堪。期间经中西药治疗皆无效果，故寻求针灸帮助。

来诊症见：面色灰滞，神情萎靡，乏力气短，步履沉重，纳后易吐，小便减少，大便多日一行，腰酸腿肿，按之如泥，经久不起，情绪郁闷，五心烦热，口干舌燥，寐浅多梦。舌暗红苔白，脉象沉弦。

诊断：水肿。

证型：脾肾虚损，水湿停聚。

治法：运土治水，决堤泄洪。

取穴：百会、中脘、天枢、尺泽、阴陵泉、足三里、三阴交、太溪、太白、阿是穴（上下巨虚之间水肿最甚处）。

针法：百会、中脘、天枢、尺泽、太溪、太白等穴针用补法；阴陵泉、足三里、三阴交针以先泻后补；阿是穴用泻法。留针30分钟，水肿处穴位出针时摇转针柄，扩大针孔。

治疗结果：出针后水肿处穴位会有透明液体流出，水流成线，不须按压，水尽肿立退。施针3次后肿消，呕吐亦减，追访3个月水肿未再起。

【按语】本案先是手术损伤脾胃，以致土不制水，后又因化疗药物灼伤脏腑经脉，致使胃失和降，水湿内停。因其经脉受损，故“发汗”“利尿”“健脾”“温肾”等这些常规办法都不能解决现有留滞的水湿。唯有别开蹊径，决堤泄洪，直捣黄龙。其中上、下巨虚之间水肿最甚处的阿是穴就是依此法所取。本案患者症见腰酸背痛，二便减少，情绪郁闷，五心烦热，口干舌燥等，可知其病变涉及肝、脾、肾等多个脏腑，并阴虚内热与水湿内停同见。故选中脘、天枢、阴陵泉、足三里、太白醒脾除湿，和胃降逆；三阴交、太溪滋补肝肾，化瘀通络；尺泽滋阴清热，通调水之上源；百会温补经脉，升提气机，助气化水液之功。诸穴配伍使利水不伤阴，滋阴不凉腻，升降有序，补泻得法，故可速效。

（王俊）

十九、化疗药物诱导性周围神经病案

王某，女，62岁。

初诊时间：2013年6月26日。

主症：化疗后周身肌肉刺痛1月余。

病史：4个月前体检查出“肺癌”，于大连医科大学附属医院手术治疗，术后化疗。化疗4四个疗程后出现周身肌肉刺痛，伴乏力，失眠。经西医诊为“周围神经病”，予以营养神经，改善微循环等治疗，症状无缓解，遂考虑中医治疗。

来诊症见：周身肌肉刺痛不适，面色㿠白无华，周身乏力，畏风，食欲不振，夜间眠欠佳，大便排便无力，小便可。舌质淡，苔白，脉沉细无力。

诊断：化疗药物诱导性周围神经病（肌痹）。

证型：阳气虚衰。

治法：温阳益气，补虚通痹。

取穴：十二正经原络配穴、中脘、下脘、气海、关元、天枢（双）、大横（双）。

针法：十二正经原络配穴（大接经针法），按照十二经循行交接次序，隔日交替按如下顺序取穴：肺经原穴（太渊）→大肠经络穴（偏历）→胃经原穴（冲阳）→脾经络穴（公孙）→心经原穴（神门）→小肠经络穴（支正）→膀胱经原穴（京骨）→肾经络穴（大钟）→心包经原穴（大陵）→三焦经络穴（外关）→胆经原穴（丘墟）→肝经络穴（蠡沟）。以上针用补法。中脘、下脘、气海、关元、天枢（双）、大横（双）诸穴均直刺，浅刺补法。每日 1 次，治疗 5 天，休息 2 天。

治疗结果：经上述针刺治疗 10 次，未见疗效。反复推敲并结合症、舌、脉进行分析，阳气虚衰辨证没有问题，针刺方案也算合理。病人周身刺痛若是阳气虚弱导致，当有明显畏寒肢冷，受凉加重。但病人只有恶风，考虑问题的症结在于阳气虚衰后的流通不利，而出现皮痹或者肌痹。如何通这个阳气呢？三焦为原气之别使，通行原气当通三焦而取支沟；肌肉合于脾，当治脾而取太白；气宜升举，故取诸脉之会百会；又以四神聪调神。故重新设计治疗方案，取支沟（双）、太白（双）、右侧大叉（董氏奇穴）（图 4－2）、百会、四神聪。针刺 2 次后，周身刺痛感减轻，睡眠改善。共治疗 5 次，周身肌肉刺痛感消失，临床治愈。

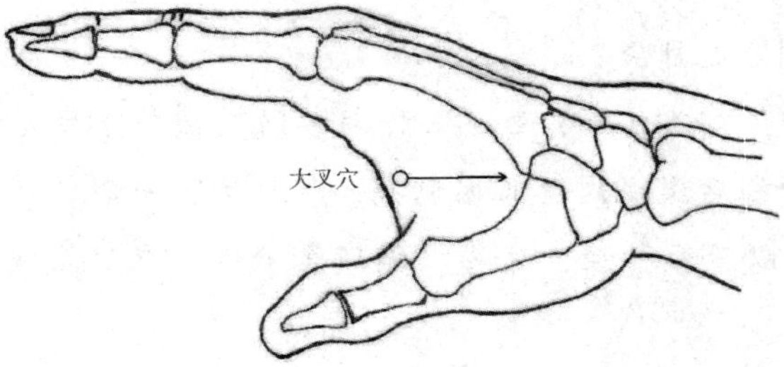

图 4－2

【**按语**】化疗诱导的周围神经病是抗癌药物引起的常见并发症之一。临床表现为运动、感觉的功能障碍，有时也累及自主神经系统，引起麻木、疼痛或感觉异常、手足无力、心血管功能失调等，其以感觉性周围神经病多见。从病人化疗后出现的周身肌肉刺痛来看，中医属“肌痹”范畴。《素问·痹论》云：“风寒湿三气杂至，合而为痹……以至阴遇此者为肌痹。”该患属化疗之邪致病，从面色㿠白而无华，周身乏力，舌质淡，苔白，脉沉细等来辨证，为外邪致阳气虚衰。为什么前期用了引气归元和大接经针法无效呢？经过深入分析，最终认识到元气固然虚衰，但导致疼痛是阳气不流通。而三焦是元气通道，三焦畅通，元气才能布达周身。在三焦经腧穴中，支沟是络穴，具有止痛，沟通三焦及相关脏腑、组织的作用。三焦所应五体是人体分布全身的筋膜、网膜，因此首选支沟穴以通三焦元气，使之布于全身内外上下。本患痛在肌肉，脾主肌肉，故选脾经原穴太白。病人有气虚乏力，故选百会穴升提中气。大叉穴（董氏奇穴）定位在大拇指及食指之间赤白肉际处，可温阳补气，通调气血。四神聪调神止痛，并助百会升提中气。诸穴合用，达到三焦流通布阳气于全身，并寓支沟（火）生太白（土）之意，升举中气，安神止痛。

（景方建）

二十、阳痿案

张某，男，40岁。

初诊日期：2010年6月12日。

主诉：阳痿不举1年。

病史：近1年因工作劳累，思虑过度出现焦虑、阳痿不举，伴四肢无力，午后虚烦燥热，口干渴而不欲多饮。口服大量补肾中药及性激素药物治疗，仅于晨间可见微小兴动。因担心药物损害，故来求针灸治疗。

来诊症见：阳痿不举，四肢乏力，时有心烦，纳可，大便调，寐不宁。舌质暗红，苔薄白，脉沉细数。

诊断：阳痿。

证型：肝肾亏虚。

治法：补益肝肾，调理任督。

取穴：中髎、次髎、三阴交、气海、太溪、肾俞、肝俞。

针法：针刺以补法为主，其中务必使中髎、次髎气至前阴。气海穴用艾条重灸或隔物灸。

治疗效果：治疗10次后患者晨勃明显，但举而不坚，嘱其“慎守勿失”，控制性欲。继续治疗20次，可以同房成欢，嘱其节制房事，常服六味地黄丸善后治疗。随访半年，痊愈。

【按语】阳痿病因较多，多虚实错杂，一概补肾壮阳，易犯“虚虚实实”之戒。临证应辨证确立治法，宜针者针之，宜灸者灸之，宜佐以药者相机兼施，做到“杂合以治，各得其所宜”。此外，针对焦虑、恐惧者还要进行心理疏导，甚至夫妻同治都很重要。针灸可以调节大脑皮质或脊髓中枢的功能，提高性神经的兴奋性，改善性神经的抑制状态。除了辨证取穴外，八髎穴是阳痿治疗必取之穴，尤其是中髎、次髎穴。盖八髎穴上承命门及背俞、夹脊，下行腰俞、会阳，前与气海、关元相对，是任督经气小周天的要冲，所以治疗下元和生殖器官之病有效。施针时取穴要准确，使针恰入骶骨孔中，得气后缓施补法，使经气沿两侧抵达前阴阴茎、龟头是获取疗效的关键。

（廉治军）

二十一、产后缺乳案

刘某，女，27岁。

初诊时间：2015年10月8日。

主诉：产后缺乳5天。

病史：5天前剖腹产下一婴，产后乳房略有胀痛，乳汁不行，经按摩乳房后仍无乳下，遂来求治。

来诊症见：产后乳房胀痛，乳汁不下，体虚乏力，面色萎黄，纳可，大便稀溏，小溲尚调。舌质淡红，苔薄白，脉弦细。

诊断：产后缺乳。

证型：气血亏虚。

治法：补气养血，增液通乳。

取穴：主取膻中、乳根、合谷、少泽；配取足三里、脾俞。

针法：膻中穴向下沿皮刺，针1～1.5寸，以局部酸麻胀感为主，轻轻捻转使两乳房发胀。乳根向上横刺，针1~1.5寸，轻轻捻转以局部酸麻胀感为主。少泽毫针刺0.2寸，针感多为疼痛。合谷刺1寸，针感以胀、麻为主，针尖向心方向，使针感放散至肘、肩部。留针30分钟，每日1次，10次为一个疗程。

治疗结果：针刺5次后乳汁出，量渐增多。针灸10次后每日出奶量基本可以满足婴儿需求。

【按语】产后缺乳多发生在产后第2、3天至半个月内。本患因素体脾胃素虚，气血化源不足，又因剖腹产耗气伤血，气随血耗，影响乳汁的化生而致乳少。故补益气血。《针灸大成》载："妇人无乳，少泽、合谷、膻中。"膻中为气之会，性善调气，取之调和气血，生化乳汁。少泽为小肠经井穴，小肠主液，脉气所发，为通乳生乳之经验要穴。乳房在阳明经分布区域，故取足阳明经乳根、手阳明经合谷以疏导阳明经气而催乳。气血不足针脾俞、足三里以健运脾胃，生化气血。

在针灸治疗同时，嘱产妇多食鲫鱼汤、猪蹄以增加营养，保持良好心情，充分休息，有利于配合产乳。

（董晓瑜）

二十二、急性卡他性结膜炎案

王某，女，35岁。

初诊日期：2016年5月10日。

主诉：右眼红肿疼痛2天。

病史：2天前无明显诱因右眼突然痒涩，灼热疼痛，畏光流泪，伴有少许眼眵，眼睑红肿疼痛，白睛红赤肿胀。就诊于我院眼科门诊，诊为"急性卡他性结膜炎"。予莫匹罗星外用，氧氟沙星眼药水点眼，病情无明显好转，来求针灸治疗。

来诊症见：右眼红肿疼痛，畏光流泪，口苦烦热，便秘溲赤。舌红苔黄，脉弦滑。

诊断：急性卡他性结膜炎（天行赤眼）。

证型：风火上犯。

治法：疏风泻火，清热解毒。

取穴：主取耳尖、攒竹、风池、合谷；配取太冲、侠溪。

针法：耳尖、攒竹用三棱针点刺放血3～5滴，其余穴位毫针泻法。风池向鼻尖方向斜刺0.5～0.8寸，使针感向眼睛扩散为主。太冲直刺0.5～1寸，侠溪浅刺0.5寸。留针30分钟，每10分钟行针1次，每日针刺1次。

治疗结果：经上述治疗5次诸症痊愈。

【按语】天行赤眼是指外感疫疠之气，暴发目赤肿痛，具有传染性的急性眼科疾病，相当于现代医学的“急性卡他性结膜炎”。多因猝感疫疠之气，风热毒邪上犯目睛所致。《银海精微》中说：“天行赤眼者，谓天地流行毒气，能传染于人，一人害眼，传于一家。”“天时流行，瘴毒之气相染，治宜解毒凉血清热。”故主取耳尖穴三棱针放血，具有清热解毒、疏风散邪、凉血化瘀、消肿止痛之功。单眼患病以针患侧耳尖为主，双侧发病则取双侧耳尖放血。患者在耳尖放血后当即感觉眼睛清凉，痛感减轻，效果明显。风池、合谷泻少阳、阳明之热邪，具有疏风散邪、通络凉血之功。攒竹以泻太阳、少阳邪热，具有凉血泻火解毒之功。太冲、侠溪用泻法，清泻肝胆之火，又可引热下行。全方以疏散风热，清热凉血，消肿止痛为主要功效。

（董晓瑜）

后　记

吾师先父，张氏登国，字子君，号惠民。自幼研习岐黄，及三省执业联考，高中榜首。其医名远播于关东，求诊者络绎于门庭，以针药屡起沉疴，办讲堂授业解惑。欲书《针髓》拟传世，难拨冗而未成。

师秉家学，幼诵《三字》《神农》《金鉴》，长研《伤寒》《金匮》《内经》，待学校专修更通医理，初悬壶乡镇则锋芒显露。北上南下访贤问技，拜师名医谷氏铭山，得有内外妇儿诸长。白手创医院针灸之科，历廿载跻身国家重点之列。临证五十余载，擅抓主证辨经络，精选穴重手法。创头手足三联针法，治中风偏瘫见奇。立火罐刺血之方，疗肤疾顽癣无数。常见补中起痿，散邪蠲痹，醒神益智，息风止痫，案之效验者不胜枚举。

时逢盛世，中医昌明，师书针髓，以遂先人之遗愿，发蒙启蔽于后学。指教针法之玄妙，分提纲，陈经络；识迎随，明顺逆；辨脏腑，调虚实；通奥旨，析验彰。若能授人以渔，吾师之幸，后生之幸。

老柏而今摇新翠，尤有雄心济苍生；吾辈奔驰朝夕竞，不舍精术承岐黄。

弟子　刘波

2018 年 4 月